内科医・産業医・関連スタッフのための

アルコール依存症とその予備軍

どうする！？ 問題解決へ向けての「処方箋」

編集

前三重県立こころの医療センター診療部長
猪野亜朗

主体会病院院長
高瀬幸次郎

三重大学保健管理センター教授・所長
渡邉省三

永井書店

執筆者一覧

■編集
猪野　亜朗　（前三重県立こころの医療センター　診療部長，現：西山クリニック［名古屋市］）
高瀬幸次郎　（主体会病院　院長）［三重県四日市市］
渡邉　省三　（三重大学保健管理センター　教授・所長）

■執筆者（五十音順）
猪野　亜朗　（前三重県立こころの医療センター　診療部長，現：西山クリニック［名古屋市］）
遠藤太久郎　（いせ在宅医療クリニック）［三重県御薗村］
片岡千都子　（市立四日市病院　医療ソーシャルワーカー）
木村　光政　（四日市社会保険病院　副院長）
小林　幸子　（市立四日市病院　病棟師長）
後藤　　恵　（成増厚生病院　診療部長）
広藤　秀雄　（市立四日市病院総合相談連携センター　所長）
高瀬幸次郎　（主体会病院　院長）［三重県四日市市］
樋口　　進　（独立行政法人国立病院機構久里浜アルコール症センター　副院長）
廣　　尚典　（アデコ（株）健康支援センター　センター長）
森本　良一　（元三重県立こころの医療センター　精神医学ソーシャルワーカー）
山嵜　一正　（松阪中央総合病院精神神経科　医長）
渡邉　省三　（三重大学保健管理センター　教授・所長）

●はじめに●

　アルコール依存症は、臨床現場や産業現場で多くのスタッフを悩ませて来ました。スタッフは再発や、離脱症状の恐れ、約束違反などから、「見て見ぬ振り」「避けて通る」「逃げ腰」となっていたはずです。

　しかし、1996年に発足し、既に16回を重ねた三重県アルコール関連疾患研究会の成果として、アルコール性臓器障害をめぐる「解決策」「連携・紹介」「積極性」「助け合い」「希望」が一般病院とアルコール専門医療機関の間で生まれて来ました。

　多くの内科医、産業医、関連スタッフは「対処法が分からず、困っている」のであり、困っている問題への「処方箋」さえ知れば、楽で正しい対応ができるようになることを知りました。

　研究会では、困っている問題とその原因を明確にして、その解決方法はどうすれば良いかを明らかにするために、「対応困難な事例」「離脱期への対応」を中心テーマとして来ました。その結果、連携医療・紹介に取り組むエネルギーが大きくなっています。

　「対応困難な事例」については、アルコール専門医療機関から具体的な症例を報告して、「解決法」があることを伝えました。

　「離脱期への対応」では一般病院精神科医が「セルシンの予防投薬」の普及などを提唱して来ました。

　さらに、「断酒会の会員や家族から聞く酒害の凄さ」を聞くことで、アルコール性臓器障害の背景にあるアルコール依存症や関連した問題の深刻さを知り、内精連携・紹介へのモチベーションが高まることを知りました。また、「アルコール依存症への介入法を知りたい」という声は非常に大きく、介入法を知る機会がほとんど無いことを知りました。

　本書は、三重県での活動の中で知った臨床現場の先生方の実際の疑問や困りごとにしっかりと答える内容になったと考えます。さらに、アルコール依存症の予備軍（有害使用者）がアルコール依存症になることを予防する対応策も加えています。

執筆陣は、アルコール性臓器障害に連携して取り組み、実際の成果を上げてきた三重県の内科医、精神科医、コメディカルの先生方、アルコール依存症に第一線で取り組んでいる全国的に著名な精神科の先生方からなっています。

　本書を手にすることで、アルコール性臓器障害治療が見通しの明るいものとなり、無用な苦労を減らすことができると確信しています。

　最後に、本書の出版にあたりご尽力を頂いた、永井書店編集長高山静氏ならびに渡邉弘文氏に深く感謝致します。

　平成15年12月

編集者一同

目　次

第Ⅰ部　お酒がもたらす利益と損失

1．生活習慣病の視点から考える──────────────（猪野亜朗）　1
　　1　「塩分の取りすぎ」と「酒の飲みすぎ」による生活習慣病 …………………2

第Ⅱ部　臨床現場や産業現場で生じる「お酒」の問題

1．内科医、関連スタッフが臨床現場でみるアルコール依存症と予備軍
　　────────────────────────（木村光政）　5
　　1　悲惨なアルコール依存症の3症例 ……………………………………………5
　　2　悩みつきないアルコール依存症と予備軍 ……………………………………7
　　3　希望のある連携医療 ……………………………………………………………8

2．産業医、関連スタッフが職場でみるアルコール依存症と予備軍──（廣　尚典）　9
　　1　健康診断を通じて ………………………………………………………………9
　　2　健康相談や復職判定を通じて …………………………………………………9
　　3　職場巡視を通じて ……………………………………………………………10
　　4　非公式な懇親の場で …………………………………………………………10

第Ⅲ部　お酒がもたらす影響、病気

1．「心」にもたらす影響、病気────────────────（後藤　恵）　12

2．「体」にもたらす影響、病気
　　①肝臓を中心に ────────────────────（高瀬幸次郎）　17
　　1　飲酒量と肝臓病 ………………………………………………………………17
　　2　アルコール性肝障害の診断 …………………………………………………18
　　3　アルコールによる肝臓障害 …………………………………………………18
　　4　C型肝炎ウイルスとの関連 …………………………………………………20

3．「体」にもたらす影響、病気
　　②脳（中枢神経系）を中心に ─────────────（遠藤太久郎）　22

4．「体」にもたらす影響、病気
　　③その他の臓器障害、外傷を中心に ──────────（渡邉省三）　26
　　1　膵障害 …………………………………………………………………………26
　　2　消化管障害 ……………………………………………………………………27
　　3　心・血管障害 …………………………………………………………………28

i

	4	糖・脂質代謝異常 …………………………………………………29
	5	造血器障害 ………………………………………………………29
	6	神経・筋肉障害 …………………………………………………30
	7	骨障害 ……………………………………………………………31
	8	生殖器障害 ………………………………………………………32
	9	外傷など …………………………………………………………32

5．「家族」にもたらす影響、病気
①「家族」の苦悩 ――――――――――――――――――――（後藤　恵）　33
    1 習慣的に大量飲酒する人と家族 ……………………………………33
    2 依存症の進行と家族 …………………………………………………35

6．「家族」にもたらす影響、病気
②「子供」の苦悩 ――――――――――――――――――――（後藤　恵）　39

7．「女性」にもたらす影響、病気
「女性」の苦悩 ―――――――――――――――――――――（後藤　恵）　43
    1 女性のアルコール依存症：5つのパターン ………………………44
    2 母親たちの飲酒―児童虐待とアルコール依存症 …………………46
    3 女性のアルコール依存症に合併しやすい病気 ……………………47

8．「若年者」にもたらす影響、病気
「若年者」の苦悩 ――――――――――――――――――――（後藤　恵）　48
    1 若年者の飲酒とその問題 ……………………………………………48
    2 若年者のアルコール依存症とその問題 ……………………………50

9．「高齢者」にもたらす影響、病気
「高齢者」の苦悩 ――――――――――――――――――――（樋口　進）　54
    1 高齢者の飲酒実態 ……………………………………………………54
    2 高齢者の飲酒の特徴 …………………………………………………55
    3 高齢者の飲酒問題の特徴と発見のポイント ………………………55
    4 高齢アルコール依存症の臨床 ………………………………………56

第Ⅳ部　お酒と「適量」

1．「多量飲酒」と「節度ある適度な飲酒」――――――――――（樋口　進）　59
    1 健康日本 21 ……………………………………………………………59
    2 アルコールに関する基本方針と数値目標 …………………………59
    3 多量飲酒と節度ある適度な飲酒 ……………………………………60
    4 諸外国のガイドライン ………………………………………………62

2．アルコールに対する体質の違い―新パッチテストの活用で、予防教育―
―――――――――――――――――――――――――――――（樋口　進）　63
    1 アルコールの代謝過程 ………………………………………………63
    2 2 型アルデヒド脱水素酵素の臨床的意義と予防教育への応用 …64
    3 エタノールパッチテスト ……………………………………………65

第V部　アルコール依存症とアルコール有害使用のスクリーニングと診断

1．内科医、関連スタッフによるスクリーニング ─────（広藤秀雄）68
 1　問診の工夫 ……………………………………………………68
 2　身体所見の理解と留意点 ……………………………………69
 3　アルコール依存症と有害使用の評価と対応 ………………70

2．産業医、関連スタッフによるスクリーニング ─────（廣　尚典）71
 1　健康診断とスクリーニング …………………………………71
 2　スクリーニング実施に当たっての注意 ……………………71
 3　スクリーニングから診断へ …………………………………72
 4　受診勧奨と家族との連携 ……………………………………72

3．検査データ、KAST、CAGE によるスクリーニング ───（渡邉省三）74
 1　どんな検査データに注目するか。KAST と CAGE の紹介 …74
 2　検査データによるアルコール依存症と有害使用のスクリーニング …74
 3　KAST と CAGE によるスクリーニング ……………………75

4．健診結果の活用 ───────────────（廣　尚典）78
 1　アルコールの健診結果への影響 ……………………………78
 2　健診結果を利用した介入 ……………………………………78

5．ICD-10（WHO 基準）による診断 ─────────（猪野亜朗）80
 1　アルコール依存症（Alcohol Dependence Syndrome）……80
 2　アルコール有害使用（Harmful Alcohol Use）……………81

第VI部　アルコール依存症という病気の理解

1．心の依存状態 ────────────────（猪野亜朗）82

2．身体の依存状態 ───────────────（猪野亜朗）84

3．急性中毒状態 ────────────────（猪野亜朗）86

4．慢性中毒状態 ────────────────（渡邉省三）88

5．内科医・関連スタッフに示すアルコール依存症者の言動 ──（高瀬幸次郎）91
 1　一般内科で十分に対応可能であるが、注意を要する例 …91
 2　内科医での治療に困難を感ずる例 …………………………92
 3　内科での治療がまったく困難な例 …………………………93

6．産業医・関連スタッフに示すアルコール依存症者の言動 ──（廣　尚典）95
 1　よく見られる言動の特徴 ……………………………………95
 2　産業保健スタッフの対応 ……………………………………96

iii

7. アルコール依存症の見落とし・放置がもたらす危険 ——————（猪野亜朗） 97

8. アルコール依存症の致死的パターン ——————（高瀬幸次郎） 99

9. アルコール依存症と「否認」——————（猪野亜朗） 103
    1 否認とは、こんな患者の言動を言います …………103
    2 否認はこうして生じます …………103

10. 家族の精神病理—イネイブリングと共依存—————（猪野亜朗） 107
    1 イネイブリング（enabling） …………107
    2 共依存（co-dependency） …………107

11. アルコール依存症の頻度—国、職域、病院レベルで ——————（樋口　進） 109
    1 国レベル …………109
    2 職域レベル …………110
    3 病院レベル …………111

12. アルコール依存症の原因 ——————（樋口　進） 113
    1 アルコールの精神依存・身体依存 …………113
    2 環境要因 …………114
    3 飲酒する個人の要因 …………115

第Ⅶ部　アルコール依存症への介入法

1. 患者・家族への介入の手順 ——————（猪野亜朗） 117
    1 第1段階：アルコール依存症のスクリーニング …………117
    2 第2段階：アルコール依存症を診断する …………118
    3 第3段階：アルコール依存症患者に介入して、専門医療機関へ紹介する …………118
    4 初期介入の手順 …………120

2. 内科医が行う介入
   ①外来、救急外来、内科病棟の介入事例 ——————（広藤秀雄） 122
    1 外来での介入の事例 …………122
    2 救急外来での介入の事例 …………122
    3 一般病棟での介入の事例 …………123
    （1）離脱期の対応事例 …………123
    （2）連携失敗、対応困難であった事例 …………124
    （3）連携に成功した事例 …………125

3. 内科医が行う介入
   ②強い否認事例、家族の非協力事例、若年者、高齢者、女性、単身者の事例
   ——————（遠藤太久郎） 127
    1 「とても酒を止めるなど、聞いてもくれません」（否認が強い事例） …………127
    2 「本人にその気がないのですから、私らには」（家族が非協力であった事例） …128
    3 「若いんだから、気持ちを入れ替えたらいいんだが」（若年者の事例） …………130
    4 「自分の親に、酒を止めろと命令できますか」（高齢者の事例） …………131

5　「アル中って、男の病気でしょう？」（女性の事例） ……………………………133
　　6　「自分が悪いから、そこまで落ちたんじゃないか」（単身者の事例） ………134

4．産業医・関連スタッフが行う介入 ────────────────（廣　尚典）136
　　1　治療への導入 ……………………………………………………………………136
　　2　EAPの考え方 ……………………………………………………………………138

5．医療ソーシャルワーカー（MSW）が行う介入 ──────────（片岡千都子）141
　　1　医療ソーシャルワーカーの役割 ………………………………………………141
　　2　医療ソーシャルワーカーの介入の方法 ………………………………………143
　　3　アルコール医療のネットワークとは？―結び合わせて強くなるネットワーク―
　　　 ……………………………………………………………………………………145

6．看護師が行う介入 ──────────────────────（小林幸子）146
　　1　一般病院の看護師の役割 ………………………………………………………146
　　2　一般病院「外来看護師」の役割 ………………………………………………146
　　3　一般病院「病棟看護師」の役割 ………………………………………………147
　　4　一般病院で臓器障害患者が断酒出来た事例、出来なかった事例の紹介 …149

第Ⅷ部　専門医への紹介・内精連携の方法

1．専門医からのアドバイス ───────────────────（猪野亜朗）151
　　1　専門医療機関の選択 ……………………………………………………………151
　　2　紹介時の注意 ……………………………………………………………………151
　　3　紹介後の課題 ……………………………………………………………………152
　　4　職場からの紹介・復帰時点での留意点 ………………………………………152

2．内科医・関連スタッフが配慮すべきこと ─────────────（広藤秀雄）153
　　1　どこに紹介するか ………………………………………………………………153
　　2　紹介のタイミング ………………………………………………………………153
　　3　紹介時の注意 ……………………………………………………………………153
　　4　紹介後に必要な課題 ……………………………………………………………154
　　5　職場復帰の課題 …………………………………………………………………154
　　6　併診するときの留意点 …………………………………………………………154
　　7　回復過程をどう援助するか ……………………………………………………154

3．産業医・関連スタッフが配慮すべきこと ─────────────（廣　尚典）156
　　1　紹介先と紹介時の注意 …………………………………………………………156
　　2　職場復帰の課題 …………………………………………………………………156
　　3　職場復帰後の支援 ………………………………………………………………156

4．総合病院精神科が配慮すること―離脱症状への対応と専門医への紹介―
─────────────────────────────（山嵜一正）159
　　1　アルコール離脱せん妄の発症予防と発症したときの速やかな対応 ………159
　　2　断酒に向けてアルコール依存症の治療に結び付けること …………………159

5．内精連携のネットワーク―三重県の経験を踏まえて ────────(猪野亜朗) 162
 1 出会いはどうして生まれるか？ ……………………………………………162
 2 出会いから相思相愛の関係に至るにはどうするか？ …………………162
 3 内科スタッフは躊躇している。プロポーズは、専門スタッフの側から …………163
 4 内科スタッフに連携の魅力、専門治療の魅力をどう伝えるか ………163
 5 相思相愛の関係で、何をしながら関係を深め、維持していくか ……164
 6 最小限のエネルギーで最大限の効果を挙げるネットワークを ………164
 7 開業医との連携は今後の大きな課題 ……………………………………165

第IX部　アルコール依存症の治療

1．アルコール依存症者の臓器障害治療 ───────────────(高瀬幸次郎) 166
 1 肝臓病 ………………………………………………………………………166
 2 アルコールと膵炎 …………………………………………………………168
 3 アルコールと心臓病 ………………………………………………………168
 4 中枢神経疾患 ………………………………………………………………168

2．総合病院におけるアルコール離脱症状の治療 ────────(山嵜一正) 170
 1 アルコール離脱症状とは …………………………………………………170
 2 アルコール離脱せん妄の治療：その1―発症の予防 …………………171
 3 アルコール離脱せん妄の治療：その2―発症したら …………………173

3．アルコール依存症者には、断酒指導を ─────────────(後藤　恵) 175

4．動機付け面接法―アルコール依存症患者を治療または断酒へ
動機付ける方法― ─────────────────────────(後藤　恵) 178
 1 動機付け面接法の5原則 …………………………………………………179
 2 動機付け面接法の実践的応用 ……………………………………………180
 3 短期介入の効果的原則―FRAMES ………………………………………183

5．アルコール依存症専門治療の実際 ───────────────(猪野亜朗) 185
 1 標準的な治療法 ……………………………………………………………185
 2 追加的な治療法 ……………………………………………………………185
 3 紹介先の専門治療内容を知っておく ……………………………………185

6．断酒継続のポイント ─────────────────────────(猪野亜朗) 188
 1 通院 …………………………………………………………………………188
 2 自助グループ（断酒会、AA；Alcoholics Anonymous） ………………188
 3 抗酒剤 ………………………………………………………………………189
 4 断酒宣言 ……………………………………………………………………190

7．断酒後に残る脳機能障害への注意 ───────────────(猪野亜朗) 192

8．家族の治療と回復 ──────────────────────────(後藤　恵) 194

9．精神保健福祉関連機関、自助グループ、社会資源の活用 ───(森本良一) 199

1　アルコール依存症からの回復には、なぜ医療機関だけでなく、関係機関や
　　　社会資源を活用した方が良いのか？ ……………………………………………………199
　　2　関連機関や社会資源にはどんなものがあるのか？どう役立つのか？ …………200
　　3　内科医や産業医は、どのように活用すれば良いのか？ …………………………201
　　4　連携における専門医療機関の精神医学ソーシャルワーカー（PSW）の役割とは？
　　　……………………………………………………………………………………………203

10．自助グループ（断酒会、AA；Alcoholics Anonymous）──────（後藤　恵）205

第X部　アルコール有害使用という病気の理解

1．アルコール有害使用と臓器障害 ──────────────────（遠藤太久郎）212
　　1　内科医は臓器障害の悪化で、アルコール有害使用に気付く ……………………213
　　2　生活習慣病との関係 …………………………………………………………………213
　　3　アルコール性慢性疾患指導のための参考資料 ……………………………………213

2．産業医とアルコール有害使用 ──────────────────（廣　尚典）217

3．アルコール有害使用とプレアルコホリズム ────────────（樋口　進）218
　　1　プレアルコホリズムの概要 …………………………………………………………218
　　2　プレアルコホリックに対する外来治療と治療転帰 ………………………………219
　　3　ICD-10による有害使用 ………………………………………………………………220
　　4　プレアルコホリズムと有害使用の関係 ……………………………………………221

第XI部　アルコール有害使用の治療

1．短期介入法（ブリーフ・インターベンション）による節酒指導 ──（後藤　恵）222
　　1　節酒指導をする前に―飲酒について聞くことの意味― …………………………222
　　2　節酒指導はどのような人にするのでしょうか？ …………………………………223
　［節酒指導の実際：基礎編］ …………………………………………………………………223
　　1　飲酒量と関連問題をチェックしましょう …………………………………………223
　　2　問題がなければここで終わりです …………………………………………………223
　　3　もっと進んだ病状の調査のために …………………………………………………225
　　4　断酒指導と節酒指導 …………………………………………………………………226
　　5　動機付け面接法とは …………………………………………………………………226
　　6　FRAMES ………………………………………………………………………………227
　　7　節酒指導の禁忌 ………………………………………………………………………227
　［節酒指導の実際：応用編］ …………………………………………………………………227
　　1　節酒指導をする人 ……………………………………………………………………227
　　2　節酒指導から除外すべき人 …………………………………………………………228
　　3　ミニマル・インターベンション ……………………………………………………228
　　4　主治医（家庭医）による短期介入 …………………………………………………228
　　5　総合病院での短期介入 ………………………………………………………………230
　　6　短期介入法のフローチャート ………………………………………………………232

2．イッキ飲みによる急性アルコール中毒とその治療 ──────────〔渡邉省三〕233
 1 急性アルコール中毒の実態とイッキ飲みの危険性 ……………………………233
 2 急性アルコール中毒と死亡事故はなぜ起こるか ………………………………235
 3 急性アルコール中毒発生時の対応と治療 ………………………………………236

第XII部　アルコール依存症・有害使用に関する卒前・卒後教育、生涯教育の課題──過去、現在、未来──

1．アルコール依存症・有害使用に関する医学教育 ──────────〔高瀬幸次郎〕238
 1 アルコール依存症・有害使用に対する現在までの医学教育 …………………238
 2 今後のアルコール依存症・有害使用についての望まれる医学教育の方向 ………239

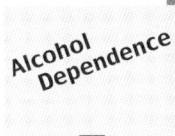

第 I 部 お酒がもたらす利益と損失

Section 1　生活習慣病の視点から考える

　昔から「酒は百薬の長」と強調されて来ましたが、一方、「酒は万病の元」と言われています。酒には利益と損失があるのです。貝原益軒の「養生訓」は江戸時代中期に記されたものですが、すでに酒の利益と損失について正確に述べており、現代にも通じる内容なので、その一部を紹介します。

　「酒は天から与えられた美禄である。少量ならば陽気にして血気を和らげ、食欲を増し、憂いを消し、興を発し、その人に利益をなす。多く飲めば、その人に害を及ぼすものは酒に勝るものはない。水や火が人々を助けるが、一方で人々に災いをもたらすのと同じである。…少し飲んで、少し酔うのは、酒の禍なく、趣を得て楽しいことが多い。人の病気には、酒が原因のものが多い。酒で、却って身を滅ぼすものである。悲しいことである。…少量ならば、利益が多いが、多量ならば、損失が多い。性格が温厚な人でも多量飲酒を好めば、むさぼって見苦しくて、平常心を失い、乱になる。平生とは違うので、反省して慎むべきである。若きときに早く反省し、自分から戒め、父兄も早く子供を戒むべきである。長期に及ぶと、癖になってしまう。癖になると、一生改めることが難しい。生まれつき少しの飲酒量の人は、1～2杯飲めば、酔って気持ちよく、楽しい。多く飲む人と楽しさは同じである。多量に呑む人は害が多い。…」

　さて、現代に立ち返って、お酒の利益と損失について、内科医、産業医、関連スタッフに馴染みやすい「生活習慣病」の視点で理解を深めていただきたいと思います。
　塩分の取りすぎ、酒の飲みすぎ、カロリーの取りすぎ、喫煙などの生活習慣は、高血圧、アルコール依存症、動脈硬化、糖尿病、肺がんなどの生活習慣病を発症しやすい。
　ここで、「塩分の取りすぎ」と「酒の飲みすぎ」の例を挙げて見ましょう。

■1 「塩分の取りすぎ」と「酒の飲みすぎ」による生活習慣病

「塩分の取り過ぎ」の生活習慣は、高血圧を発症・悪化させやすいのですが、患者がそれを医師から指摘されて修正しようとするとき、「塩分制限を受け入れた」新しい生活習慣を身につける「決断」をしなければなりません。

「酒の飲みすぎ」の生活習慣も、アルコール依存症を発症・悪化させやすいのですが、患者がそれを医師から指摘されて修正しようとするとき、「断酒を受け入れた」新しい生活習慣を身につける「決断」をしなければなりません。

その決断のためには、患者は次のように「天秤」にかけて、判断し、決断します。

表1 飲酒による利益と損失、断酒による利益と損失

飲酒による損失	断酒による利益
1．お金が酒代に消える。	1．飲酒の害がなくなる。
2．アルコールに関連した病気が増え、命を削る。	2．自分で活用できる時間が増える。
3．入院代などの治療費がかさむ。	3．多様で豊かな時間をすごせる。
4．車をぶつけたり、自損、他損事故を起こす。	4．健康になる。
5．飲酒運転で罰金、免停を受ける。	5．家族関係が回復する。
6．無断欠勤、能率低下など仕事に支障が生じる。	6．長命が得られる。
7．上司、同僚に不愉快な思いをさせる。	7．酒代がなくなる。
8．上司、同僚に嫌われる。	8．経済的に安定する。
9．後悔をする。	9．物事に冷静に対処出来る。
10．恥ずかしい行動をする。醜態をさらす。	10．交通違反、交通事故の心配をしなくてすむ。
11．約束を破り、信用をなくす。無責任な言動をする。	11．信用が戻ってくる。
12．トラブルを起こす。	**断酒による損失**
13．二日酔い、だるさ、食欲不振など不健康な状態を繰り返す。	1．リラックス出来ない。
14．家族を不愉快な思いにさせる。	2．飲み友達を失う。
15．家族に嫌われる。	3．飲酒によるストレス対処法がなくなるので、ストレスに晒される。
16．友達との付き合いで、友達を困らせる。	4．睡眠が取れない。
17．社会のルールが守れない。	5．退屈する。
18．反省の心がなくなる。	6．何もしないストレスが生じる。
19．感情的になる。	7．酒付き合いがなくなる。
20．自己中心的になる。	8．離脱症状が苦しい。
21．その人らしい長所を失う。	9．冠婚葬祭の際に困る。
22．脳が萎縮して、記憶力が落ち、判断力をにぶらせる。	10．酒席に出られない。
23．物をなくしたり、物が壊れる。	11．酔いの楽しみを失う。
飲酒による利益	
1．リラックス出来る。	
2．疲れが取れる。	
3．人間関係を円滑に出来る。	
4．酒席に参加して、飲んで楽しむことが出来る。	
5．嫌なことを忘れることが出来る。	
6．嬉しい気持ちを強くすることが出来る。	

第Ⅰ部　お酒がもたらす利益と損失

　塩分取りすぎによる損失の大きさ（高血圧やそれから派生する病気）の気付きに加えて、塩分控えめの食生活による利益の大きさ（健康で長生きできる）の気付きがあって、塩分控えめの食生活へと変化させるモチベーションとなります。しかし、一方では、塩分取りすぎ

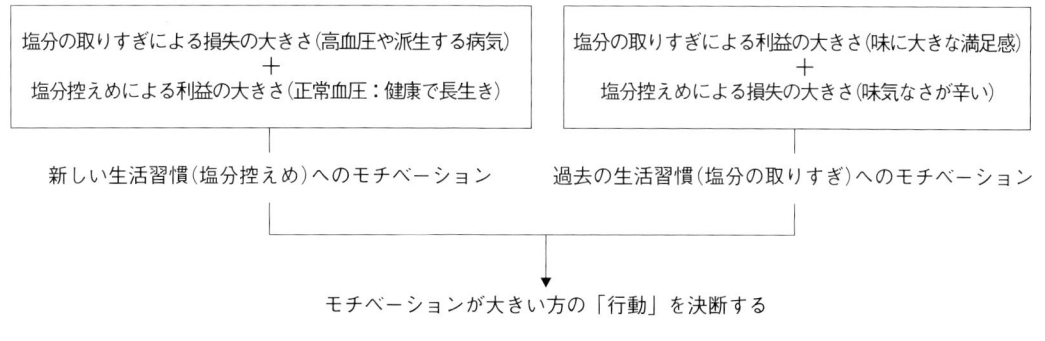

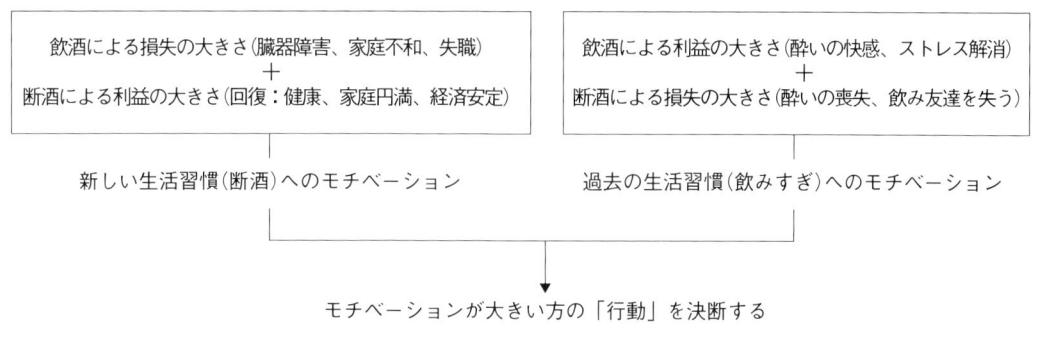

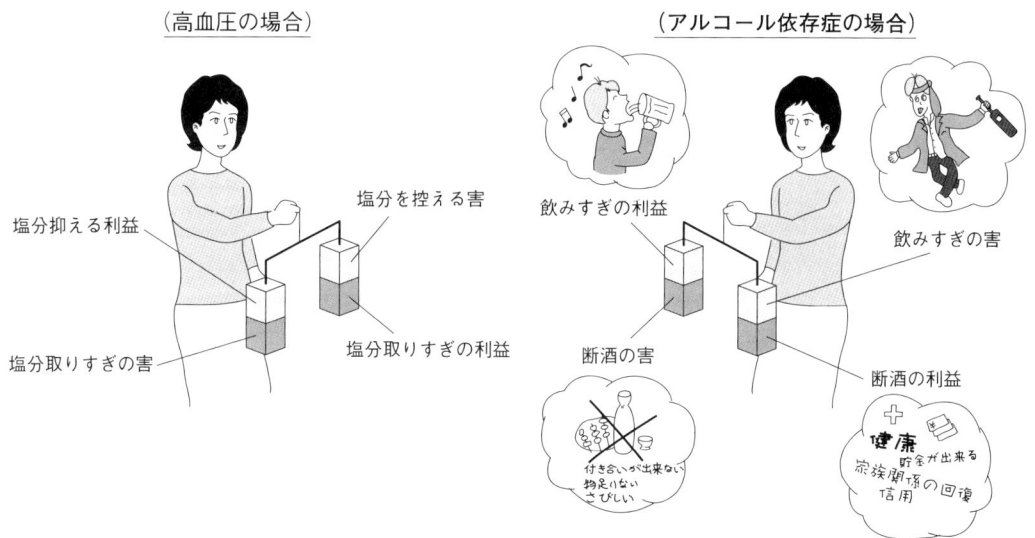

図1　総合判断して生活習慣の転換を自己決定する

の食生活による利益の大きさ（味に満足する食生活）へのこだわりに加えて、塩分控えめの食生活による損失の大きさ（味気ない食生活）への抵抗感は、塩分の取りすぎの食生活を継続するモチベーションとなります。どちらのモチベーションが大きいか天秤にかけた結果、食生活に変化が生まれるか、そのまま続くかが決まってきます。

同じように、飲酒による損失の大きさ（臓器障害や家庭不和や失職など）の気付きに加えて、断酒による利益の大きさ（健康で長生き、家庭円満、経済安定）の気付きがあって、断酒習慣へのモチベーションとなります。しかし、一方では、飲酒による利益の大きさ（酔いの快感、ストレス解消、酒付き合いなど）へのこだわりに加えて、断酒による損失の大きさ（酔いの喪失、飲み友達を失うなど）への抵抗感は、飲酒生活を継続するモチベーションとなります。どちらのモチベーションが大きいか天秤にかけた結果、断酒するか、飲み続けるかが決まってきます。

ただし、飲酒習慣には、「塩分」とは比較にならない程「酔いという強烈な快感」によって、判断が狂いやすいという問題があります。特に、お酒への心の依存（とらわれ）や身体の依存が生じて「アルコール依存症」というレベルに達してくると、自由な意志による「判断」が不可能になります。

また、アルコール依存症患者には後述される否認という心理が働くために、「判断」が現実離れしやすく、過去の習慣への固執が長く続き、生活習慣の変更を困難にします。

このような理由から、患者が飲酒について正確に天秤にかけて、正確な判断ができるためには、内科医、産業医、関連スタッフは、「塩分制限」などの生活習慣を変化させる以上の大きな援助を提供することが必要なのです。

上記の考え方で、二つの生活習慣病について図示すると、**図1**のようになります。

内科医、産業医、関連スタッフは**表1**に具体的にまとめているような飲酒による利益と損失、断酒による利益と損失について、患者が患者の現実に即して正しく判断出来るように、援助していく役割を負っています。

文　献

1) Miller WR, Rollinick S：What motivates people to change. In Motivational interviewing. pp.14-29, The Guilford Press, New York, 1991.

（猪野亜朗）

第 II 部 臨床現場や産業現場で生じる「お酒」の問題

Alcohol Dependence

Section 1 内科医、関連スタッフが臨床現場でみるアルコール依存症と予備軍

　アルコール依存症の患者さんはハッキリいって現場の医療スタッフからは必ずといっていいほど嫌われます。嫌われること、ここに大きな問題があります。
　家族の協力が得られるうちはまだいいのですが、依存症が長くなり家族からも見放されてしまった独り身のアルコール依存症の患者さんが最も嫌われます。人格が崩壊し、自立できず何かと周辺の人々に迷惑をかけてしまいます。本人は迷惑をかけている自覚に乏しく厄介者になってしまいます。こうして現代の地獄絵をみるようになっていくのです。

1 悲惨なアルコール依存症の3症例

① 女性のアルコール依存症患者

　患者は55歳の主婦。20歳頃から水商売を始めていたため飲酒する機会が多かったのですが、ここ十数年は3～4合を毎日飲んでいました。現在の家族は再婚した夫との間に出来た12歳の長男との3人暮らし。前夫とは2児をもうけています。
　重症アルコール性肝炎による黄疸と腹水のため入院したのが著者との付きあいの始まりです。その時のヘパプラスチンテストは25%、総ビリルビン値は15 mg/dl、γ-GTPは665 IU/l でした。軽快退院後、5年間の付きあいが始まりました。その間、精神科の入院を含め入退院歴が十数回にもなっていました。入院毎の主訴は様々で、吐血、交通事故による下腿骨折、嘔吐、意識障害、発熱、異常行動などでした。輸血量は総計3,600 ml になりました。これほどまでに体を痛めつけても酒を断つことが出来ないアルコール依存症とは何なのでしょうか。夜間には病院から電話があり、呼び出されることもしばしばありました。警察からの問い合わせや隣人からの苦情などもあり、ほとほと困ってしまいました。
　アルコール依存症である妻の繰り返す入退院は、夫の就労や楽しいはずの子供の日常生活を著しく損なっていました。記銘力、判断力の低下により社会生活での自立は困難で、保健師やヘルパーさんなどの支援が不可欠でした。なんと罪深き母親で妻なのでしょうか。交通事故、火災などの危険から生じる近隣社会からの拒絶問題もあり、他の病気の患者さんが抱

える問題とは異なった様々な問題があることに気付かされました。

いつの間にかこんなアルコール依存症患者とは早く縁を切りたいものだと考えるようになっていました。

> **一口メモ　報われない医療スタッフ**
>
> 　退院時には保健師さんに家庭訪問の依頼をしておきました。しかし、まもなく通院しなくなりました。気になり電話して受診を勧めましたが、「薬は無くなっているが、友人の薬をもらって飲んでいる。診てもらいにいかなあかんと思っていた」と他人事のようでした。
>
> 　その後、連絡がとれずにいます。どうなっているのやら。

❷ 断酒に成功したアルコール依存症患者

　患者さんは 63 歳の自営業を営む男性。37 歳の時、独立し事務所を開設しました。40 歳頃よりアルコールを多飲するようになっていました。41 歳には 3 回のアルコール性肝障害にて入院。γ-GTP は 307 IU/l でした。以後、毎年のように繰り返す入退院が始まりました。一時、精神科にも受診しています。12 回目の入院は 49 歳で食道静脈瘤破裂による吐血でした。幻聴、意識障害もありました。組織学的にもアルコール性肝硬変症。断酒会に入会し、定期的な精神科、内科通院が始まり、家人の献身的な協力もありようやく断酒に成功しました。γ-GTP は 30 IU/l 前後と正常値が続いています。

　50 歳には糖尿病を併発し、肝性脳症も認めました。57 歳からはインスリンによる治療に移行。断酒成功以後は、糖尿病のコントロール目的以外に入院することはなくなりました。しかし、残念なことに断酒には成功しましたが、脳症がひどく健全な社会生活を送るに十分な回復は得られませんでした。脳症が進展し、61 歳にはついに昏睡で入院しました。20 回目の入院でした。

> **一口メモ　遅かった断酒**
>
> 　この患者さんの人生は断酒成功後も順調とならず、アルコール依存症の後遺症を引きずり、今も解放されることはありません。41 歳頃に断酒が成功していればこの患者さんにはもっと有意義な人生があったものと悔やまれてなりません。
>
> 　こうした事例は早期にアルコール依存症と診断し、精力的な治療が重要なことを教えています。このためにも内科医が早期診断する知識を持ち、精神科医が一般病院内にいて常に相談出来る体制づくりが必要と痛感しました。

❸ 約束を守らないアルコール依存症患者

　原稿を書いている今、病院から電話が鳴りました。数ヵ月前に退院した49歳男性のアルコール依存症患者さんが吐血し、救急搬送されてきました。当直医がカルテに貼ってある担当医からの申し送り事項を読んで、「困っている。どうしたらいいか」との電話でした。申し送りの内容は、「病院の治療方針に従わないで、勝手に退院された方です。今後、診察の依頼があっても応じられない旨、患者さん本人に説明してあります。対応方よろしくお願いします」でした。これは患者さんが入院中に担当医や看護師との約束を守らないことや、勝手に外出し、そのまま退院してしまったのに、たびたび夜間の救急外来を受診することから、業を煮やした担当医が患者と約束を交わした後に作ったものです。

　約束を守らないのが飲酒中のアルコール依存症患者の特性。案の定、時間外の担当医のいない合間をぬって入院をはかろうとしました。申し送り事項の効果はありません。このような約束違反が重なると当然、医師も看護師も患者さんを嫌いになります。

> **一口メモ　プッツンする医療スタッフ**
>
> 　危害を及ぼすことは少なく、警察にも助けを求められず、役所からは担当者がいないと無視されます。ひたすら、現場の医療スタッフの献身的な支えが頼りなのが現状です。が、医療スタッフもどうしたらよいか、わからないでいます。
> 　繰り返し入退院するのがアルコール依存症患者。常識の通じないのが飲酒中のアルコール依存症。そのように理解していても医療スタッフの堪忍袋の緒は切れ、プッツンします。

2 悩みつきないアルコール依存症と予備軍

　ウイルス性肝炎ではインターフェロン治療により慢性肝炎から肝硬変への進展を防止することにやっきになっている消化器内科医。また、生活習慣病の糖尿病・高脂血症などの患者さんには理想値に近づけるべく医療スタッフの関心は高いのです。血糖値やコレステロール値のコントロール不足を患者さんの努力不足として「自業自得だ」と切り捨てることはしません。こころの問題も含め精力的な取り組みがなされています。

　アルコール性肝障害も肝硬変への移行前に断酒が必要です。医療スタッフはこのことを知ってはいますが、厄介な患者対応を強いられるため、アルコール依存症と予備軍を嫌い、敬遠します。ウイルス性肝炎・糖尿病・高脂血症などと同じような医療スタッフの熱意がつぎ込まれ、嫌われなくなる日はいつ来るのでしょうか。

3 希望のある連携医療

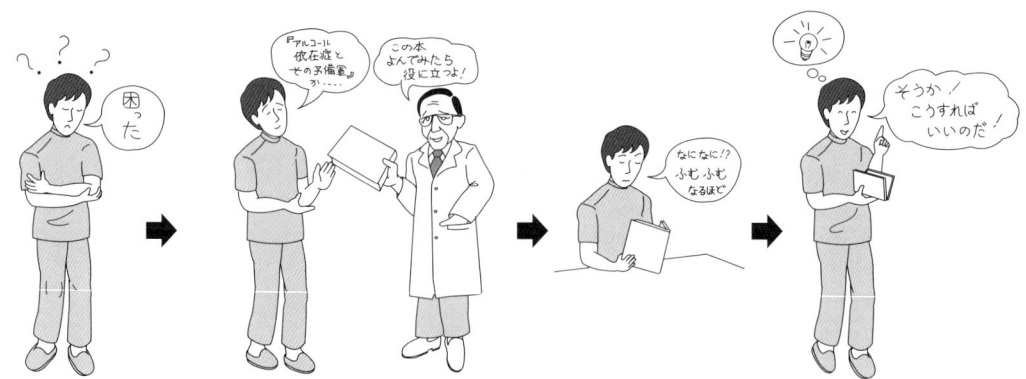

　アルコール依存症と予備軍に対する医療関係者の理解はまだまだ不足しています。
　しかし、少しずつですが救われるアルコール依存症患者は増加しています。
　どうしてかというと、精神科医と内科医の連携がはじまり、加えて一般医家、看護師、MSW、断酒会会員を含めた連携医療の輪が社会に広がってきたからです。アルコール依存症対策のネットワークの充実です。こうした人たちの長いトンネルを掘るような地道な努力がアルコール問題に光明を与えたのです。
　アルコール依存症と予備軍の増加は日本の文化と深く関わっており、今まで正しいアルコール問題への認識がなされていなかったことに、ようやく国民が気付いてきたのです。
　こうした連携医療については、後の第Ⅷ部『専門医への紹介・内精連携の方法』、第Ⅸ部『アルコール依存症の治療』に詳しく述べられています。
　アルコール依存症は治ります。予備軍にも対策があります。さあ、皆さん。この本を読んで、救いの手助けに参加して下さい。

（木村光政）

Section 2 産業医,関連スタッフが職場で見るアルコール依存症と予備軍

わが国の問題飲酒者数は全国でおよそ400万人とも推定されており、数百人規模の従業員を抱える事業所には、何人もの問題飲酒者が存在することになります。しかしながら、彼ら問題飲酒者は、必ずしも目に見える形での飲酒問題を職場の中で起こしているわけではありません。また、軽度の問題を生じていても、周囲の者（上司や同僚など）がそれを黙認して、問題としては表面化していない例もあります。

最近、職場におけるメンタルヘルスの問題が注目されており、厚生労働省からその取り組みのあり方を示した「事業場における労働者の心の健康づくりのための指針」が公示されています。従来飲酒問題は、職場のメンタルヘルス上の大きな問題の一つとしてとらえられてきていますが、今後はさらに効果的な対策の推進が望まれます。

また、道路交通法の改正に伴い、飲酒運転の罰則が強化され、車両運転に関わる業種等では、法遵守の点からも、飲酒問題への一層の取り組みが求められています。

産業医は、産業保健スタッフの要として、職場で現れる飲酒問題に対して的確に評価、対応する必要があります。

以下に、多くの職場で現れる飲酒問題を、産業医が直面する機会別にまとめます。

1 健康診断を通じて

労働安全衛生法第66条では、事業者に対して、労働者の健康診断を年1回実施することを定めています。この健診によって診断しうる肝障害、高血圧、糖尿病、高脂血症などは、過量飲酒がその一因になっていることが少なくありません。いくつかの健康障害が過量飲酒によってすべて説明可能である例にも遭遇する可能性があります。

法令で定められている健診項目で軽視されがちなものに、業務歴、既往歴および自覚症状があります。これらはいずれも問診を通してできるだけ詳細に把握したいところです。問題飲酒によって引き起こされる業務遂行上の困難、健康状態の変化などに関する情報を得ることが出来る場合があります。酒酔い中の転倒などによる骨折は比較的見られやすいものです。

2 健康相談や復職判定を通じて

労働安全衛生法では規定されていませんが、一部の事業所では、産業医や保健師などが随時労働者の健康相談を行っています。健康相談では、本人のみならず上司から部下の健康問題に関して相談が持ち込まれることもあり、飲酒問題の場合はむしろそちらの方が多いで

しょう。具体的には、出勤時の酒臭さ、二日酔い等による業務効率の低下などがあげられますが、原因のはっきりしない体調不良による頻回欠勤などでも、背後に飲酒問題が存在することがあります。肝障害、胃腸障害、膵炎など異なった診断名で休業を繰り返す例もありますが、こうした例は、産業医にアルコール関連障害に関する一定水準の知識があれば、把握することがそれほど困難ではありません。

　一定期間（例えば、1ヵ月）以上何らかの傷病で休業していた労働者が職場復帰をする際に、産業医による復職判定が実施される制度を持っている事業所もあります。そうした場でも、休業の原因となった傷病の発症、増悪要因として、問題飲酒がみられることがあります。

　メンタルヘルスやストレスに関する相談のなかにも、ときに飲酒問題がみられます。うつとアルコール依存の併存例はその代表といえますが、わが国の男性労働者のストレス解消法として、飲酒は睡眠に次いで多くなっており、ストレス軽減のために飲酒量が増している例も見受けられます。ただしこの場合、過大なストレスの軽減手段として飲酒行動が強化されているのか、そうではなく飲酒の理由付けとしてストレス軽減があげられているのかには注意が必要です。過度の飲酒はストレスをむしろ増大させる方向に作用するため、「飲酒→ストレスの増大→飲酒」の悪循環が形成されている例もあります。

3 職場巡視を通じて

　産業医による月1回以上の職場巡視も、労働安全衛生法によって定められています。職場巡視の際、労働者が作業中に飲酒をしていたり、酒臭を放っていたりするのを見つけることはきわめて稀ですが、日頃の諸活動で得られた情報から問題飲酒が疑われる労働者の作業の様子を把握することは可能です。彼らの挙動に覇気がなかったり、夕方になると落ち着きがなくなってくるなどの確認が出来ることがあります。工場などで問題となる不安全行動や注意不足なども、ときに飲酒によってもたらされることがあり、職場巡視時に上司や同僚から相談を受ける可能性があります。

4 非公式な懇親の場で

　職場内での会議や様々な行事の場などで、労働者から非公式な形で得られる情報の中にも、健康管理を進める上で役立つものが数多くあります。例えば、就業時間中の酒臭や飲み方の変化、私生活で起こした飲酒問題などがあげられます。そうした情報と健診結果を照合することにより、問題飲酒の程度を推測することが出来る例もあります。

　上述してきたように、産業保健スタッフの知識や問題意識、事業所内の健康管理に関する仕組みなどによって、産業医が遭遇する（気付く）飲酒問題はかなり異なってくるといえましょう。職場の様々な問題に対して、それが飲酒と関連があるのではないかという視点を持つことによって、見えてくる飲酒問題があります。また、いくら産業保健スタッフに問題飲酒についての知識があっても、それに介入できる仕組みが整備されていないと十分な働きか

けが出来ません。健康診断の結果などから、問題飲酒が強く疑われても、そこから介入を行う手段を持たなければ、ただ手をこまねいて経過をみているだけになってしまうことになります。換言すれば、健康管理に関わる仕組みを見直し、産業保健スタッフのアルコール関連問題に対する問題意識、その基礎知識を高めることによって、職場で潜在化している飲酒問題を明らかにすることが可能となるのです。

　また、もう一つ重要な点として、産業医が職場で多くの労働者から親しまれ、信頼されることがあげられます。それが増すほど様々な相談が舞い込むようになり、飲酒問題についても多くの情報が得られることになります。逆に、事業場の中の診察室や相談室からほとんど外に出ないような活動では、そうした情報が十分に得られず、適切な飲酒問題の評価ができずに、結果的に多くの飲酒問題を見逃したり、その対応が遅れたりすることになってしまいます。

文　献

1) 労働衛生のしおり．平成 14 年度版，厚生労働省労働基準局，中央労働災害防止協会，東京，2002．
2) 廣　尚典，樋口　進：職場のアルコール依存症．臨床精神医学講座，第 18 巻，pp.389-397，中山書店，東京，1998．

（廣　尚典）

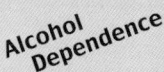

第Ⅲ部 お酒がもたらす影響、病気

Section 1 「心」にもたらす影響、病気

❶ 脱抑制と酔い
お酒を飲むと元気になりますか？　それとも眠るために飲むのでしょうか？

アルコールは緊張・不安・恥ずかしさなどを減らして、気分を楽にしてくれます。少し飲むといつもより陽気になって、少しおしゃべりになるかもしれません。アルコールの薬理作用によって「脱抑制」が生じるからです。

アルコールは飲めば飲むほど元気になるわけではありません。基本的には神経抑制物質です。つまり、血中濃度が上昇すると神経は活動性が低下し、脳神経が大幅に抑制されれば昏睡となり、呼吸麻痺から死に至るのです。

❷ 依存する心

初めての飲酒は、通常ちょっとした「経験」です。このとき、「助かった」とか、「これがあれば生きていける」と感じるようなタイプの人は危険です。安心を求めて大量に飲み始めるかもしれないからです。あるいは、最初から一気に流し込むように飲む人もいます。なんらかの事情で酔いを求める苦しさを抱えている人たちです。酔って、気絶するように眠るために飲むという人もいるでしょう。

こういう人たちは精神的に依存形成が速いと考えられます。ほっとするために、あるいは酔いを求めて常用するようになり、耐性の獲得（お酒に強くなること）とともに大量に飲むようになるからです。

普通の飲み方であっても、毎日大量に飲むと、やがて精神的に依存するようになります。

❸ 精神的依存によって失敗を繰り返し、さらに依存を深めていく―人生の機会を失う

精神的に依存するようになると、緊張や不安を感じる場面では飲酒欲求が高まります。そのうち、あらかじめ飲酒して緊張場面に備えるようになります。運転するから、大切な会議があるから、子供の学校から呼び出されているからなど、通常では飲酒しない状況であっても、「飲んでいれば自信がつくし、少しだけならわからないだろう」などと考えて、飲酒して出かけるようになります。

すると、周囲はその非常識にあきれます。飲酒によって活動性が亢進するのは一時的ですから、その後は眠り込んだり、話が理解出来なかったりして結局のところ失敗します。評判

は確実に下がります。失敗を取り返そうとして焦れば焦るほど、失敗を繰り返すのです。すると、ますます自信を失って、飲酒せずには外出も出来なくなります。

　自信を失い、自己評価も低下すれば、新しいことに挑戦するような気力も無くなるでしょう。本当なら手にしていたはずの成功の機会が失われていくのです。

❹「依存」は悪いことでしょうか？

　依存することは悪いことではありません。依存のない「自立」は孤立にすぎません。例えば、生まれたばかりの赤ちゃんは母親に全面的に依存しています。けれど、成人になれば、全面的な依存は出来ません。人間はお互いに助け合い、依存しあって生きています。これを相互依存といいます。お互い様の関係です。成人は互いに時間・場所・相手を選んで、相互に依存できるのが良いというのが最近の精神医学的な考え方です。

❺ だれでもアルコール依存症になるのでしょうか？

　普通の飲み方であっても、飲酒が常習化すると依存症への危険は高くなります。毎日飲めば、成人男性では五合5年、三合10年で依存症になると言われています。毎週末に大量飲酒をする人も依存症になります。依存症になるまでに飲める量は人によって違うと考えられます。女性や青少年は依存形成が早く、2～5年で発症します。毎日飲むようになってからは、半年くらいでコントロールがきかなくなったという若い女性の経験談もあります。飲み続ければ誰でもいずれは依存症になるのです。

　習慣的に大量飲酒を続けていると、精神的にも身体的にも依存するようになります。手や舌の震え・発汗・嘔気・微熱・高血圧などの離脱症状が出ます。幻覚や妄想のため、恐怖感に悩まされる人もいます。小さな虫が見えるので拾うような動作をする人もいます。

　ここまで進行してしまうと自分で断酒することは困難です。止めようとすると激しい離脱症状に悩まされるからです。しかも、離脱症状は飲酒によってピタリと止まってしまいます。そこで、お酒によって治る病気と考える人すらいます。

❻ 依存症の人はお酒を飲むと元気になるのでしょうか？

　依存症になるとお酒が神様です。家族より仕事より自分の健康よりもお酒が大切な神様です。神様は何より優先されるのです。あるいは脳に染みこんだお酒がエイリアンのように人間を操っていると考えるとわかりやすいかもしれません。飲みたくて飲むというより、エイリアンが寂しがって、お友達＝お酒を呼ぶのです。そこで、人間は好むと好まざるとにかかわらず、お酒を飲まされてしまうのです。

　では、依存症の人はお酒を飲むと元気になるのでしょうか？　確かに一時元気になる人もいますが、基本的には飲むと「普通」になるのです。離脱症状でイライラした神経がアルコールでなだめられて、ほっとします。人によっては離脱でイライラしているときのほうが歩き回って元気に見え、飲むと寝込んで元気がないように見えることもあります。

❼ ストレス脆弱性

　依存症になってしまうとストレスに弱くなります。常にイライラする自分を抑えているので、ちょっとしたことでも爆発してしまいます。我慢が足りず、じっくりと何かを仕上げることができません。困ったことがあっても、状況を認識し、判断する力が弱くなっているので、解決することが出来ません。すると、解決に失敗したことにまた爆発してしまうのです。

　要するに、状況の変化に対して適応する力が減少しています。これをストレス脆弱性と言

います。何かあっても対処出来ないのです。人生にストレスはつきものです。ちょっとしたストレスを糧にして人生を切り開いていくことも大切なのですが、依存症の人はそれが出来ません。こうして、人生は以前にも増してつらいものになって行きます。

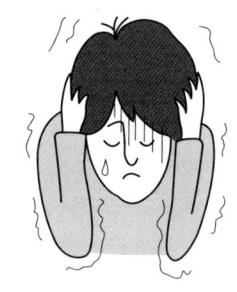

❽ 薬物依存症・ギャンブル依存症・買い物依存症

アルコール依存症の人は脳機能が依存を形成しているので、他の物質にも依存しやすくなります。特に、交叉依存性のある緩和精神安定剤（マイナートランキライザー）は依存になりやすい物質です。

飲酒でうつ状態になった人が、"うつ状態"を訴えて安定剤や抗うつ薬を処方されることがあります。緩和精神安定剤はアルコールによく似た性質をもっていて、最初は気分が楽になりますが、すぐに効かなくなります。既に依存症になっているので大量の薬物を必要とするからです。すると、酒量を増やしたように安定剤を勝手に増やして飲む人がいます。複数のクリニックから入手して、乱用するのです。処方薬依存症と呼ばれます。緩和精神安定剤はアルコールによく似た離脱症状を引き起こします。人によってはアルコールより強烈な苦しみを味わうことになります。そこで、離脱症状を回避するために、さらに大量の安定剤を必要とするようになるのです。

このように薬物に依存することを薬物依存症と言います。鎮痛薬に依存する人もいます。決められた量を超えて大量に使用するのです。

そのほか、パチンコや競輪、競艇などのギャンブルにはまる依存症や、買い物、恋愛（男性・女性）、仕事など、物質でなく行為に依存する人もいます。断酒してからこのような依存が表面化することもあります。

❾ 睡眠障害

大量飲酒が続くとやがて睡眠障害が生じます。飲酒せずには眠れない、少量の飲酒ではかえって興奮してしまい、大量に飲まなければ眠れない、あるいは夜中に一度目が覚めるとそのあとは入眠できない等の症状があります。ここで睡眠導入剤を処方すると、アルコールと交叉耐性があるために、通常の量では効果がなかったり、すぐに効かなくなったりします。

飲酒による睡眠障害が疑われる場合は、まず断酒することから始めなくてはなりません。

睡眠薬より良いと信じて、寝酒を飲んでいるうちに依存症になった人たちは少なくありません。耐性の獲得とともに大量飲酒が習慣となれば依存症へはあと一歩です。アルコールも薬物の一種です。処方薬より安全であるという証拠はありません。

❿ うつ状態と躁うつ状態

大量の飲酒を続けていると、依存症でなくてもうつ状態になることがあります。アルコールが脳神経を抑制するからです。気分が沈んで食欲が無く、眠ることも出来ず、意欲も集中力も無くなります。または、気分の変動が激しく大変元気になるときとうつになるときの両方あって、躁うつ病と診断されることもあります。どちらもアルコールによって生じた症状ですので、断酒すれば回復します。

⓫ 自殺

うつ状態の依存症者は自殺のリスクが高いグループに属しています。特に飲酒しても気分が良くならず、自己憐憫や厭世観などで抑うつ気分が助長されると、自殺を図ることも稀で

はありません。

12 パニック発作

呼吸困難・動悸・しびれ・不安感などの症状があります。生命の危険はありませんが、呼吸が出来なくなるため、死ぬのではないかと感じて発作自体を怖れるようになります。これを予期不安といいます。飲酒によって予期不安を抑えることが出来ると、外出や運転の前に飲酒する人がいます。朝から飲めば依存症になるのに時間はかかりません。逆に依存症になって、離脱症状による動悸・不安感・冷汗・震えなどが生じた場合、「パニック発作」と考えて受診する人がいます。

どちらも断酒して治療する必要があります。受診時にはどちらのケースに相当するか不明であることはめずらしくありません。離脱症状であれば、断酒によって速やかに症状は消失します。消失しなければ、合併症として改めて治療に取り組む必要があるでしょう。

13 不安障害

大量に飲酒していると、記憶障害やストレス脆弱性などのために、それまで出来ていたことが出来なくなることがあります。失敗が続けば自信を喪失するでしょう。対人場面で緊張したり、失敗を怖れて不安に怯えたり、間違えたのではないかと確認を繰り返したりするようになるのです。

さらに依存症になれば、離脱症状によって不安やイライラ・恐怖感などに悩まされます。大量飲酒に伴って不安症状が出現している場合は、断酒によって症状も消失します。

14 人格障害

若年から習慣的に飲酒して、精神的な発達を止めてしまうと、年齢にそぐわない未熟な人格が認められることがあります。回避性人格障害、自己愛性人格障害、境界性人格障害、反社会性人格障害などが多いと言われています。

依存症の症状が先行し、そのあとから人格障害と診断される行動・思考形式・情緒の不安定性などが認められる場合は、断酒して治療を継続するうちに、人格障害の症状も比較的速やかに消失します。しかし、人格障害が基盤にある場合は継続的な専門治療が必要です。

15 アルコール離脱せん妄

依存症の人が、断酒したり減量したりすると生じるせん妄（動揺性の意識障害）です。多くは48時間から72時間後に発症し、発熱・発汗・頻脈などの著しい自律神経の機能亢進が認められます。短期間の体系化されない幻覚を伴い、粗大で不規則な振戦が観察されます。死亡率（15〜20％）の高い危険な状態です。

16 アルコール幻覚症

依存症の人が、大量飲酒を停止したり減量したりすると生じる、鮮明で持続的な幻覚です。多くは48時間以内に発症します。症状は数週間から数ヵ月続くこともあり、離脱せん妄のような意識障害を伴わないことが特徴です。被害関係念慮、妄想、思考障害などがあると統合失調症との区別が難しくなります。

17 ウェルニッケ脳症

アルコール摂取に伴う栄養障害（ビタミンB_1の欠乏）によって発症します。運動失調（つかまり立ち、ふらつき歩行）、特に眼球運動障害が特徴的です。両側外転麻痺・水平および垂直性眼振・共同注視麻痺・瞳孔異常などが見られます。外眼筋麻痺はビタミンB_1の大量静注

によって速やかに消褪します。放置すれば数日後には意識障害をきたし、興奮やせん妄状態が認められます。死亡率は高く20〜40％と言われます。

⑱ コルサコフ症候群

ウェルニッケ脳症に引き続いて、意識が清明になって来るとコルサコフ症候が現れます。記銘力障害・失見当識・作話が特徴です。明らかな意識障害がなく、最初からコルサコフの形で現れる場合もあります。アルコールに特有ではなく、悪性腫瘍や重症感染症などでもビタミン B_1 の欠乏によって発症することがあります。

⑲ アルコール性痴呆

アルコールの大量摂取によって脳は萎縮します。なかでも前頭葉・海馬・小脳の萎縮は特徴的です。前頭葉が萎縮すると高次脳機能障害が生じます。知能検査では言語性および動作性ともにIQが低下します。海馬の萎縮による記銘力障害も認められます。短期記憶障害、注意障害、有関係対語（桜－花、海水浴－夏など関係のある2つの言葉）の学習障害、運動知覚障害などは断酒してもなおしばらくは残ります。また小脳萎縮による運動失調・構音障害も長く残ることがあります。

さらに飲酒が続けば、痴呆になります。痴呆としてはアルコールに特異的な所見はなく、一般の老人性痴呆と識別するのは困難です。断酒によって予防出来る痴呆です。

一口メモ　アルコール依存症と問題飲酒はどう違うのでしょう？

依存症は離脱症状があってはじめて診断されます。問題飲酒は依存症であってもなくても「問題」が繰り返されていることです。どちらも断酒が必要ですが、依存症でなければ断酒よりもむしろ「問題の解決または軽減」のほうが優先されます。依存症には「断酒」、問題飲酒には「問題の解決」、と覚えてください。もちろん、依存症で問題があれば、「断酒」と「問題の解決」を同時に考えましょう。

（後藤　恵）

Section 2 「体」にもたらす影響、病気
①肝臓を中心に

　アルコールにより障害を受ける組織や臓器の程度には個人的差異が見られます。長期間アルコールを過量摂取した場合には、一般に、肝臓、膵臓、心臓をはじめ、全身のあらゆる臓器に悪影響を及ぼすことがよく知られています[1]。ここでは、主にアルコールが長期に過量摂取された場合に引き起こされる肝臓病について述べるとともに、治療上特に留意すべき点について事例を呈示して、概説したいと思います。

1 飲酒量と肝臓病

　まず、どれくらいの量をどのくらいの期間飲用すれば肝臓に障害が来るかについては、個人差が大きく関与しており、統一した見解のないのが、実際のところです。また、飲酒する際に十分に食事を摂取するかなどの飲酒時の習慣なども大きく関与しています。最近の研究で明らかにされて来ていますが、アルコールの代謝にかかわるADHやALDHなどの遺伝的差異やC型肝炎ウイルスなどの肝炎ウイルスが存在するか否かなども大きく肝疾患の進展に影響を与えており、一定の基準を設けることは困難です。しかし、文部省総合研究A高田班によるアルコール性肝障害基準試案[2]によると、アルコール性とは、長期（通常5年以上）にわたる過剰の飲酒が肝障害の主なる原因と考えられる病態であるとし、日本酒に換算して、1日平均3合以上を飲用する人を常習飲酒家、1日平均5合以上を飲酒する人を大酒家とし肝障害を生ずる危険が高いとし、一定の基準を設けています。さらに、女性の場合は、前述の飲酒量の2/3の少量で男性より肝障害を呈しやすく、注意すべきであるとしています。

　近年、アルコール脱水素酵素（ADH）、アルデヒド脱水素酵素（ALDH）などのアルコール代謝に関与する酵素に遺伝的差違が存在することが解明されつつあります[3]。それによると、遺伝的なALDH2活性欠損者（ALDH2遺伝子のheterozygote）では、normal homozygoteに比して1日の飲酒量、平均飲酒量や総飲酒量は有意に少ないにもかかわらず、アルコール性肝炎や肝硬変の頻度が高く、少量の飲酒でもアルコール性肝障害が発症しやすく、しかも病変は重篤で、アセトアルデヒドが肝障害の発生に大きくかかわっていることが明らかにされて来ています。

　1989年にChooらによってC100-3抗体を用いたC型肝炎の診断法が開発されて以来、アルコール性肝障害と診断されていた例でC型肝炎の関与が少なくないことが明らかとなりました。アルコール性肝硬変と診断されていた人々の多くでC型肝炎ウイルスの関与が明らかとなりました。肝炎ウイルスの関与する例では、積算飲酒量が少量であっても肝疾患は短期間で進行しやすいことに注意をすべきです。

2 アルコール性肝障害の診断

　文部省総合研究 A 高田班の診断基準試案[2]に準拠し、概略を述べてみます。アルコール性肝障害の診断は、
　①肝障害を惹起すると考えられる量の飲酒歴を有すること。
　②禁酒により血清トランスアミナーゼがともに明らかな改善を示し、通常 4 週間以内にほぼ正常値にまで下降する。
　③肝炎ウイルスマーカーが陰性である。
　④禁酒後、腫大していた肝臓が著明に縮小する。
　⑤禁酒により γ-GTP が明らかに減少する。
以上の項目を満たすか否かで診断されます。
　組織診断の得られる例では、次項で述べる組織所見があれば診断は、より確実となります。

3 アルコールによる肝臓障害

　アルコールによる肝障害の種類については文部省「アルコールと肝」研究班（班長；武内重五郎）の組織診断基準が、現在でも一般的に用いられています[4]。それによると、①アルコール性脂肪肝 (alcoholic fatty liver)、②アルコール性肝炎 (alcoholic hepatitis)、③アルコール性肝線維症 (alcoholic liver fibrosis)、④慢性肝炎 (alcoholic chronic hepatitis)、⑤アルコール性肝硬変 (alcoholic liver cirrhosis)、⑥非特異的変化または正常肝の 6 病型に分類されています。この分類の作成以後、アルコールに起因すると考えられていた肝疾患に C 型ウイルスの関与が大いにかかわっていることが明らかとなり、その後、同研究班の班長を引き継いだ高田班では、アルコール＋ウイルス性をアルコール単独による肝障害とは区分して分類を行っています。アルコール＋ウイルス性では、アルコールを中止した後にどのように肝機能が改善するかにより、アルコールの関与の程度を明らかにしようとしています。
　アルコール性肝障害の各病型について、詳細を述べます。

❶ アルコール性脂肪肝 (alcoholic fatty liver)
　肝組織病変の主体が肝小葉の約 1/3 以上（全肝細胞の 1/3 以上）にわたる脂肪化を認める以外に顕著な組織学変化は認められないものを言います。CT 検査や超音波検査で脂肪肝に特有の所見が得られる場合には、アルコール性脂肪肝とします。

❷ アルコール性肝炎 (alcoholic hepatitis)
　常習飲酒家が大量飲酒を契機に発熱や黄疸を呈し、通常、GOT 優位のトランスアミナーゼの上昇や白血球の増加、γ-GTP の上昇を伴って、臨床症状はあたかもウイルス性急性肝炎に類似した症状を呈します。肝組織の主たる所見は、肝細胞の変性、壊死であり、特に肝小葉中心部に肝細胞の膨化や、肝細胞内にマロリー体の出現を認めたり、小葉内に多核白血球の浸潤を認めます。アルコール性肝炎には臨床症状の軽微な例から非常に重篤で生命を脅かす重症例まで様々な臨床像を呈するものがあります[5]。特に重症型のアルコール性肝炎は、肝

性脳症、肺炎、急性腎不全などを合併したり、エンドトキシン血症を伴って1ヵ月以内に死亡する予後不良例が存在することに留意すべきです。アルコール性肝硬変の状態にアルコール性肝炎を併発する場合もあり、かかる例では、重症型アルコール性肝炎との鑑別が困難な例があり、予後はきわめて不良です。

③ アルコール性肝線維症（alcoholic liver fibrosis）

肝生検の組織病変は中心静脈周囲性の線維化、肝細胞周囲性の線維化、門脈域から星芒状に延びる線維化が主たる変化であり、肝細胞壊死や炎症細胞浸潤は軽微です。臨床的には自他覚症状や血液検査所見も比較的軽度な場合が多く、これらの所見は断酒で速やかに改善する例が多く見られます。

④ 大酒家慢性肝炎（alcoholic chronic hepatitis）

肝組織をみると、あたかもウイルス性の慢性肝炎のような門脈域の円形細胞浸潤と線維化が認められます。C型肝炎ウイルスなど肝炎ウイルスが関与する場合が多いのですが、断酒で自他覚症状や肝機能などは、著明に改善をみることから、主たる発生要因はアルコールであると考えられています。

⑤ アルコール性肝硬変（alcoholic liver cirrhosis）

アルコールによる肝障害の終末像です。臨床的には、高率に蜘蛛状血管腫、顔面や頸部の皮膚に細血管の拡張を認めます。飲酒が継続されると肝不全症状を伴うこととなり、浮腫、腹水、黄疸などの症状とともに出血傾向を認めたり、肝性脳症の出現を見ます。肝性脳症の出現は、アルコールによる脳・神経障害の症状と鑑別が困難な場合があり、注意を要します。この他、食道静脈瘤や特発性細菌性腹膜炎などの重篤な合併症を早期に十分に管理することが生命予後を改善するのに肝要です。

飲酒継続例では、食道静脈瘤破裂の危険性はさらに大であり、破裂の危険性を有する例では予防的に内視鏡的食道静脈瘤硬化療法、食道静脈瘤結紮療法などを行うべきです。かかる治療を施行しても飲酒継続例では、非飲酒例に比し食道静脈瘤の再発率や破裂の危険は大であることも銘記すべきです。たとえ肝硬変にまで進展した例であっても断酒により、肝機能の改善が見られ、生命予後の改善が見られることは明らかであり、速やかな断酒はことさら重要です。

アルコール性肝硬変の肝臓の肉眼所見ではウイルス性の肝硬変に比して再生結節が微細です。組織所見でもウイルス性肝硬変と比較すると著明な小結節形成と薄間質性が特徴的です。しかし、常習飲酒家・大酒家の肝硬変ではHCVウイルスが関与する場合が多く、ウイルスの関与の見られる例では、ウイルス性の肝硬変に類似した組織像を呈する場合が多々あります。

⑥ 非特異的変化または正常肝

前述の基準に合致する飲酒量があるにもかかわらず、アルコール性肝障害のいずれにも属さない例があります。このような例は、臨床症状も軽微であり、断酒により自覚症状や肝機能は速やかに改善しますが、肝以外のアルコールによる障害の発生に注意すべきです。

> <一口メモ>
>
> 　従来、内科では、飲酒を禁じることを「禁酒」と呼び、アルコール依存症治療の精神科では「断酒」と呼んできていますが、今後、内科でも「断酒」と呼ぶことを提案します。
> 　その理由は、飲酒行動の変更は外部から禁じる「禁酒」では期待できず、動機付けが必要だからです。また、内科における生活習慣病の治療において、動機付けの重要性は理解され始めているので、内科としても「断酒」という表現を提案しました。

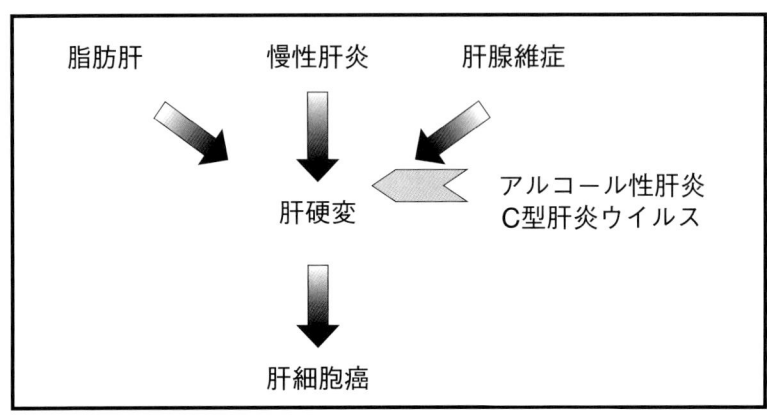

図1　アルコール性肝障害とC型肝炎ウイルス

4 C型肝炎ウイルスとの関連

　1989年にC型肝炎ウイルスの診断法が開発されて以来、飲酒がアルコール性肝硬変の症例の多くにC型肝炎ウイルスが関与していることが明らかになりました（**図1**）。報告によると、アルコールに起因すると考えられていた例の実に70％以上に関与していたとのことです。したがって、高度の肝機能障害を呈する例、すなわち肝硬変への進展が疑われる例では、速やかに精密検査を行い、断酒を行うことは、当然のことです。肝を庇護したり、状況によっては、抗ウイルス療法なども検討する必要があります。
　アルコールだけが肝硬変の原因とされる例でも肝がんの発生に注意をすべきであり、肝炎ウイルスの合併する例では肝がんの発生により注意を払うべきです。

文　献
　1）高瀬修二郎：アルコール性肝障害．内科学　第七版，杉本恒明，小俣政男編，p. 1025-1027，朝倉書店，東京，

2000.
2) 高田　昭, 松田芳郎, 高瀬修二郎, ほか：我が国におけるアルコール肝障害の実態（その3）―全国集計の成績から―. 日消病会誌　91：887-898, 1994.
3) 田中文華, 塚田悦男, 小俣政男：アルコールの代謝. ADH/ALDH の遺伝的対応, 肝胆膵　32：625-630, 1996.
4) 武内重五郎, 奥平雅彦, 高田　昭, ほか：我が国におけるアルコール肝障害の実態―全国集計の成績から―. 日消病会誌　76：2178-2185, 1979.
5) Sheila Sherlock & James Dooly：Alcoholic and the liver. Diseases of the liver and biliary system 10. ed by Sherlock S, Dooly J, p. 385-403, Blackwell Science, USA, 1997.

（高瀬幸次郎）

Section 3 「体」にもたらす影響、病気 ②脳（中枢神経系）を中心に

1 「酔っぱらって記憶がないことがあるのは大丈夫ですか」

アルコールの直接の脳（中枢神経系）に対する急性中毒作用をまず考えなければいけません。アルコールは血中の濃度に応じて脳の中へと順に麻酔をかけていく働きがあります。最初は、理性を司る場所が、次に運動機能に関連する場所が、最後に意識や呼吸機能に影響する場所が、アルコールで動けなくなります。記憶が無くなる飲み方は、かなり危ないのです。アルコール濃度はさらに上がることも予想されますので、急死もあり得ます。特に、もともと酒に弱い体質の方の場合は急速な飲み方をしてはいけません。大量飲酒によって記憶が欠損することを、ブラックアウトと言いますが、記憶がない間は寝ている訳ではなく、ある種の行動（例えば、帰宅のために飲酒運転したり、さらに飲みに行く）をしています。いずれにしても、大切な脳というコンピューターが完全に誤作動する訳ですから、記憶が無い飲み方は最も危険なことと考えてください。

2 「酔っていないときでも、物忘れがひどくなったり、怒りっぽくなっていますが」

これは、アルコールによる慢性障害の症状の一つで、性格変化まで影響しているというレベルです。なぜお酒が好きになり止められないかは、脳の働きの中でA10神経系という報酬系が関与して、アルコールへの嗜癖が強まるからです。中枢神経細胞への慢性的な障害の結果、まず機能の障害（認知障害）があらわれます。記憶の障害も強くなります。現実を正しく認知したり、記憶出来ていないので、他人に酒の害を指摘されると自分への非難のように感じ、防御する心が働き「否認」を生じます。認知障害が次の形態的な障害（脳萎縮）へと進んでようやく治療が必要と考えられることが多いのです。丁度がんが、ある程度の大きさになって初めて早期がんとして検査や症状でとらえられることに似ています。

3 「脳萎縮とは、どのくらいの酒を何年続けたらそうなるの」

飲酒量は個人差がありますが、疫学では週4日以上の習慣飲酒が始まって男性は平均20年、女性は10年未満でアルコール依存症になります。著者の経験ではアルコール依存症の男性では7割以上の高頻度に、脳萎縮が存在しました。

「一般の人の飲酒量で、脳萎縮へどの程度影響するか」という疑問へは、久保田らによる脳ドック（健常者）の調査[1]結果があります。脳萎縮に関係する原因の第1番目は加齢、第2番目は飲酒と推定されました。脳萎縮の程度を年代別に比較すると、1週間に日本酒なら14合以上（毎日、日本酒なら2合以上）飲む人の脳萎縮者の割合は、まったく飲まない人に比べて10歳上の脳萎縮者の割合と近いことを示していました。図1に飲まない人と、1週間に日本酒なら14合以上（毎日、日本酒なら2合以上）飲む大量飲酒者との脳萎縮の差が示されています[1]。

第Ⅲ部　お酒がもたらす影響、病気

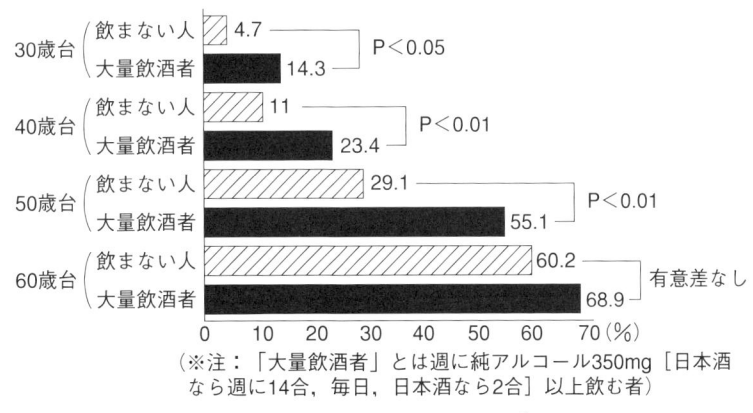

	飲まない人	大量飲酒者	有意差
30歳台	4.7	14.3	P<0.05
40歳台	11	23.4	P<0.01
50歳台	29.1	55.1	P<0.01
60歳台	60.2	68.9	有意差なし

（※注：「大量飲酒者」とは週に純アルコール350mg［日本酒なら週に14合、毎日、日本酒なら2合］以上飲む者）

図1　アルコール消費と脳萎縮[1]

❹「脳萎縮までいったら、もう良くならないのでは。そうなら飲ませ続けたほうが、本人の幸せと思いますが」

アルコールに起因する脳萎縮は、回復の可能性があります。脳神経自体の病気による萎縮や、脳梗塞の萎縮は戻りませんが、外からの中毒物質（この場合アルコール）が中断されれば、ゆっくりですがまず働きが戻り、時間をかければ脳萎縮も改善する報告があります。多量飲酒者の脳の機能低下には栄養障害やビタミン不足も関連しているようですから、これらの条件も改善されれば、回復の重要な要素となります。

❺ なぜアルコールの脳障害が指摘されないのか

アルコールの脳への影響に対処することの遅れは、まず医療者側に責任があります。アルコール標的臓器として肝臓が重視されるあまり、最も早期から問題とされるべき臓器である脳は、実際には最後まで注目されない傾向があります。医療者は患者の認知障害の程度を見極めないと、アルコール依存症から回復するよう説得することも困難となります。この認知障害が原因となって自分の病気を認めない（病識不足）だけではなく、不当に自分が責められると感じる「否認」を生じます。心理的な否認の背景に、脳の機能障害を感じ取る姿勢が必要です。

❻ 早期よりの対策の工夫（CT 検査や MRI 検査で脳萎縮の早期指導を）

まず最も進行した形態異常（脳萎縮）から糸口をつかみます。簡単に目に見える脳の形態異常としては、CT 検査や MRI 検査での脳萎縮があります。三重県立こころの医療センターのアルコール依存症患者の CT 検査所見では、この前頭葉主体の脳萎縮が 7 割以上の高頻度に認められました。同時に実施した心理テスト（ウィスコンシンカードソーティングテストなど前頭葉の機能検査）の結果と重ね合わせると、認知障害は脳萎縮出現よりさらに早期から始まっていることが確かめられています。

❼ 画像での脳萎縮の実際の測定方法

一般病院の頭部 CT 検査所見では、硬塞や出血、腫瘍の器質的な病変や加齢での萎縮所見に目を奪われて、大量飲酒と脳萎縮の関連には注意がはらわれません。久保田らの使用した脳萎縮の判定基準が最も使用しやすいので紹介します。MRI の前頭葉での脳溝の間隙を測定

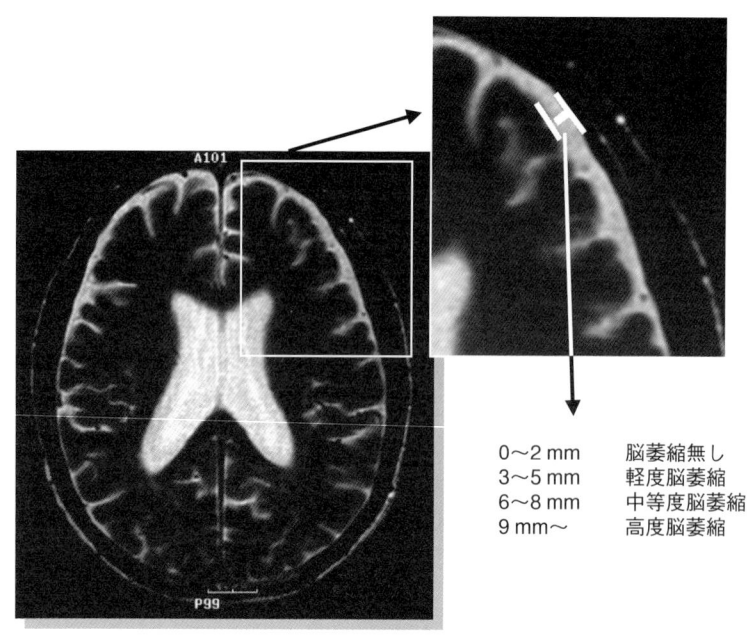

0〜2 mm	脳萎縮無し
3〜5 mm	軽度脳萎縮
6〜8 mm	中等度脳萎縮
9 mm〜	高度脳萎縮

図2 脳萎縮の定義
(久保田基夫氏のご厚意により、学会発表スライドをご提供頂きました)

し、3〜5 mm 以上を軽度、6〜8 mm 以上を中等度、9 mm 以上を高度と分類しています。CT検査でも、対応する同様の基準を基本的には用いて良いと思われます（図2）[2]。

8 脳萎縮所見を断酒につなげるコツ

　脳へのアルコールの影響を示す説明の実際を述べます。肝臓は一時的断酒で回復すると誰もが思う一方、脳は障害を受けたら回復しないと思うものです。この常識から、実際に頭部CT検査などで脳萎縮を指摘すると、患者さんには相当なインパクトがあります。「そんなことは今まで言われたことがない」と言いながら、大切な脳に起きている変化への不安は隠せません。しかも実年齢より10〜20年萎縮が進行していることは、痴呆への恐れとして記憶されます。さらに、ここに至るまでの20年以上の飲酒経過を振り返らせる良い切り口になります。「実際に何年アルコールを飲んでいますか」と尋ねると、「そうだなあ、20年いや30年かなあ。それだけ飲んできた結果か」と自らつぶやく人が大半です。しかし、大切なことはアルコールによる認知障害や脳萎縮は、断酒期間を積み重ねることにより改善すると伝えることにあります。画像診断での脳萎縮の指摘は、たとえ軽微であってもためらうべきではありません。この先の数年の断酒を続けることにより改善する指標となるからです。

9 高齢者のアルコール痴呆への対処

　また、最近は高齢までの飲酒の継続により、緩徐な痴呆症状を主訴としてアルコール専門治療に到達する人も増えています。異常行動や易怒性が問題になり、断酒によっても早期の改善は困難ですが、通院を続けるうちに「酒なしの生活パターン」が実現すると、柔和な対人関係が回復し、生活の質が向上する例も少なくありません。しかし、高齢でもあり、一度に、このパターンまで到達することは若い人以上に困難ですが、多くの人（医療や介護を含

めて）との関わりが繰り返されていく過程で納得に至るようです。

文　献
1) Kubota M, Nakazaki S, Hirai S：Alcohol consumption and brain atrophy；A study of 1432 normal volunteers. J Neurology, Neurosurgery & Psychiatry, 71（1）：104-106，2001．

〔遠藤太久郎〕

Section 4 「体」にもたらす影響、病気 ③その他の臓器障害、外傷を中心に

　お酒の主成分であるエタノール（エチルアルコール、以下アルコールと記す）は中枢神経系に抑制的に作用する薬物であり、お酒を飲んだ人すべてに程度の差はあれ、"酔い"を生じます。アルコールは分子量 46 の極めて水溶性の高い小さな分子であり、飲酒すると胃・十二指腸および空腸などの粘膜から速やかに血液中に吸収され、全身の体液中に容易に移行するので、脳をはじめとして全身のあらゆる臓器・組織に影響がみられます。大量飲酒や度重なる過量飲酒は、アルコールの代謝・解毒の場である肝臓のみならず、全身広範にわたる様々な病気の原因となります。
　ここでは、肝臓と脳神経系以外のアルコール性臓器障害と、飲酒に関連した外傷について述べます。

1 膵障害

　肝障害に比べると頻度は少ないのですが、アルコール消費量の増加とともにアルコール性膵炎の患者数は増加傾向を示しています。急性膵炎の 46％、慢性膵炎の 54％がアルコール性であり、大量飲酒を 10 年以上継続した人に発症することが多いのです[1]。急性膵炎と診断されている症例の大多数は、潜在していた慢性の組織病変を基盤として発症したものであると考えられています。アルコール性膵炎の発症機序は、アルコールによる膵外分泌機能の変調によって膵液中の蛋白濃度が上昇し、細い膵管内に蛋白栓が生じて膵液の流出が障害され、膵腺細胞の破壊と膵管周囲の炎症・線維化を生じるという説[2]と、アルコールとその代謝産物が直接膵腺房細胞を障害するという説[3]の二つが考えられています。
　長期のアルコール摂取歴のある者が大量飲酒をした 12～48 時間後に上腹部痛を訴えて発症（急性膵炎発作）するのが典型的です。急性膵炎は、急激に起こる上腹部痛発作と圧痛、血中・尿中・腹水中の膵性アミラーゼなどの膵酵素の上昇、急性膵炎に合致する画像所見などで診断されます。致死率の高い重症急性膵炎の 40％はアルコール性であるので、合併する多臓器不全の発生による死亡を防ぐには重症度診断と治療を適切に行う必要があります。慢性膵炎では、背部への放散を伴う持続性の上腹部痛や頻回に起こる上腹部の激痛が高率にみられ、膵外分泌機能の低下と糖尿病の合併を多く認めます。画像診断的には、やや小型で不規則な石灰化像（膵石）が膵臓の部位に一致して多数存在する所見がアルコール性膵炎に特徴的です。また、多量飲酒者では、腹痛や膵石などの臨床的な慢性膵炎の所見が無くても、ほとんどの者が病理学的な慢性膵炎の病変をすでに有していることも明らかにされています。
　急性膵炎の治療は、成因の如何を問わず、重症急性膵炎の治療指針[4]を参考にして行われ、

膵酵素阻害薬と抗生物質の動注療法を早期に行うことによって、致死率の改善が認められています。アルコール性慢性膵炎治療の原則は断酒であり、膵消化酵素製剤や経口蛋白分解酵素阻害剤の投与によって疼痛は軽快・消失します。しかし、断酒を継続できず、急性増悪を繰り返して膵機能の荒廃が進み、糖尿病の悪化や脂肪性下痢に悩まされる例も多いのです。

2 消化管障害

アルコールとその代謝産物による消化管粘膜への直接作用やアルコール性の他臓器疾患による影響が消化管障害の発症要因となります。

❶ 食道疾患

食道は比較的高濃度のアルコールに曝され、蠕動運動が低下するため、頻回の強いお酒の飲酒が胃液や胆汁の食道への逆流を起こし、食道炎の原因となります。

高濃度のアルコールを多飲する者では食道がん発生のリスクが高く、40歳以上の男性アルコール依存症者での発がん率は一般人口に比べて明らかに高率です[5]。アルコール飲料中の発がん物質や同時喫煙の関与のみならず、食事の偏りによるビタミン・ミネラルの欠乏、食道の蠕動低下による発がん物質の食道内停滞時間の延長、バレット症候群の発生などが発がん要因として関与しています[6]。アルデヒド脱水素酵素2（ALDH2）活性の低い人が食道がんを発生しやすいことも指摘されています[5]。

多量飲酒者では、大量飲酒後の嘔吐によって腹腔内圧が上昇し、下部食道から胃噴門部にかけて粘膜の裂創が生じ、吐血する（マロリー・ワイス症候群）ことがあります。

アルコール性肝硬変では、門脈圧亢進症の側副血行路の一つとして食道静脈瘤を生じます。この破裂による出血はしばしば致死的でしたが、内視鏡下静脈瘤結紮療法や硬化療法の進歩によって、食道静脈瘤出血による死亡率は著明に低下して来ています。

❷ 胃疾患

高濃度のアルコール摂取は胃粘膜に浮腫、びらん、出血などの急性胃粘膜病変を生じます。胃粘膜防御機能の低下と胃酸分泌亢進作用による胃粘膜攻撃因子の増加が成因と考えられていて、急性の胃潰瘍や十二指腸潰瘍が発生することも知られています。一方、適量の飲酒が中枢神経系に作用して精神的ストレスを和らげたり、プロスタグランディンの合成を促進して胃粘膜保護作用を上げ、潰瘍の発生を抑制したり、治癒を促進することも指摘されています[6]。

胃がんの発生は、食道がんに比べればアルコールとの関連性は弱いものです。しかし、アルコールは胃内でのニトロサミン合成や発がん物質の吸収を促進したり、萎縮性胃炎を増強させるので、ヘリコバクター・ピロリ菌の増殖と相まって発がんを促進しているかもしれません。

❸ 小腸疾患

飲酒後の下痢は空腸粘膜の出血性びらんや空腸の蠕動低下、回腸の蠕動亢進などの影響によるものです。アルコール常用者では、糖質、蛋白質、脂肪、ミネラル、ビタミンなどの小腸での吸収障害が慢性的に見られます。

4 大腸疾患

アルコール性肝硬変患者では、門脈圧亢進症の側副血行路の一つとして痔核が発生します。また、S状結腸がんと直腸がんの発生は飲酒との関連も疑われています。

5 その他

高濃度のアルコールの多量飲酒者では口腔・咽頭がんの発生率が高いことが知られています。

3 心・血管障害

アルコール摂取は心筋症、虚血性心疾患、高血圧、不整脈などの心・血管系疾患の発生にも関連しているので、注意が必要です[1)7)]。

1 アルコール性心筋症

アルコールの大量長期摂取によって、アルコールとその代謝産物が心筋を直接障害するためと考えられています。拡張型心筋症と同様の病態であり、心筋収縮能の低下による左室の拡張と心不全を主徴とします。初期の症状は、飲酒後の動悸、息切れ、不整脈発作（心房細動を伴うことが多い）などです。病初期であれば断酒によって心機能は改善しますが、再飲酒で悪化し、呼吸困難、起座呼吸、夜間発作性呼吸困難などの左室不全症状や、下肢浮腫、肝腫大などの右室不全症状も見られるようになります。進行した心筋障害では断酒による改善は期待出来ません。早期の断酒が治療として重要です。

2 虚血性心疾患

少量（適量1合/日）の飲酒は虚血性心疾患の発生率と死亡率を減少させることが報告されています。HDLコレステロール増加作用や血小板凝集能抑制作用、線溶亢進作用による血栓の形成抑制によると考えられていますが、アルコール摂取量が大量になると虚血性疾患の罹患率と死亡率は著明に増加します。飲酒が冠動脈の攣縮を誘発することが機序の一つであり、同様の攣縮は脳の動・静脈にも見られ、飲酒に伴う脳出血の増加とも関連しています。

3 高血圧

血圧は、飲酒によって用量依存性に上昇し、断酒によって数日で下降します。とくに高齢者や高血圧者では昇圧への影響が明らかですが、機序については定説がありません。

4 不整脈

アルコール過量摂取によって心房細動、心房粗動、上室性頻拍、上室性期外収縮などの発生が増加します。飲酒後に起こる心室頻拍・細動などの心室性不整脈はアルコール依存者の突然死との関連が指摘されています。アルコールのこのような催不整脈作用の機序は詳細不明です。

4 糖・脂質代謝異常

1 糖代謝異常[8)9)]

多量飲酒者が耐糖能異常や糖尿病を合併することはよく知られていますが、断酒によって耐糖能が著明に改善する例が多いこともよく知られています。

一方、急性のアルコール摂取は、インスリン分泌を亢進して血糖消失率を増大させ、低血糖を惹起することがあります。日頃低栄養状態にある多量飲酒者は、肝のグリコーゲン含量が減少していて、飲酒後の絶食6〜7時間で空腹時性低血糖を起こします。ブドウ糖の静注や持続点滴で治療されますが、経口摂取が十分となるまで血糖値を150〜200 mg/dlに維持する必要があります。アルコールを甘味料添加清涼飲料水で割って飲むと、清涼飲料水単独摂取に比べて60分後の血中インスリン値が約2倍上昇し、3〜4時間以内に血糖50 mg/dl以下の反応性低血糖となることがかなりの頻度で見られます。治療は空腹時低血糖と同じですが、予防が大切です。

2 脂質代謝異常

アルコール摂取による脂質代謝の変化としては、リポ蛋白の産生亢進、リポ蛋白異化の障害、血中脂肪酸の増加などが知られています。

ADHを介したアルコールの代謝によってNADH/NAD比が増加し、NAD依存性の酸化還元反応が影響を受け、脂質、糖質、蛋白質、プリン体などの代謝異常が生じます[10)]。すなわち、α-グリセロリン酸が増加して脂肪酸の動員と取り込みが亢進し、ミトコンドリアでの脂肪酸のβ-酸化も抑制されて、肝内の中性脂肪の蓄積（脂肪肝）と高トリグリセライド血症をきたします。また、ピルビン酸から乳酸への反応も亢進して高乳酸血症となります。乳酸の増加はコラーゲンの生成を促し、肝の線維化に関係します。高乳酸血症によるアシドーシスは腎での尿酸の排泄を低下させ、高尿酸血症の原因の一つとなります。また、アルコール代謝過程におけるATPの急速な消費・分解のため、プリン代謝が亢進し、尿酸産生量が増加して高尿酸血症をきたします。そして、アルコール飲料自体に含まれているプリン体も体内で代謝されて尿酸になるので、プリン体含量の多いビール類の飲酒では血清尿酸値の上昇をきたし、問題となります[11)]。これらが飲酒に伴う高尿酸血症と痛風発作の誘因と考えられています。

5 造血器障害

血液学的異常は多量飲酒者でしばしば見られ、①血漿あるいは血球膜の脂質組成の変化、②葉酸やビタミンB_{12}の欠乏、ビタミンB_6のリン酸化障害などによる細胞内代謝補酵素の変化、③ヘム合成障害による鉄の利用障害と消化管での鉄吸収亢進による骨髄細胞への鉄の過剰蓄積がもたらすフリーラジカルの発生などが障害機序として考えられています[1)]。

1 骨髄への影響[12)]

アルコールの一部は骨髄マクロファージのMEOS系で代謝されるので、アルコールとその

代謝産物は骨髄内にも影響をおよぼします。アルコール過量摂取では、赤芽球、顆粒球系幼若細胞、好中球、リンパ球、巨核球など、いずれの骨髄細胞にも細胞質の空胞化がみられ、とくに未熟赤芽球で高頻度に空胞化が出現します。巨赤芽球性変化、環状鉄芽球性変化、マクロファージの鉄顆粒増加なども見られます。

❷ 赤血球への影響[12]

赤血球の大型化（大赤血球症）は多量飲酒者の約90％に見られ、平均赤血球容積（MCV）の増加はアルコールマーカーとして利用されています。これは赤血球膜の脂質二重層の組成の変化によるもので、貧血を伴わないか軽度貧血のことが多いものです。高度になると、標的赤血球や有棘赤血球などの赤血球の変形による溶血性貧血を起こします。大赤血球症、有口赤血球症、球状赤血球症、Zieve症候群（アルコール過飲による脂肪肝に黄疸と高脂血症、溶血性貧血を伴う）も赤血球の変形による溶血性貧血です。

アルコール過量摂取による巨赤芽球性貧血はほとんどが葉酸欠乏によるものであり、葉酸投与によって骨髄の巨赤芽球は急速に消失して貧血も改善します。

アルコールによるヘム合成阻害は環状鉄芽球を増加させ、無効造血による鉄芽球性貧血を起こします。断酒によって可逆的に消失することによって診断されます。

多量飲酒者では、消化管出血が原因の鉄欠乏性貧血もしばしば見られますが、小球性貧血になることは少なく、血清フェリチン値も高値となることがあるので、診断の際には注意を要します。

❸ 白血球への影響[12]

多量飲酒者では、好中球の数の減少や遊走能の低下、マクロファージの貪食能の低下、リンパ球の数の減少やマイトジェンに対する反応性の低下などが見られ、肺炎などの重症感染症に罹患しやすい一因と考えられています。白血球減少は断酒によって速やかに回復し、断酒後2〜4週で白血球数はピークとなります。この反跳現象によって白血球数が1万以上の白血球増多となることもしばしば見られ、感染症と誤診されることがありますので注意が必要です[13]。

❹ 血小板への影響[12]

多量飲酒者では、血小板の産生低下と血小板寿命の短縮による血小板減少や血小板凝集能の低下が見られます。断酒によってただちに回復しはじめ、数週間で回復しますが、2週目頃に正常の2〜3倍まで過剰に増加し、同時にトロンボキサンB_2の増加、血小板凝集能の亢進、出血時間の短縮などを伴うので、心筋梗塞や血栓症の発生に注意が必要です。

6 神経・筋肉障害

❶ ニューロパチー[1]

多発神経炎の病型をとることが多く、日本酒で1日3合10年以上の継続飲酒者の1/3、アルコール依存症者の半数に見られます。発症機序は、①ビタミンB_1（チアミン）などのビタミンB群やニコチン酸の欠乏を中心とした栄養障害と、②アルコール自体の神経毒性が指摘されていて、脚気やペラグラの一現象として発症することもあります。両側下肢遠位部、

とくに足指・足底部の異常感覚や疼痛で初発することが特徴で、後に筋力低下も出現しますが、その頻度は少ないとされています。下肢遠位部の皮膚温の低下、発赤、浮腫、発汗異常を伴うこともしばしば見られます。断酒と適切な食事摂取に加えて、ビタミンB群とニコチン酸の補充によって数ヵ月で回復する症例が多いのですが、重症例では後遺症を残し、断酒が出来なければ改善は無いものです。

2 ミオパチー[1]

アルコール摂取が原因と考えられる筋障害には急性型と慢性型があって、横紋筋融解によるものと、低カリウム血症によるものとに大別されます。

a．急性型

多量飲酒者では長期間の食事摂取不足、下痢、嘔吐などのために低カリウム血症が原因のミオパチーを発症します。無痛性の左右対称性の四肢近位筋優位の筋力低下が数日で進行し、しばしば頸筋障害のため頭をもちあげることが出来なくなります。血清カリウムは 2 mEq/l 以下のことが多く、血清 CPK 値も高値ですが、ミオグロブリン尿は通常伴いません。断酒と適切なカリウム喪失状態の改善等の治療により、通常1～2週で軽快します。

多量飲酒者では短期間でさらに大量の飲酒をすることによって、筋細胞の代謝障害による横紋筋融解が起こります。急激な筋肉の腫脹、疼痛、進行性の筋力低下を生じます。障害部位は様々ですが、筋壊死により血清 CPK 値は著しく上昇し、ミオグロブリン尿が証明されます。断酒後1～2週で回復する軽症例から高度のミオグロビン尿による腎不全併発の重症例まであります。通常数週から数ヵ月で筋症状は改善します。

b．慢性型

四肢、とくに下肢の近位筋を中心とする筋萎縮、筋力低下、筋攣縮が緩徐に進行します。血清 CPK 上昇やミオグログロビン尿の見られないことが多く、断酒によって症状と臨床検査所見は比較的速やかに改善します。急性型、慢性型ともにアルコールまたはアセトアルデヒド自体の障害作用によると考えられています。

筋障害の症状がなく、臨床検査所見のみに異常が見られる潜在性ミオパチーの存在も指摘されていて、アルコール依存症者での血清 CPK 異常高値の出現頻度は60～100%と高いことが報告されています。

7 骨障害

多量飲酒者ではしばしば骨粗鬆症が見られ、骨折を繰り返します。カルシウムの吸収障害や蛋白質などの栄養不足が成因に関与しています。大腿骨骨頭壊死も約1%の症例に見られ、動脈閉塞や脂肪栓塞などが成因として推定されていますが、詳細は不明です。最近4年間の定点モニタリング調査では、特発性大腿骨骨頭壊死症例のうち、男性では54%、女性では5%がアルコールの愛飲歴を有していたと報告されています[14]。

8 生殖器障害

男性では睾丸の萎縮やインポテンツをきたし、妊婦では胎児の奇形、発育障害、知能障害などの胎児性アルコール症候群[15]や流産の発生が問題となります。

9 外傷など

飲酒に関連した事故や外傷がしばしば見られます[16]。交通事故は夜間に圧倒的に多く、運転者は血中アルコール濃度 100〜200 mg/dl の酩酊状態、歩行者は 200〜300 mg/dl の泥酔状態での受傷の頻度が高く、泥酔状態の歩行者の方が死亡事故となる比率が高いのです。飲酒者の転倒・転落による受傷は頭頸部に多く、重症になりやすく、血中アルコール濃度 200〜300 mg/dl（泥酔）での受傷が多く見られます。血中アルコール濃度 100〜200 mg/dl（酩酊）程度の飲酒で自己抑制がとれ、ふらつく程度の者では、暴力的になってけんかをし、受傷することもしばしばです。熱傷や火災による死亡事故も飲酒によるタバコの火の不始末と関連するものが多く、凍死や溺死・溺水もしばしば飲酒に関連して見られます。

文 献

1) 斉藤浩之, 高後 裕：アルコール性臓器障害の臨床. 医学のあゆみ 193：681-689, 2000.
2) Sarles H：Chronic calcifying pancreatitis−chronic alcoholic pancreatitis. Gastroenterology 66：604-616, 1974.
3) Steer ML, Meldolesi J：The cell biology of experimental pancreatitis. N Engl J Med 316：144-150, 1987.
4) 松野正紀：重症急性膵炎の治療指針. 難病・重症急性膵炎―診療の手引き, 松野正紀監修, pp.1-12, 医学図書出版, 東京, 1997.
5) 横山 顕, 大森 泰, 奥山啓二, ほか：アルコールの発癌性. 日本臨牀 55（特別号）：629-634, 1997.
6) 松崎恒一, 田中三千雄：アルコール性消化器疾患―そのなりたち. 医学のあゆみ 154：936-938, 1990.
7) 飯田啓治, 渡辺重行, 久賀圭祐, ほか：心疾患―心筋症, 冠動脈疾患, 不整脈など―. 日本臨牀 55（特別号）：141-147, 1997.
8) 丸山 博, 笠谷知宏：アルコールと糖代謝異常. 医学のあゆみ 154：842-846, 1990.
9) 鈴木晟時：アルコールによる糖代謝異常. 日本臨牀 55（特別号）：180-186, 1997.
10) 加藤眞三, 石井裕正：エタノール代謝とその代謝による影響. 医学のあゆみ 154：811-816, 1990.
11) 山中 寿, 鎌谷直之：尿酸代謝異常. 日本臨牀 55（特別号）：200-204, 1997.
12) 藤岡成徳：アルコール性造血器疾患の病態と成因. 医学のあゆみ 154：952-956, 1990.
13) 髙木 敏：造血機能障害. アルコール臨床ハンドブック, 斉藤 学, 高木敏編, pp.100-106, 金剛出版, 東京, 1982.
14) 田中 隆, 山本博司, 廣田良夫, ほか：特発性大腿骨頭壊死症定点モニタリング―4 年間の集計報告. 厚生労働省特定疾患対策研究事業骨・関節系調査研究班特発性大腿骨頭壊死症調査研究分科会平成 12 年度研究報告書, 分担研究報告書 A) 疫学調査, pp.1-4, 2001.
15) 田中晴美：アルコールによる先天異常. 日本臨牀 55（特別号）：614-618, 1997.
16) 渡辺信夫, 岩崎康孝：アルコールと外傷. 医学のあゆみ 154：962-965, 1990.

〈渡邉省三〉

Section 5　「家族」にもたらす影響、病気
①「家族」の苦悩

1 習慣的に大量飲酒する人と家族

❶ 仕事をしているのに頼りにならない？―あてに出来ない人

毎日大量に飲酒する人は、家族にとって頼りにならない人です。相談していても酔ったり、寝込んだりしてしまい、途中であきらめることになります。酔っている時としらふの時で言うことが違っていたり、言ったことを忘れていることがあります。相談されたことさえ覚えていないこともあるのです。一貫性がありません。約束も忘れるので家族の期待は裏切られ続けることになります。そのうち誰もあてにしなくなるのです。

> **事　例**
>
> A氏　57歳　男性
> 　退職するまで働いて給料はいつも奥さんに渡していました。自分では家族に迷惑はかけていないと思っていました。けれど子供たちはいつも酔っているAさんに相談することなく、学校や就職を決めていました。結婚の相手がいつの間にか決まっていたのに驚いてAさんが詰問すると、子供は相談したのに返事もしてくれなかったと言いました。Aさんはまったく覚えていませんでした。
> （事例のポイント）
> 　家族に軽視されていると感じてきたAさん。実はAさんが家族を無視していたのです。

❷ 自己中心性―世界はあなたを中心にまわっている？

酔っていると、人は心の距離が縮まったような気がするものです。実際は酔いの中で思考力・判断力が鈍くなり、都合のいいことばかり目についているだけです。酒席では盛り上がって親しくなった気がするけれど、あとで何を話したのか覚えていないこともあるでしょう。反対に自分に都合の悪いことばかり見つける人もいます。誰も理解してくれず、世界は自分の敵です。ひとりぼっちの悲劇の主人公です。

どちらのタイプの人も家族にとっては自己中心的な困った人です。家族の気持ちを生き生きと感じて共感することが出来ません。話をしても自分勝手な解釈が返ってくるだけなので、家族も自然と遠ざかるようになります。

❸ 怒りの爆弾！──ほんの数回のことでも家族は覚えています

　大量に飲酒すると、人は怒りを爆発させることがあります。普段おとなしい人が考えられないような怒り方をしたり、信じられない暴力をふるいます。アルコールの薬理作用によって脱抑制が生じるからです。病的酩酊という特殊な酔い方もあります（一口メモ）。怒りの爆発は家族をおびえさせます。けれど、本人はまったく覚えていなかったり、それほどひどいことはしていないと考えているので、家族の恐怖感が理解出来ず、疎外感をつのらせます。

　こういう場合は仲直りが難しいものです。家族は恐怖のためにはっきり言えません。「どうも何かしたようだ」と感じて聞いてみても記憶があいまいなので話がかみ合わないのです。家族は記憶がないことを"忘れた振り"と考え、無責任な人だと失望します。本人は些細なことをいつまでも根に持っていると思って怒りを感じるのです。

一口メモ

病的酩酊
　アルコールの血中濃度が低くても、記憶のまったくない状態で、まとまった行動を取り、傷害事件や放火、殺人、強盗などの犯罪を犯してしまう特殊な酔い方です。

複雑酩酊
　大量飲酒によって激しい興奮や暴力が認められる酔い方です。

両者を併せて**異常酩酊**と言います。

事 例

B氏　50歳　男性
　大企業の中間管理職です。仕事が忙しく晩酌以外にストレスを解消する方法がありません。ある日、酔った勢いで妻とケンカになり、床を踏みならし、大声をあげて調度品を投げつけ壊しました。翌朝、妻は頭に包帯を巻いています。Bさんは何をしたかあまり覚えていないので、どうしたの？と聞いても妻はじっと下を向いて答えません。子供はおびえた目で見ているばかりでした。

　（事例のポイント）
　酔って暴れた当人は「大したことではない」と思うものですが、家族は恐怖のあまり話すことも出来ないのです。

---

❹ 緊張と不安──息詰まる毎日・忘れられる子供たち

　怒りの爆発や暴力はほんの数回であっても家族の緊張をもたらします。同じことが起きないよう細心の注意を払うからです。飲酒する人の行動は予測がつきません。そこで、家族は

不安と恐怖にとらわれて、絶えず監視するようになるのです。
　家庭は安らぎの場では無くなり、心からの笑いや暖かいいたわりが失われます。家族のニーズや感情は省みられることがありません。怒りを引き起こさないことが何よりも優先されるからです。怒りの暴発を避けるためにその場を取り繕う家族もいます。何でも言うことを聞いてしまう家族もいるでしょう。家族の欲求不満や怒りは知らないうちにたまっていくのです。

> **事例**
>
> **C氏　37歳　男性**
> 　最近学校で子供が弱いものイジメをすると呼び出されました。妻が夫の飲酒を心配するので、子供が絶えず見張っているのです。外出から帰ってくるとお酒を飲んでいるかどうか確認します。飲んでいると妻が嫌がるのを知っているのです。そういえば、このごろ子供の笑顔を見ていないなと思いました。
>
> **（事例のポイント）**
> 　母の機嫌が悪くならないように、父の飲酒を見張るという過剰な責任を負っている子供です。

> **一口メモ　　注意!!　問題飲酒：断酒してみる価値がある**
>
> 　暴力は一切無かったという人もいます。ただ飲み過ぎて仕事に遅刻するだけです。けれど、繰り返せば職場で問題になるでしょう。あるいは、健康を損ねて家族を心配させることもあるでしょう。肝機能障害・胃潰瘍・糖尿病などです。飲酒運転を繰り返して免許を取り上げられた人もいます。
> 　暴力を含め飲酒に関連して問題が繰り返し生じている場合、"問題飲酒"といいます。断酒によって問題が改善する可能性があります。アルコール依存症でない段階で相談を受けた場合は、第XI部第1項を参考にしてください。

2 依存症の進行と家族

　問題があって、断酒しようとしても出来ないとすれば、依存症です。
　アルコール依存症は家族も巻き込まれる病気です。夫の依存症で苦労している妻たちは、父親役まで引き受けて疲れ果てています。「死んでくれたらと思ってしまうんです」と涙ぐむ人もいます。子供たちも母親はかわいそう、父親はどうなってもよいと考えたりします。今夜も暴れて母親を殴ったら、殺すしかないと包丁を隠し持って眠る子供もいるのです。

① 妻の否認―飲ませない努力は失敗する
　糖尿病や肝障害で飲酒を禁じられているのに飲酒する夫を見て妻は心配します。職場で欠

勤や遅刻を咎められていることもあります。このような場合、妻は飲まなければ良い人なのにと考えています。

そこで、飲まないように懇願して約束をとりつけます。隠してあるお酒を探し出して捨てたり、買ってきたお酒を取り上げたりと飲ませないように努力します。最初はうまく行きますが、依存症が進行すると約束を破って、こっそり飲むようになります。妻は今度は責めたり、叱ったりします。約束が破られ、裏切られたと思うのです。

それでも夫は離脱症状がつらいので何とかして飲もうとします。飲酒によって症状がピタリと治まることを経験で知っているからです。妻は隠れて飲む夫に腹を立て、家族を無視している、冷たい人だ、意志が弱いダメな人間だなどと考えるようになります。

❷ 妻の孤立とイネイブリング

飲酒による失敗が度重なると妻は問題を隠すために夫に協力するようになります。世間の目から恥ずかしい問題を隠そうとするのです。たとえば、会社に電話をして風邪をひいたと嘘をついたり、酔って暴れた狼藉の後をきれいに片づけたりします。

親戚や実家は妻の態度を批判します。よく知らない人は面倒を見ないからだといいます。実情を知ると面倒を見すぎるといいます。どちらも妻が悪いというのです。

夫は妻の世話焼きに感謝するどころか、勝手にしたことだとか余計なことをしてなどと文句を言い、「おまえのせいで恥をかいた」などと責任転嫁することもあります。だから飲むのだと飲み続ける理由にします。隠そうとしてかばいだてすると、結果的には飲み続けるのに都合が良いのです。これをイネイブリングと言います。子供は情緒不安定になります。

事例

R氏　40歳　男性

夫が父親の会社の跡継ぎです。義父は厳しい人で、気に入らないと人前でも夫を怒鳴りつけます。夫は長男で気が小さく、最近では朝から飲んでいくようになりました。遅刻や仕事の失敗が増えているようです。妻は飲んでいることを知られないために、言い訳をしたり、後始末をしたりしています。義父からは毎日のように叱られます。実家の母は夫を甘やかしすぎると言います。もうどうしてよいかわかりません。子供も夜尿が止まりません。

（事例のポイント）

飲んでいる人の世話を焼きすぎると、飲み続けるのに都合の良い環境が出来てしまいます。隠そうとすればするほど、飲酒もわがままも止まりません。

---

❸ 妻の動揺─不満・恨み・敵意の渦巻く家族

このような家庭では、[飲むか飲まないか]ということが問題になります。妻は飲酒する夫が問題であり、自分は正しいと考えます。どちらが正しいかということに焦点が移り、互いに争うようになります。妻は自分の言うことを聞かない夫に不満を持ちます。すると夫は当てつけのように目の前で飲んだり、妻を罵倒したりします。理解してくれない妻に不満なの

です。酔った勢いで暴力を振るうこともあります。それも妻のせいにするのです。

夫婦は互いに敵意を持ち、被害者意識に凝り固まって、相手の問題を探しては攻撃します。努力が報われないので相手のせいだと考え、恨みを抱いているのです。

子供を巻き込み、「どちらが正しいか」、「離婚したらどちらと住むか」などと、子供が苦しむ答えを要求します。子供は父母の間でひき裂かれ問題行動を起こすようになるのです。

妻は自分の何が不足なのか理解出来ません。家庭がうまくいかないので罪悪感と自己嫌悪で一杯になり、混乱しています。

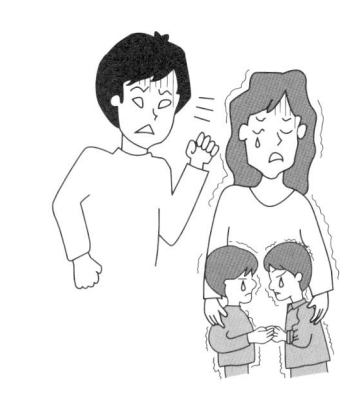

4 絶望的な袋小路―ドメスティックバイオレンス（DV）

このころには夫も断酒できない自分に気が付いています。やめようとしてもやめられないのです。酒量を減らそうとしても減りません。努力はするのですが3日と続かないのです。そこで袋小路に入ってしまったような閉塞感と絶望感に悩んでいます。出口のない袋小路に追い込まれたのは理解してくれない妻のせいだと考えたりします。

反対に記憶障害と判断力の低下から、妻の仕打ちこそが問題であり、自分の飲酒は大したことではないと思っていることもあります。自分の暴力によって妻が救急車で運ばれるような怪我をしても、「俺の言うことを聞かないからだ」などと正当化します。

ドメスティックバイオレンス（DV）です。

ここまで来るとお酒のためならどんなことでもするようになります。約束は守りません。平気で嘘をつきます。家族のお金もお酒に使います。止めようとすれば、激しい暴言や暴力の応酬を覚悟しなくてはなりません。疲れ果てた家族はただ争いを避けるために言いなりになっているのです。

暴力や暴言で日常的に傷つけられているうちに妻はうつ状態になります。自信が無く、情

> **事　例**
>
> **S氏　35歳　男性**
> 夫は普段はやさしい人ですが、酔うと別人のように暴力を振るいます。結婚してしばらくは外で飲んで、よくケンカをしていました。子供の夜泣きがひどくなってから家庭でも暴力を振るうようになりました。子供を泣かせるなといって殴るのです。私は何回も怪我で入院しました。給料も飲んでしまうので私が働いていました。
>
> **（事例のポイント）**
> 暴力を受け続ける被虐待妻。目先のトラブルを解決するのに精一杯で、逃げ出す気力も残っていません。

緒的に混乱しています。恐怖心のせいで残酷な仕打ちをする夫から逃げ出すこともできません。判断力を失っているのです。表情はまるで蝋人形のように青ざめてこわばっています。

❺ 離婚を考える妻・もう一度やり直そうと考える妻

依存症が進み、仕事が出来なくなれば、妻は夫が不要であると感じるようになります。当てにならない夫の代わりに妻が働き、子供たちもよく手伝います。親戚付きあいも近所付きあいもすべて妻がとりしきっています。

ここで離婚を決断する人もいます。断酒しない夫に心底失望しているのです。人生を台無しにされたと、恨みを感じている人もいます。専門医療機関に相談して自助グループに参加する人もいます。夫を治療につなげる妻もいます。やるだけやって、それでダメなら離婚しようと決心している人もいるのです。

事 例

P氏 62歳 男性
　夫は寝ているか飲んでいるかです。生活は私の収入でやりくりしています。子供も働いています。夫がいなくても困ることはありません。いない方が気が楽です。夫はお酒が切れると不機嫌になって喚いたり、暴れたりするので少しはお金を渡します。以前は酔うとしつこく文句を言われたのでお酒を見るのも嫌でしたが、最近は飲ませた方がおとなしいので飲ませておくことにしたのです。どうせ夫婦らしい会話があるわけではないし、静かにしていてくれれば満足です。でもこのごろは誰もいないのに大声で怒鳴っているので、幻聴があるようです。虫がたくさん出たと言っていますし、依存症に間違いないと思います。でもどうしたらいいかわかりません。

（事例のポイント）
　夫は飲んで寝ているだけのお荷物です。いつのまにかアルコール性痴呆になっているかも知れません。

（後藤　恵）

Section 6 「家族」にもたらす影響、病気 ②「子供」の苦悩

　アルコール依存症者の家庭で育ち、心のどこかに傷を抱えて生きている人のことを、AC（Adult Children of Alcoholics；アダルトチルドレン）と言います。1960 年代のアメリカでCOA（Children of Alcoholics）が注目されていました。親世代にアルコール依存症があって、非行や情緒障害が多い子供たちでした。彼らは成人してもいろいろな困難や病気に悩まされているとわかって、1980 年代に AC と呼ばれるようになりました。

　AC はアルコール依存症者に対して不安と恐れを抱き、信頼することを学べませんでした。愛と憎しみを同時に感じて育ち、愛について混乱しています。自分の価値を認められず、誰かに認めてもらおうと必死になります。けれども拒絶されることを怖れるあまり、人に近付くことが出来ません。どこへ行っても居場所がないと感じてしまいます。

　感情は不安定で、うつ状態に陥りやすく、ときどき爆発します。人に向けられないと自分を傷つけます。自分が嫌いで、いつも見捨てられる不安に怯えています。親にさえ愛されなかった自分をだれかが大切にしてくれるとは思えないのです。

　依存症でなくとも、大量に飲酒する人の家庭はよく似た環境になります。いつも酔っていることが様々な問題を引き起こすからです[1]。

1 嘘と裏切り―忘れることが上手になります

　毎晩大量飲酒する人がいる家庭は嘘と裏切りが日常です。約束は守られることがありません。酔っているときと素面のときでは言うことが違います。子供の目にはどちらが嘘だかわかりません。どちらが本当かもわかりません。一貫性が無く予想がつかないのです。

　待っていても良い結果は手に入りません。子供のことなどかまっていられないのです。

　期待して待っているのはつらすぎるので、忘れることが上手になります。自分でも約束を破るようになります。守る人がいるとは信じられないのです。

　裏切られた悲しみをどうすればよいかわかりません。「大丈夫よ」と自分に嘘をつきます。自分に嘘をつくのが上手になります。感情を味わうことは苦手です。待つことも嫌いです。

2 予測可能性の欠如―成功することが出来ません

　何を信じたらよいのかわかりません。普通の家庭では親の態度は一貫性があります。子供は「決まっていること」が大好きです。結末のわかっている童話を何回も聞きたがります。予測が可能だと安心なのです。けれどこの家では予測は不可能です。

　計画を立てても無駄になるので、計画性が身に付きません。コツコツと取り組むことが苦手です。今すぐに結果が欲しいのです。待っても良いことが無かったからです。

　結果が出ないとあきらめます。あきらめるのは上手です。成功することが出来ません。自信がないまま育ちます。自分を信じることが出来ません。人を信じることも出来ません。

3 暴力と恐怖―緊張度の高い子供が育ちます

　この家は時に恐怖が支配します。飲酒者は気分の波が激しく、突然怒りを爆発させるので

す。酔った勢いの暴力は残酷です。あまりの恐怖に身動きひとつ出来ません。暴力は子供を恐怖に陥れます。子供は不安でたまりません。絶えず周囲を監視します。ちょっとした変化も見のがすまいとする、注意深く、緊張度の高い子供が育つのです。

❹ 憎しみと怒り─破壊せずにいられません

　父母のケンカはさらに激しいものになります。酔いに任せて傷つけあうのです。いさかいは絶えず、家庭は安らぎの場ではなくなります。

　子供は生まれたことが不安です。間違いだったと思うのです。父に似たところは母に見せないように気を付けます。父のように嫌われるのが怖いのです。母のように振る舞って、父を怒らせないよう注意します。母の代わりに父をなぐさめます。たまった怒りが爆発します。爆発する自分が不安です。自分のことが嫌いです。「壊れてしまえ」と思います。傷付けるのをやめられません。何度も自殺を図ります。

❺ 虐待の連鎖─暴力で「解決」することを学びます

　普段から怒りと暴力にさらされて育ちます。恐怖を感じると暴れる子供がいます。暴力が状況を有利に納めると学習しているのです。そのまま成長すれば、自分の妻が思い通りにならないと駄々っ子のように殴ってしまう大人になるかもしれません。

　愛と暴力を混同する子供もいます。親の愛情を感じるのは、暴力を振るわれるときだけだからです。無視されるより殴られることを選びます。結婚してから夫の愛情に不安を感じると、無意識のうちに殴られることで「まだ愛されている」と確認しようとします。例えば殴られるまで夫を罵倒します。自分から殴りかかることもあります。殴られることで破綻しかけた関係をつなぎとめようとするのです。

> **一口メモ　重要!!　子供の虐待**
>
> 　大量に飲酒する習慣がある家ではしばしば子供の虐待があります。父母ともに酔って寝込めば養育放棄（ネグレクト）です。母親が殴られるのを見せつけられるのも、残酷な言葉で傷つけられるのも心理的虐待です。暴力を振るわれれば身体的虐待です。酔った父や兄は、妻が拒否すると子供を性的に虐待することがあります。

❻ 責任感と罪悪感─認められるために無理をします

　子供はなにかあると「自分のせいではないか」と考えます。「お前のせいだ」と言われます。八つ当たりでも自分が悪いと考えます。そこで、自分が良い子であれば家庭が平和でうまくいくと考えます。家庭に対して過剰な責任感をもつようになるのです。

　けれど、どんなに良い子でいても、たとえ学校で一番になっても幸せは訪れません。そこで子供は罪悪感を持ちます。責任を果たせない自分は価値がないと思うのです。自己評価は低く自信がありません。頑張りかたが足りないと考えて、もっと頑張る子供もいます。認めてもらえば自分の価値が信じられるので、認めてもらおうと必死になります。頑張りすぎて

クタクタです。

❼ ケア・テイカー──必要とされる必要にとらわれています

このような家では、子供はいつも我慢して、大人の役割を大人に替わって担うことになります。母の代わりに弟妹の世話をし、父の代わりに働きます。母の相談相手もつとめます。

こういう子供の得意技は人の面倒を見ることです。かわいそうな人の世話をするのが大好きです。人の面倒を見ていれば自分と向き合う暇がありません。自分の問題から逃げるには絶好の方法です。相手に感謝されることもあります。自分は優しい人間だと確認できて安心です。いつも忙しくて、自分の問題は後回しです。何時になったら自分の番になるのでしょう？誰が幸せを運んでくるのでしょう？

❽ 愛とやさしさ──境界線がひけません

この家で子供は親の機嫌をとるのが上手です。機嫌が良ければやさしくしてもらえます。親の期待を読みとって先へ先へと手を打ちます。期待に背けばたちまち機嫌が悪くなり、やさしさは消えてしまいます。

けれど、親が十分やさしくしてくれることはありません。自分たちの問題で忙しく愛を示す時間がないのです。彼らも愛に飢えていて、子供に与える余裕はないこともあります。子供に面倒を見てもらうことが当然です。感謝もしません。そのため、子供は愛に飢えたまま育ちます。それでもやさしくするのは得意です。

やさしい人に出会うと、不足を一挙に取り返そうと、相手との距離を縮めます。親子のような愛を夢に見るのです。それが愛だと考えているのです。

自我の境界線を越えて近付くので誤解されます。異性であれば恋愛関係に陥ります。同性では近すぎる距離に不安を感じて遠ざかる人もいます。すると、「嫌われた」、「冷たい人だ」と裏切られた気持ちになり、傷付きます。実際ひどく傷付きやすいのです。

❾ 愛と怖れ──親密な関係が怖いのです

自分にふさわしい相手に出会うとかえって緊張し、疲れてしまいます。自分の気持ちより相手の気持ちばかり考えます。どうしたら相手の機嫌が悪くならずに済むか、何を言えば相手が喜ぶかで、頭が一杯です。自分が何を言ったか覚えていません。愛されているのが不安です。愛されなくなるのが怖いのです。見捨てられるに決まっていると考えます。自分から逃げ出します。捨てられる前に捨てようと思うのです。自分から壊します。壊れてしまうとがっかりしますが、「やっぱりね」と安心です。愛されないことに慣れすぎて、愛そのものが怖いのです。本当は親密な関係が欲しいのに手に入ると捨てるのです。

ACと飲酒

ACの場合は、飲酒によって安心や慰めを得られると感じたり、最初から一気に流し込むように飲んだりするので、それと知らずに危険な飲み方をすることがあります。問題飲酒や依存症へ発展しやすい飲み方です。

アルコール依存症者の50％くらいは親世代に飲酒問題や依存症があったといいます。親の飲酒で悩んでいる高校生は10％以上にのぼります。親の飲酒でつらい思いをしたはずなのに今度は自分がおぼれるのです。それには遺伝的な脆弱性と飲酒になじんだ養育環境の両方に原因があるでしょう。少なくとも環境は変えられます。飲酒以外にストレスを発散し、気分

を変える方法を出来るだけ多く探しましょう[2]。

AC と病気

　AC は虐待を受けることが多く、うつ病・PTSD（心的外傷後ストレス障害）・人格障害・摂食障害などに罹患しやすい集団です。アルコールをはじめとする、薬物依存症などの依存症にもかかりやすいことが知られています。

　つまり、AC の子供世代は、病気の親世代に養育を放棄されたり、依存症の親世代の混乱に巻き込まれたりするのです。言い換えれば、子供たちは虐待の危険にさらされて育ちます。これを「虐待の連鎖」と言います。この連鎖を断ち切るには大変な努力と援助が必要です[3]。

文　献
1) British Pediatric Association：Alcohol and the young. pp.16-21, The Laventham Press, London, 1995.
2) 鈴木健二：子供の飲酒と親の飲酒の関係・子供の飲酒があぶない．pp.39-42, 東峰書房, 東京, 1994.
3) Woititz JG：繰り返しを断つ．アダルトチルドレン―アルコール問題家族で育った子供達―. 斉藤　学, 白根伊登恵訳, pp.108-186, 金剛出版, 東京, 1997.

〈後藤　恵〉

Section 7 「女性」にもたらす影響、病気 「女性」の苦悩

　2002年6月の内閣府男女共同参画局による世論調査によれば、「夫は外で働き、妻は家を守る」という考えに反対の意見を持つ人は47％にのぼり、10年前の34％から13ポイントの増加が認められました。また「女性は子供が出来ても働き続ける方が良い」と考えている人は38％で、15ポイント増でした。一方、社会全体では男性が優遇されていると感じている人が75％いました。女性の社会参加が奨励されてはいるけれど、社会の中で女性が不利益を受けていると考えている人が多いことがわかります。

　現代の若い女性はかつてない困難な状況を背負わされています。20年前は働くか結婚するかどちらかでしたが、今日では働いて、結婚して、子供を育てることを期待されています。

　女性の社会参加が一般的になると、むしろ男女間の格差は広がるように見えます。女性が少数しか働いていない時代にははっきりしなかったものが、大勢の女性が進出することで明らかになってくるのです。例えば、日本労働研究機構と全国女性税理士連盟が行った実態調査によれば、仕事上で男女差を感じるという意見が41％で、20年前より13ポイント増えています。なお同調査では、既婚者の68％が子供を持ち、育児と仕事の両立を果たしている人が多い集団であることがわかっています。

女性の飲酒が増えている！

　社会に進出した女性には飲酒の機会も増えています。テレビコマーシャルでもアルコール飲料の宣伝に女優の起用が目立ちます。そこでは飲酒が女性にとって日常的で、自然なものとして描かれているのです。いまや女性の飲酒は「非難の的」ではありません。

　また社会の中で不本意な男女間格差に悩む女性にとっては、男性のように飲むことは当然の権利と考えられるかもしれません。あるいは男性の仲間入りを果たすための手段のように感じられるかもしれません。

　職場の状況も家庭や育児の実情も、親世代の経験からは理解し難いものになりつつあります。職業選択の自由を夢見た母親世代からは、娘たちには無限の可能性が広がっているように見えます。しかし、現実の職場環境は、母親の想像を超えた過酷な競争社会にほかなりません。職業的に成功しようとすれば、娘には際限のない努力と競争が要求されるのです。

　配偶者の選択が自由になればなっただけ、自己責任が問われます。異なる価値観の男女が協力して家庭を経営するには、お互いの地道な努力が必要です。育児にも情報がありすぎて取捨選択にとまどうほどです。しかも仕事を続けるためには、安心して子供を預けられる保育園などが不足しています。

　彼女たちの立場はむしろ脆弱で不安定です。傍らにアルコールがあれば、彼女たちの何割かが精神的に依存するようになっても不思議ではありません。

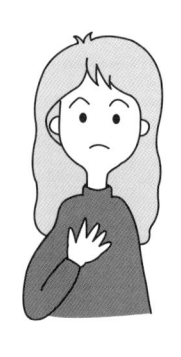

女性ホルモンはアルコールの分解を妨げる！

　ところが女性ホルモンはアルコールの分解を妨げます。しかも女性は体脂肪率が高く、少量でもアルコールの血中濃度が上昇します。各種の臓器は影響を受けやすく、肝炎から肝硬変への進展も男性より早いことが知られています。アルコール依存症も男性のほぼ半分の期間（5〜10年）で発症します。若年ではわずか数ヵ月で発症することさえあるのです。一方、高齢の女性はエストロジェンの減少により骨粗鬆症をきたしやすいのですが、大量に飲酒すれば造骨細胞の抑制作用も相まって、骨折を繰り返すことがあります。

若年の女性と飲酒─胎児性アルコール症候群（FAS）

　若年者はアルコールの影響を受けやすく、飲酒によって精神的社会的な発達が阻害されます。成長の可能性が失われるのです。

　妊娠初期の大量飲酒は胎児に影響を与え、出生前から心身に障害をきたします。胎児期から始まる発育障害（低身長・低体重）、中枢神経系の機能障害、特有の顔貌を三主徴とする「胎児性アルコール症候群（Fetal Alcohol Syndorome；FAS）」と診断される新生児もいます。

　FASは1970年代にアメリカ合衆国で注目されるようになり、日本でも昭和53年に報告されています。1995年現在ではアメリカの新生児1万人に3〜5人がFASであり、イギリスでは年間200人のFAS児が誕生しているということです[1]。

更年期の女性と飲酒

　不愉快な自律神経症状や不眠などを緩和するために、更年期の女性がアルコールをたしなむようになることがあります。この年齢の女性は、親世代の介護や子供の受験・結婚・就職などで多忙です。夫の単身赴任・出向・退職も生活を複雑にします。何人もの役割を独りで背負って家庭を切り盛りしている女性にとって、アルコールは手軽な睡眠薬がわりでもあるようです。

　女性ホルモンはアルコールの分解を妨げますので、更年期以降の女性はアルコールに強くなります。飲み続けているうちに耐性が増加し、大量飲酒から依存症になることがあります。エストロジェン分泌低下は骨粗鬆症の原因として知られていますが、大量飲酒はこの傾向に拍車をかけます。

1 女性のアルコール依存症：5つのパターン

　女性のアルコール依存症は治療が困難であると言われています。治療にあたっては、感情表現・対人関係能力・自己評価の3点に注意して治療を組み立てると効果的です。

❶ 10歳代後半から20歳代：早期に発症するアルコール依存症

　アルコール以外の薬物依存や摂食障害を高率に合併します。鈴木らによれば、20代の女性アルコール依存症者の70％が摂食障害を合併しています。うつ病やPTSD（心的外傷後スト

レス障害）の合併も多く、境界性人格障害（一口メモ：注1）の診断に当てはまる場合もあります。しばしば自傷行為や自殺企図を繰り返します。

崩壊家庭（一口メモ：注2）の出自であることが多く、早期から社会での不適応を起こしている例が少なくありません。自己評価は低く、感情のコントロールは不良で、対人関係は拙劣です。ただし、表面的にはむしろ適応が良いこともあり、注意が必要です。友人が少なく社会的に孤立しているか、流動的な関係に終始しています。婚姻関係は不安定でしばしば破綻しますが、夫の協力によって治療的な手がかりが得られることもあります。

直接の自助グループ導入は困難であることが多く、初期には個人的な係わりを求められます。対象関係（一口メモ：注3）が不安定で集団のなかに居られないからです。信頼する能力が欠如しているため、治療に導入するまでに時間がかかります。Cloningerのタイプ2に近いといえるでしょう。

一口メモ

（注1）境界性人格障害
　見捨てられ不安を基盤に持ち、情緒不安定で時に怒りを爆発させる。衝動的・自己破壊的で自傷行為や自殺企図を繰り返す。過剰な理想化と過小評価との間を揺れ動く対人関係様式を持ち、慢性的な空虚感に悩む。自己像や価値観に一貫性がなく、長期間の目標を持つことが難しいなどの特徴を持つ人格障害

（注2）崩壊家庭
　父母の両方か一方が病気や死亡または離婚などでいない家庭。依存症などの病気で養育義務を果たせなかったり、虐待などの外傷をあたえる場合もある。

（注3）対象関係
　早期の母子関係。安定した母子関係がその後の精神的発達の基礎となる。

---

❷ 20歳代から30歳代：若い母親たちのアルコール依存症

社会的に孤立し、育児困難を抱えています。大量飲酒により育児が困難になることも見受けられ、悪循環を形成しています。比較的内向的で、相談する人の少ない一群です。結婚前に社会経験があった場合は、取り残されたという思いから焦燥感に悩む人もいます。生活が家庭内に限定されているために、家族の理解と協力が決定的な要素になります。協力があれば比較的安定した断酒に導入しやすいのですが、理解が得られないと婚姻関係の破綻に至るまで飲酒が止まらないこともあります。

児童虐待（養育放棄が多い）のいくらかはこのような家庭に起因すると考えられます。自己破壊的な飲酒行動や自殺企図を目撃する幼児・児童もおり、心理的虐待は後遺症となって現れることがあります。

現在の自己評価は低く、情緒不安定で、ときに自殺企図に及びます。感情表現は抑制的で

拙劣です。対人関係では、理想と現実の違いから欲求不満になりやすい傾向があります。

❸ 30歳代から50歳代：職業的地位を築いて来た女性のアルコール依存症

起業家として成功をおさめた人もいます。職業的に成功してきた場合、自己評価は本来は十分に高い人たちです。離職・倒産や別離などの心因に反応して飲酒量が増えた例が多く、男性であれば50歳代から60歳代に発症したであろうプロフィールの持ち主です。対人関係上の問題はなく、病棟や自助グループでも良く適応します。感情表現は比較的限定されており、判断力・決断力に優れています。

❹ 30歳代後半から50歳代：専業主婦たちのアルコール依存症

従来は経済的に余裕のある家庭に多かったタイプです。子供の反抗期・進学・就職、夫の昇進・降格や単身赴任など、家庭内の人間関係にまつわるストレスが引き金になって酒量が増加している例が多く認められます。家族の協力は得られない場合が多く、自助グループや治療機関による援助が欠かせません。自己評価・感情表現・対人関係いずれも、一定の傾向はありません。

❺ 50歳代から60歳代：高齢のアルコール依存症

夫との死別や子供の結婚などの喪失体験がきっかけになって発症する一群です。孫の死亡を契機とした例もあります。空の巣（empty nest）症候群といわれる母親たちも含まれます。家事を生き甲斐として、家族の世話に明け暮れした女性が子供の独立後に陥るものです。

自己評価や対人関係に一定の傾向はありません。感情表現は抑制的な傾向があります。

家族がいないか、または家族関係のなかで孤立していると断酒は困難です。家族の援助が得られない場合は病院のデイケアなどを利用します。居場所ができると良いようです。

高齢でも、仕事があって生き甲斐のある人生を送れる人は、断酒もさほど困難ではありません。また、離れていても心にかけている家族がいて、役割を見い出せる人は断酒を継続し、生活を立て直すことが比較的容易です。

2 母親たちの飲酒―児童虐待とアルコール依存症

現代の母親たちは時にまったく援助の手の無いところで孤立しています。実家と距離のある結婚生活や、夫の協力の得にくい関係があります。まして、昨今の職場環境では過労死しかねない夫の協力を求めることはできません。

家庭と育児に行き詰まった母親が孤独のうちに飲酒に慰めを求めると、アルコール依存症に進展するのに時間はかかりません。依存症になれば酔って、育児も家事も放棄する例は少なくないのです。ネグレクト（養育放棄）です。酔って寝ている間に子供を閉め出したり、食事を与えなかったり、学校に行かせなかったり、果ては幼稚園児にお酒を買いに行かせたりすることもあります。

2000年度の厚生労働省調査による推計では、35,000件の児童虐待があり、56%が就学前の乳幼児に対するもので、うち0歳児に対する虐待は8%でした。

3 女性のアルコール依存症に合併しやすい病気[2]

うつ病 抑うつ気分　不眠　食思不振　意欲・集中力の低下等の症状があります。

PTSD（心的外傷後ストレス障害） 生命に関わる事件や災害の経験・目撃がトラウマ（心的外傷）となって生じます。家庭内の暴力や虐待もトラウマとなります。過覚醒、睡眠障害、フラッシュバック等の症状があります。

薬物依存症 アルコール依存症の女性は、他の薬物にも依存しやすくなります。緩和精神安定剤、鎮痛剤、鎮咳薬などの依存が認められます。

買い物依存症、恋愛依存症など 行為に対する依存も認められます。

ギャンブル依存症 パチンコや競馬などのギャンブルに依存する場合もあります。

人格障害 アルコール依存症に合併する人格障害は、境界性人格障害、自己愛人格障害、回避性人格障害などです。特に、若年から大量飲酒を常とすれば、自己を探求し、鍛錬する機会を失って、未成熟な人格のまま成人していることがあります。

摂食障害 摂食障害とは食物との関係が混乱している病気です。拒食症（神経性無食欲症）と過食症（神経性大食症）に大別されます。摂食障害の人にとって食物は愛です。愛の象徴としての食物との関係が混乱していることは、人間、特に母親との関係が不安定であることの反映です。食物によって一瞬にして気分を変えることになれてしまうと、アルコールは手軽な代用品になります。少量でも良い気分にしてくれますし、食べ物を食べずに済みます。

摂食障害を合併したアルコール依存症は治療困難であると言われています。

文　献
1) British Pediatric Association：Alcohol and the young. pp.13-16, The Laventham Press, London, 1995.
2) Goodwin DW：Women and Alcohol. Alcoholism The Facts, Oxford Medical Publications. pp.64-73, Oxford University Press, London, 1994.

（後藤　恵）

Section 8 「若年者」にもたらす影響、病気 「若年者」の苦悩

　現代の青少年は高度情報化社会のなかで今までに無い困難に直面しています。

　2002年度の学校基本調査によると、大学卒業生の2割、高校卒業生の1割が学校へ行かず、職業にも就いていません。日本労働研究機構の調査では雇用環境の影響が原因の「やむを得ず型」が増加しています。就業したくても仕事が無いのです。

　2003年5月総務省が発表した労働力調査によれば、完全失業率は5.4％で横ばいですが、15～24歳の男性は12.6％、女性は11.3％と若年層の高さが目立ちます。

　就職するには学校で高度な技術を修得したり、専門的な資格を取るように勧められます。卒業時には高度な情報処理能力と複雑な人間関係に習熟していることが求められています。一方、地域社会の人間関係は希薄化し、青少年の対人関係技能を修得する機会は減少しています。さらに、必要な情報処理能力は年々高度化しています。

　2001年度の経済財政白書によると、現在の税制と社会福祉制度のもとでは、60歳以上の年金は5,700万円受け取り超過であるのに比べ、40歳台以下では払い込み超過になると予想されています。

　青少年にとって、未来は不透明で困難が予想される時代です。

1 若年者の飲酒とその問題

❶ 思春期、青年期の飲酒

　不安や対人緊張は飲酒によって一時的に緩和されます。思春期・青年期の不安や緊張が飲酒によって楽になったという経験は、時に青少年を精神的依存に陥れます。困難や苦痛を飲酒によって緩和することが習慣になると、それ以外の対処方法はなかなか身に付きません。アルコールなどの薬物は簡単に苦痛を忘れさせてくれます。現実逃避が出来るのです。

　毎日飲めばだんだん酒に強くなり、酒量は必然的に増加します。特に初飲から一気にあおるような飲み方をしたり、気絶するように眠ることを習慣にすると、依存症への進行は速く、治療は困難になります。

　アルコール病棟入院患者の予後調査では、若年より飲酒習慣のあった症例は予後が悪く、なかでも、早くから大量飲酒の習慣を身に付けた患者の予後は著しく悪いと報告されています。

❷ 若年者の飲酒の実態

　アメリカ合衆国からの報告（1997）によれば、10年生の80％が飲酒経験を持ち、3分の1が1ヵ月以内に過量飲酒の経験をしています。シアトルでは、16歳の生徒の8.6％が1ヵ月前以内に大量飲酒しており、32.6％が深酒を経験しています。さらに32.7％がアルコール

関連問題を経験したと報告しています。

　ドイツからの報告では、14歳から24歳の青少年の60％が月に1回以上飲酒しています。14歳から17歳の間にアルコール関連問題を指摘され、依存症と診断されたのは、14歳の1.5％、17歳の9％にのぼります。

　日本では、鈴木らの全国調査（1996）によれば、中学生の20.4％、高校生の38.9％が習慣的な飲酒経験を持っています。また、中学生の2.9％（男子3.9％、女子1.9％）、高校生の13.7％（男子19.5％、女子8.0％）が問題飲酒群（一口メモ）であったということです[1]。

　男子高校生の5人に1人が問題飲酒群であり、将来の精神的・社会的発達が阻害される可能性の高いグループに属することは憂慮すべきことではないでしょうか。

　さらに、高校生の4割がブラックアウトを経験しており、問題飲酒群は喫煙や違法性薬物乱用が多いと報告されています。中学生の問題飲酒群は高校生の同群よりケンカや警察問題の経験が多く、中学生・高校生ともに、問題飲酒群は強いお酒を好み、自由にお酒を買っていて、飲酒後の嘔吐やブラックアウトも多く経験しています。

　注目すべきことに、彼らは親から飲酒を勧められています。そして、彼らの親も相当量飲酒していました。つまり、大量に飲む家庭の中学・高校生は両親から勧められて飲酒しており、飲酒の習慣を早くから身に付けるのです[1]。

一口メモ　学生の問題飲酒群

鈴木らにより開発されたQFスケールで4～6点のもの。週にビール2本（8単位）以上、月に8本以上飲む中高生。毎日2本以上飲む学生も含まれる。依存症に近い例もある。

---

③ 若年者の飲酒―事故・怪我・犯罪に結び付く飲酒

　青少年の脳は発達の途上にあって、薬物の影響を受けやすく、少量のアルコールにも反応します。若年者は成人より低い血中濃度で昏睡に陥ります。したがって、飲酒量が少なくても判断のミスは起こしやすいということになります。

　飲酒時には傷害事件・事故・怪我の確率が増大します。登山・スキー・サイクリングなどの野外活動や運転中の事故も起こしやすいのです。飲酒による死亡事故の約半数が若年者によるという統計もあります。一気飲みによる事故や死亡は後を絶ちません。

　飲酒中には暴力沙汰やケンカが多くなります。判断力が低下しますので犯罪に巻き込まれやすくなります。犯罪の加害者・被害者になる危険性は4倍になると言われています[2]。

④ 若年者の脳に対するアルコールの影響

　若年者においてもアルコールによって記憶中枢（海馬）が萎縮し、記憶力（短期記憶）が低下します。注意集中困難・計算障害・運動知覚障害など、前頭葉機能も障害されます。認知機能障害は正常な精神的発達を著しく阻害します。

　知能も低下します。実際、IQは低下するのです。言語性IQに比較し、動作性IQの低下が著明であるという報告[3]といずれも低下するという報告があります。

話しておいたはずのことを忘れている、漢字が書けない、地図が読めないなどの症状はよく認められます。立体的な絵を描くことが出来なくなる人もいます[4]。

❺ 若年者の精神的発達におよぼすアルコールの影響と病気

長期間飲酒が続けば、気分の激しい浮き沈みや長い落ち込みなどの気分障害も出現します。気力がでないからとさらに酒量を増やすこともあるでしょう。

若年からの飲酒は大量飲酒へ発展しやすく、依存症になった場合の治療予後は不良です。また他の薬物も乱用しやすく多剤依存症になる人もいます。

飲酒中の経験は記憶障害のために蓄積されにくく、精神的、社会的な発達の役に立ちません。飲酒の時間が長ければ、その分だけ同年代の青年に比較して発達が遅れます。

何よりも飲酒によって瞬間に気分を変えることに慣れてしまうと、コツコツとじっくり何かに取り組むという勤勉性が身に付きません。待つことが苦手で、せっかちです。待たされただけで怒りがこみ上げる短気な人間になります。短時間に成果をあげようとするために何かを始めても不成功に終わります。ついには何かを計画するだけで、実行することを恐れるようになるのです。

❻ 引きこもりと飲酒

社会的・職業的な地位の確立を追求する同世代と比べて、失敗をくり返します。もともとの能力さえ発揮出来ないために、自分の地位を得られません。「こんなはずではない」とモラトリアムに陥っている間に能力を高める機会もなくなります。そして、ますます社会復帰の機会が遠ざかっていくのです。その結果、長期間飲酒しながら引きこもる人もいます。

❼ お小遣いで飲み続ける子供たち

それでも現代では親世代の経済的余裕があるために酒代くらいのお小遣いは手に入ります。東京経済大学の新入生調査によれば、子供が25歳を自立の年齢と考えているのに対して、親世代は30歳までは援助しても良いと考えているということがわかりました。そこで子供たちは現実逃避のために飲酒し続け、急速に依存症に発展することがあるのです。

2 若年者のアルコール依存症とその問題

若年の依存症者では、身体的疾患が軽度で、離脱症状も認めにくいものです。肝機能障害や膵炎が繰り返されるのはある程度進行した症例であり、それだけ治療も困難です。

❶ Cloninger の分類

Cloninger は若年の依存症をタイプ1と2に分類しました。タイプ1は20歳代になって発症した病状の穏やかなタイプで、問題行動は少なく、発症に環境要因が強く影響しています。タイプ2は男性で、10歳代よりアルコールを乱用し、これに関連した反社会的行動が認められます。再発を繰り返し予後が悪く、父親に同様の問題が見られます。

❷ 若年者のアルコール依存症

若年の依存症は急速に発症します。身体的依存の形成や身体疾患よりアルコールてんかんをはじめとする脳機能障害が先行して表れます。進行が速いので、精神的依存やアルコール関連問題の段階で把握しなくてはなりません。

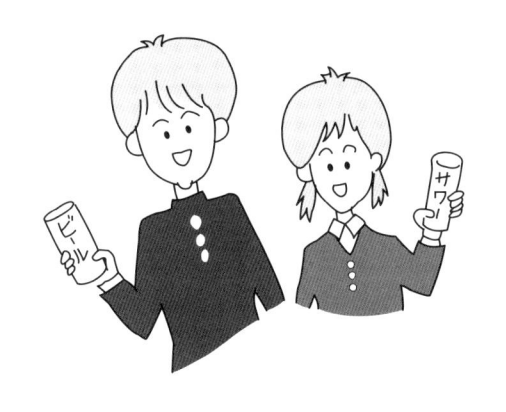

若年者では、はっきりした離脱症状を示すことはむしろ少ないものです。

飲酒のパターンは成人のように徐々に酒量が増加するというより、大量飲酒を週末毎に繰り返すというような、機会的な飲酒がほとんどです。家で習慣的に飲むようになっても、最初から隠れて飲みます。そのため家族も気が付かないうちに依存症になっていくことがあるのです。

若年者で重要な依存症の徴候は、アルコールに心を奪われている時間の長さです。手に入れるための工夫、買い求めるお金の工面、隠れて飲むための口実や画策、あればいいのにと空想する時間など、人生の貴重な時間を浪費しています。タバコ、シンナー・ガスなど他の薬物を試したり、一気に大量に使用することもあります。そのため、死亡する危険も高いのです。仲間の圧力（peer pressure）が大きく影響するのも若年者の特徴です[5]。

❸ 身体的影響

アルコールは身体的成長を阻害します。胎児性アルコール症候群では、低体重児〔SFD 児（small for date）：妊娠週数に対して体重が少ない児〕がみとめられます。アルコールによる発育障害を反映していると考えられます。また、アルコールは造骨細胞を抑制し、骨が形成されるのを阻害します。筋肉の萎縮をきたすこともあります。さらに、免疫系統の細胞の活動を抑制しますので、感染症にかかりやすくなります。歯周病から歯を失う人もいます。

❹ 若年の依存症にしばしば認められる行動と思考の特徴

若年者では行動化が突出しやすいものです。考えるより行動しますし、交渉するより反抗します。権威に対して怒りと恨みを抱きます。両親に反抗し、家出・暴力・脅迫・破壊・性的逸脱などの問題行動を起こします。行動化が内側に向かうと自己破壊や自殺企図が生じます。特に、崩壊家庭のなかで虐待を受けて育った子供たちは、飲酒により苦痛が軽減される経験を共有すると、親近感から行動をともにするようになります。

考え方も未熟なまま成長の機会を失うので、現実を客観的に把握する能力が育ちません。自己正当化・合理化・問題の矮小化はよく認められます。現実にそぐわない他責的な考えや超楽観主義・うそ・ごまかし・はぐらかしなどは社会的適応を困難にします。

「自分は特別」という誇大的な思考を持つ人もいます。認められないことを恨み、怒りや憎しみにとらわれて、勝つか負けるかといった権力闘争に執着します。他者を操作するために他人の考えや感情を裏読みする人もいます。適応の良い一面と爆発的な怒りをあらわす一面など、人格に一貫性がなく、バラバラな印象を与える人もいます。

❺ 若年者の依存症と治療

若年のアルコール依存症は治療が困難であると言われています。問題飲酒の段階であれば、仲間（peer group）に認められ、受け入れられたり、元の正常な生活を送ることが治療の動機付けになります。

しかし、依存症になると、若年者では脳の機能障害が先行し、認知障害・記憶障害などの思考障害のために、断酒の必要性を理解するのが甚だしく困難です。社会経験が乏しく、職

業的にも家庭的にも築き上げたものが少ないので、『底つき』を促すという働きかけは成功しません。好きなだけ飲ませるという方法も脳機能障害を一層進行させる危険な賭です。身体的にはまだ十分飲めるからです。

　合併する精神疾患も治療を一層困難にしています。自我同一性を確立する年齢であるために、多様なアイデンティティー障害を合併します。断酒に先立って、合併疾患を治療しなくてはならないこともあります。しかし治療するためには断酒が必要です。大量に飲酒していると記憶障害があるために治療自体が成立しません。

　断酒継続に成功してもさらに成長が必要です。学習していないことが多いのです。学業が中途であれば、学校へ戻って勉強を続けなければなりません。職業的な訓練が必要かもしれません。筆者の経験によれば、人間関係や感情表現の技術も学ぶ価値があります。このような技能も同年齢集団に比較して遅れているのです[6]。

❻ 若年者の依存症と合併症

若いアルコール依存症者は特有の精神疾患を合併しています。

①うつ病の合併は高率に認められます。早発性の統合失調症や躁うつ病・うつ病では、自己投薬としてアルコールを使用するうちに依存症に発展することがあります。一方、飲酒問題があれば疾病を見落とされやすく治療に導入する機会を失することもあるでしょう。飲酒によるうつ状態も見逃せません。

②神経症の合併も高率に認められます。不安や対人緊張をアルコールに酔って紛らわせるうちに、酒量が増大し依存症に発展することがあります。断酒した後に治療する必要が

一口メモ　注意：教育現場における問題飲酒と依存症の早期発見のために

　若年者の問題飲酒や依存症は、家庭とともに教育現場で発見される可能性があります。アセスメントのポイントを次に挙げておきます。アルコールばかりでなく、シンナー・ガス・鎮咳剤（ブロン・トニン）なども同じような徴候を示します。

＜学校で＞
　記憶障害・抽象的思考能力の低下・無気力・興味の喪失・成績の低下
　遅刻・欠席・傾眠・気分の激しい浮き沈み・問題に対する否定的態度
　友人を変える・服装の変化・約束を破る・学校に興味を失う

＜家庭で＞
　時間やお金の制限を嫌がる・正直に話さない・孤立・お金を盗む

＜スクールカウンセラー・養護教諭などの専門職によるチェックポイント＞
　表情・態度・行動（嘘・操作・孤立・秘密主義・敵対的）
　感情・気分（気分の激しい浮き沈み・怒り・罪悪感・孤独・怖れ）
　話題・思考（正当化・合理化・矮小化・他責的・べき思考）
　学習能力（注意力・集中力・記憶力・IQの低下）
　知覚障害・幻覚・見当識障害があれば重症の依存症あるいは合併症が考えられます。
　速やかに医療機関に紹介しましょう。

あります。
③人格障害の合併も高率に認められます。特に、深刻な虐待を受けた若年者では境界性人格障害が多く、治療に時間がかかります。自己愛性人格障害・反社会性人格障害の合併も認められます。
④他の薬物依存症やギャンブル依存症・買い物依存症・恋愛依存症なども合併します。摂食障害の合併は特に女性において高率に認められます。
⑤注意欠陥障害や高次脳機能障害などの疾患を持つ人も依存症になりやすい集団と言えます。衝動的であることに加え同年齢集団と同調することが難しく、学習面で遅れを取りやすいからです。

文　献
1) 鈴木健二，簑輪真澄，尾崎米厚，ほか：中学生・高校生における問題飲酒群の飲酒行動．日本アルコール・薬物医学会雑誌 36（1）：39-47, 2001.
2) British Pediatric Association：Alcohol and the young. pp.29-43, The Laventham Press, London, 1995.
3) 鈴木健二：アルコールによる子供の身体的・精神的障害．子供の飲酒が危ない．pp.191-196, 東峰書房, 東京, 1995.
4) Kopleman MD：Alcoholic brain damage（Chapter22）. The international handbook of addiction behavior, by Glass IB, pp.145-146, Routledge, London, 1991.
5) Evans K, Sullivan JM：Working with Adolescents, Dual Diagnosis, Counseling The Mentally Ill Substance Abuser. pp.111-128, The Guilford Press, New York/London, 1990.
6) 後藤　恵，新貝憲利：日本アルコール・薬物学会雑誌 37（4）：398-399, 2002.

〈後藤　恵〉

Section 9 「高齢者」にもたらす影響、病気 「高齢者」の苦悩

かつてわが国では、高齢者の飲酒問題は「とるに足りぬもの」とされていました。その理由は確かに以下のようにあります。

①若い年代に比べると飲酒量は少ない傾向があること。
②体力的にも落ちてくるので、仮に飲酒問題を起こしても、華々しさはないこと。
③第一線を退いている場合が多いので、当人のアルコール関連問題が社会、家庭、経済などに与える影響が少ないこと。

しかし、最近状況が少しずつ変わってきています。その最大の理由は、高齢者数の急増にあります。また、ライフスタイルの変化に伴い、高齢者の飲酒がより日常的となって来たことです。最近の調査によると、高齢者の間にも若年者と同じくらいの割合で問題飲酒者のいることが明らかになっています。また、臨床の場では高齢のアルコール依存症者が増加しています。このように、アルコール関連問題を考える上で、高齢者はかつての「無視しうる存在」から「重要な存在」へと変貌して来ています。

本項ではまず、高齢者の飲酒実態について、その概略を述べます。次に、高齢者の飲酒の特徴を若年者と対比して説明します。最後に、アルコール関連問題の中心に位置する依存症についてその特徴や治療についてまとめます。

1 高齢者の飲酒実態

1 飲酒パターン

加齢とともに飲酒量が低下してくるのは、民族を超えた普遍的事実のようです。わが国の場合、いかなる調査をとっても、中年を過ぎれば、飲酒している者の割合は年齢とともに低下しています[1]。また、この傾向は男女を問わず認められます。飲酒者の割合のみならず、単位時間あたりの平均飲酒量（たとえば、1日の平均飲酒量）もピークは40歳代の中年にありますが、それ以降の年代では、やはり加齢とともにその量が低下することが確認されています。最近行われた65歳以上の高齢者を対象にした調査によりますと[2]、調査前1年間に何らかの形で飲酒していた者の割合は、男性で72％、女性で32％でした。一方、一般人口に対して行った同様の調査結果によると[1]、この割合は男性91％、女性61％であり、明らかに高齢者の頻度が低い傾向にありました。自覚的にも、若いときに比べて飲酒量が減っていると感じている者は男性で多く、飲酒者の約2/3がそのように回答していました。しかし、習慣飲酒者の割合をみると、両調査で男女ともほとんど差を認めず、高齢者の飲酒が一般的になっていることも明らかになりました。

2 アルコール関連問題

上記の2調査には、KAST（久里浜式アルコール症スクリーニングテスト）がくみ込まれていました。このテストは14項目の質問に基本的に「はい・いいえ」で答える形になっており、その総得点で依存症をスクリーニングします。一般人口では、男性の7.0％、女性の0.5％がスクリーニングテスト上アルコール依存症と同定されました[1]。驚くべきことに、高齢者ではこの割合が、それぞれ8.2％、0.5％であり、男性の場合には、一般人口よりもむしろ高いレベルにありました[2]。高齢者の場合、飲酒量が少ないからといって、必ずしもアルコール関連問題も少ないわけではないのです。後で述べるように、高齢者は若年者に比べて、より少ない飲酒量で酩酊の度合いが高くなり、それが関連問題の発生につながっているのでしょう。

2 高齢者の飲酒の特徴

高齢者のアルコール関連問題を理解する上で、アルコールに対する反応などが若い世代と違うことを知るのは重要です。

1 加齢に伴って酒に弱くなる

高齢者と若年者とでは、肝臓におけるアルコールの分解速度に大きな違いはありません。しかし、加齢とともに体の脂肪量は増加し、逆に水分の割合は減少します。アルコールは水にはとても溶けやすいのですが、脂肪には溶けにくいという性質があります。このため、体重あたり同じ量のアルコールを飲んだとしても、飲酒後の血中アルコール濃度は若い世代より高くなってしまいます。したがって、高齢者では若年者と同じ量の飲酒をしても、アルコール依存が生じやすいと考えられます[3]。

2 若年者より耐性が形成されにくい

若年者では飲酒量の増加に伴って耐性が上昇します。耐性とは、同じ量の飲酒をしても得られる酔いの程度が次第に低くなること、言い換えれば同じ程度の酔いを得るには次第に飲酒量が増加することを言います。高齢者では若年者より低い飲酒量でアルコールの影響が持続する傾向にあり、アルコール耐性が形成されにくいことが知られています。

3 薬物服用との関係

高齢者は慢性の疾患を持っていることが多く、習慣的に服薬している人も若い世代より多く見られます。これらの薬物の中にはアルコールとの相互作用で、思わぬ副作用を起こしたり、依存を早めたりするものが含まれている可能性があります。

3 高齢者の飲酒問題の特徴と発見のポイント

高齢者の飲酒問題の特徴を**表1**にまとめました[4]。概して、周囲からは放置され、医療の場でも発見されにくい傾向があります。後で述べるように、高齢者は治療によく反応します。したがって、諦めないで治療に導入する努力は十分報われます。

表1　高齢者の飲酒問題の特殊性

1）社会的関心が低く、飲酒問題への対処は家族に委ねられることが多い。
2）家族も本人の問題に対して無関心や放任といった態度をとりやすくなる。
3）「余命が長いわけではないから」などといった理由で周囲も簡単に諦めてしまう。
4）医療機関においても見逃されやすい。

表2　高齢者で飲酒問題を疑うポイント

- 頻回の転倒
- 不適切なセルフケア（だらしない身なりなど）
- 栄養障害
- 失禁
- 下痢
- 外傷（骨折）
- 高血圧
- うっ血性心不全
- 大赤血球症（MCVの増加）
- 末梢神経障害（手足のしびれ、感覚低下）
- ミオパチー（骨格筋の障害）
- うつ症状（気分の落ち込み、意欲の低下、食欲不振など）
- 不眠
- 性欲低下
- 高齢発症のけいれん発作
- 錯乱

　高齢者で飲酒問題を疑うポイントを**表2**にあげます[4]。**表2**にあるような事項がいくつか重なって見られる場合には飲酒の影響を考える必要があります。これらは高齢者のみの特徴というわけではありませんが、高齢者で特に多く見られるものです。

4 高齢アルコール依存症の臨床

❶ アルコール依存症者における高齢者の割合[1]

　前述の調査の結果や人口の急速な高齢化から考えると、高齢アルコール依存症者の増加は容易に予想されます。**図1**は久里浜病院に新規入院したアルコール依存症者における高齢者（60歳以上）の割合の年次推移を示しています。**図1**からも明らかなように、わずか8年間に実際の人数もその割合も2倍近くに増えています。アルコール依存症の治療に携わる他の治療施設でも同じような傾向を認めていることから、おそらく、臨床場面に登場する高齢症例は確実に増加しているのでしょう。

❷ 高齢アルコール依存症の類型

　高齢アルコール依存症の理解をより深めるために様々な類型化が提唱されていますが、最もよく知られているものは、発症年齢による類型化です。一般的には、若年発症と高齢発症の2タイプに分類されます。その臨床的特徴を比較すると**表3**のようになります[5]。

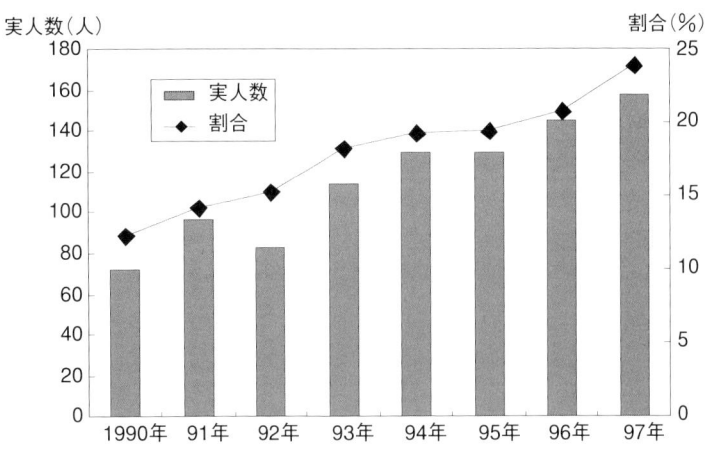

第Ⅲ部 お酒がもたらす影響、病気

図1 久里浜病院入院アルコール依存症者に占める高齢者（60歳以上）割合の年次推移

表3 高齢発症・若年発症アルコール依存症の臨床的比較

相違点	若年発症	高齢発症
臨床特性		
発症要因	家族歴を有する者が多く、遺伝因子の関与がより大きい	環境因子や老化によるアルコール耐性の低下などの生物学的要因が関与
性差	女性の割合が少ない	女性の割合が多い
飲酒量・頻度	多い	少ない
身体合併症	振戦せん妄、糖尿病、肝硬変などの合併率が高い	合併率は低い
飲酒促進要因	―	死別、退職といったライフイベントが契機
性格要因	不安、抑うつ傾向が強い	心理的に安定
その他	犯罪歴、経済問題が多い	―
治療反応性		
治療完結率	低い	高い
治療転帰	不良	良好
その他	―	飲酒量が少ない、アルコール問題数が少ない、周囲の人達からの支援が多い者で予後良好

　若年発症は、われわれが臨床で遭遇する中年アルコール依存症の典型例がそのまま高齢化したタイプです。これに対して高齢発症は、社会的に破綻なく過ごしてきた者が、何かを契機に、あるいは生物学的な衰えから依存症に陥っていったタイプと考えられます。この違いを反映して、若年発症は高齢発症に比べ、家族歴を有する者が多く、飲酒量が多く、身体・精神障害合併率が高く、依存症としては相対的に重症です。臨床的に重要なのは、その治療反応性の違いです。一般に高齢発症の方が治療完結率が高く、治療後の転帰も良いようです。

❸ 治療と予後
　若年症例と同様に、高齢アルコール依存症も専門医療機関で治療されるべきです。しかし、

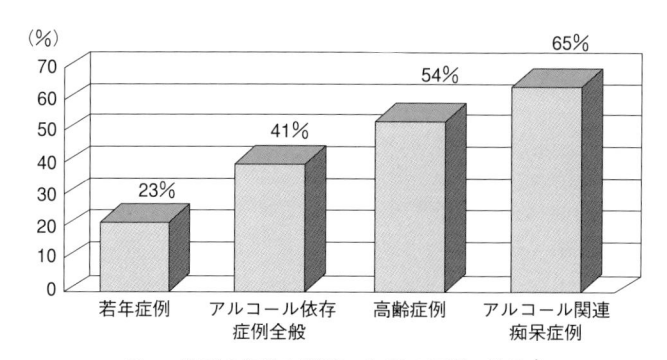

図2 患者の年齢と退院1年後の転帰の比較[a]

- 若年症例：23%
- アルコール依存症例全般：41%
- 高齢症例：54%
- アルコール関連痴呆症例：65%

a)「完全断酒＋ほぼ断酒」の割合

　高齢者独自の治療プログラムの必要性については賛否両論があります。一般に、年齢と断酒率はある程度関係のあることがわかっており、断酒率は年齢とともに上昇する傾向があります。

　図2は久里浜病院における治療成績の一部を示しています。残念ながら、この4集団はすべて異なる時期に、異なる方法で行われた調査結果をまとめたものです。したがって、厳密な比較は出来ませんが、大まかな傾向を把握することは出来るでしょう。前述の通り、若年者（30歳以下）の治療後の予後（断酒率）が最も悪く、アルコール依存症全体がこれに続き、高齢者のそれが最も良いという結果になっています[6,7]。驚くべきことに、アルコール関連痴呆を合併した症例の断酒率が最も良好でした[8]。ここで言う痴呆には広く、アルコール性痴呆、脳血管性痴呆をはじめウェルニッケ・コルサコフ症候群も含まれています。高齢者のアルコール依存症は様々な理由から、その治療が諦められがちです。しかし、ここでもまた、高齢者に対する積極的な治療の重要性が確認されました。

文　献

1) 樋口　進, 河野裕明：日本人の飲酒行動・飲酒観―日米共同疫学研究をふりかえって―．アルコール臨床研究のフロントライン, 樋口進（編）, pp. 1-44, 厚健出版, 東京, 1996.
2) 樋口　進, 荒井啓行, 加藤元一郎, ほか：高齢者の飲酒および飲酒関連問題の実態把握に関する調査研究報告書. 社団法人アルコール健康医学協会, 東京, 1995.
3) Dawson DA, Archer LD：Relative frequency of heavy drinking and the risk of alcohol dependence. Addiction 88：1509-1518, 1993.
4) 松下幸生, 樋口　進：高齢アルコール依存症の診断と治療. アルコール・薬物関連障害の診断・治療ガイドライン, 白倉克之, 樋口進, 和田清（編）, pp. 133-142, じほう, 東京, 2002.
5) 樋口　進, 松下幸生, ほか：高齢者のアルコール摂取. アルコール保健指導マニュアル, 樋口　進（編）, pp. 89-98, 社会保険研究所, 東京, 2003.
6) 樋口　進, 山田耕一, 村岡英雄, ほか：若年アルコール症者の予後に関する研究. 精神経誌 88：181-205, 1986.
7) 斉藤　学：アルコール依存症の予後と転帰. アルコール臨床ハンドブック, 斉藤　学, 高木　敏編, pp. 251-258, 金剛出版, 東京, 1982.
8) 三富陽子, 松下幸生, 中根　潤, ほか：痴呆または健忘障害を合併したアルコール依存症者の予後調査. 精神医学 41：831-837, 1999.

〈樋口　進〉

第IV部 お酒と「適量」

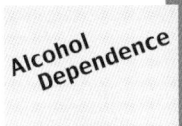

Alcohol Dependence

Section 1 「多量飲酒」と「節度ある適度な飲酒」

1 健康日本21

厚生労働省が提唱した「健康日本21」は、日本に住む一人ひとりの健康を実現するための、新しい考え方による国民健康づくり運動です[1]。運動の期間は2010年までです。健康日本21では、壮年期の死亡（早世）の減少、健康寿命（痴呆や寝たきりにならない状態で自立して生活できる期間）を伸ばすこと、生活の質の向上をその目的としています。実際のターゲットにしているのは生活習慣病の予防です。その大きな特徴は、生活習慣病に関係した9分野を特定し、その各々に2010年までに達成すべき具体的な目標値を設定していることです。アルコールはその9分野の一つに数えられています。

2 アルコールに関する基本方針と数値目標

「健康日本21」に関する報告書では、飲酒行動をよりリスクの少ない方向に変えていくために、表1のように3本の柱を設定しています。また、同時に2010年までに達成されるべき数値目標も示しています。ここでいうリスクとは生活習慣病のリスクを指します。しかし、この指針が達成されるなら他のアルコール関連問題のリスクも同時に下がってくるでしょう。その中には、家族・社会的問題、さらにはアルコール依存症なども含まれます。

表1　アルコールに関する基本方針と数値目標

基本方針	数値目標
多量飲酒問題の早期発見と適切な対応	多量飲酒者の割合を20%以上削減する
未成年者の飲酒防止	未成年者の飲酒をゼロにする
アルコールと健康についての知識の普及	「節度ある適度な飲酒」の概念を国民に100%浸透させる

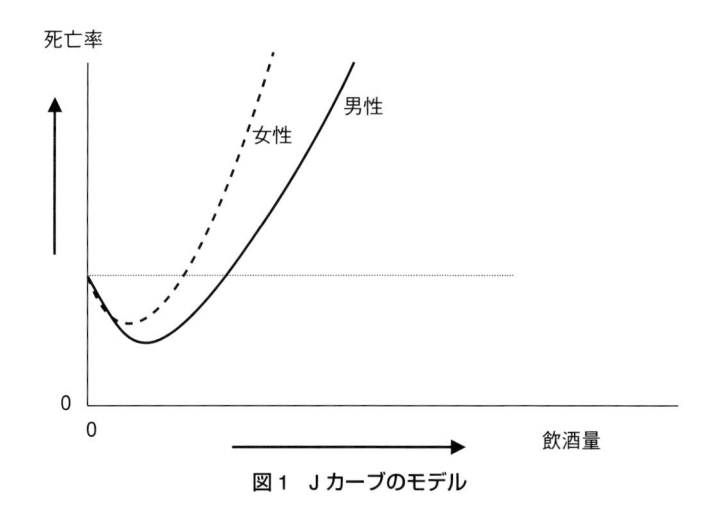

3 多量飲酒と節度ある適度な飲酒

❶ 多量飲酒

「健康日本21」では、この多量飲酒者を、「1日当たり純アルコールで平均約60g以上摂取する人」と定義されています。**表2**の換算表で示すように、60gとはビール中ビン3本、または日本酒3合弱の量に相当します。アルコール関連問題を引き起こす人の多くはこの範疇に入るわけですから、これらの人を減らすことは、大いに意義があります。ちなみに、「健康

表2 主な酒類の換算の目安

酒の種類	ビール (中瓶1本 500 ml)	清酒 (1合 180 ml)	ウイスキー・ ブランデー (ダブル 60 ml)	焼酎(25度) (1合 180 ml)	ワイン (1杯 120 ml)
アルコール度数	5%	15%	43%	25%	12%
純アルコール量	20 g	22 g	20 g	36 g	12 g

> **一口メモ　多量飲酒と大量飲酒**
>
> 多量飲酒とは別に、より一般的な用語として大量飲酒がありますが、両者は基本的に同義です。この大量飲酒には一般的に認められた定義はありません。したがって、「健康日本21」で多量飲酒を定義しているように、大量飲酒という用語を正確に使う場合には、定義を与える必要があります。ちなみに、厚生労働省のいう大量飲酒とは、1日純アルコール換算で120g以上の飲酒です。

図1　Jカーブのモデル

表3　節度ある適度な飲酒

通常のアルコール代謝能を有する日本人においては、節度ある適度な飲酒として、1日平均純アルコールで約20ｇ程度である。

付帯事項
1．女性は男性よりも少ない量が適当である。
2．少量の飲酒で顔面紅潮を来す等アルコール代謝能力の低い者では通常の代謝能を有する人よりも少ない量が適当である。
3．65歳以上の高齢者においては、より少量の飲酒が適当である。
4．アルコール依存症者においては適切な支援のもとに完全断酒が必要である。
5．飲酒習慣の無い人に対してこの量の飲酒を推奨するものではない。

表4　諸外国におけるガイドライン

国	1日の許容量（グラム） 男性	1日の許容量（グラム） 女性
オーストラリア	40	20
オーストリア	30	20
カナダ	13.5	13.5
デンマーク	36	27
ニュージーランド	30	20
英国	24〜32	16〜24
米国	28	14

日本21」の報告書に従えば、250万人の多量飲酒者がいると想定されていますので、そのうちの50万人の減少を目標に挙げていることを意味し、そのためには、一般臨床医の果たす役割は大きいのです。

2 節度ある適度な飲酒

健康日本21の報告書では、この概念に関して明確な数値を提示しています。その具体的な内容を表3に示しました。この数値は、日本人や欧米人を対象にした大規模な疫学研究から、アルコール消費量と総死亡率との関係を検討し、それを根拠にして割り出されたものです。その内容の概略は以下のようなものです。ある人口集団を何年間も追跡調査していき、その集団の死亡率とライフスタイルとの関係を分析する手法(コホート研究と呼ばれている)が先進諸国で行われてきています。それによると、まったく飲酒をしない人より少量飲酒する人の方が総死亡率が低い傾向にあること、また、一度下がった死亡率は飲酒量の増加にともなって再び上昇していくことが明らかにされています。形がアルファベットのJに似ていることから、この曲線はJカーブと呼ばれています（図1）。さて、問題は「少量とはどのくらいか？」ということです。図1でいうと、点線の下に入る飲酒量を明らかにすることです。わが国のデータを含めて、世界の各国で行われた調査結果を総合すると、男性の場合、1日20ｇの飲酒はほぼすべての調査でこの点線の下に入っていました[2]。このようなデータをもとにして、「節度ある適度な飲酒」の数値が定められました。

図1から明らかなように、男性に比べて女性はカーブ全体が左に寄っています。これは女

性の「節度ある適度な飲酒」量は男性に比べて少なくすべきであることを示しています。このような点や他の医学的事実を踏まえ、**表3**にもある通り、この概念には5項目の付帯事項が付けられました。女性や高齢者、または飲酒後顔の赤くなるいわゆるフラッシャーと呼ばれる人の場合、1日平均20gより少ない量が適当であるとなっていますが、残念ながら具体的な数値は示されていません。なお、節度ある適度な飲酒の根拠に関する詳細な説明については、他の資料を参考にしてください[1)2)]。

4 諸外国のガイドライン

表4に諸外国のガイドラインを示しました。注意しなければならないのは、表の数値は1日の許容量ということです。日本の数値は許容量ではなく、「飲酒するなら20g程度の飲酒にしなさい」という意味です。仮に日本の数値を許容量としてみると、男性についてはカナダ以外の国で、日本より数値が高くなっています。体格やアルコール代謝酵素の差を考慮すれば、日本が低いのは理にかなっています。カナダの許容量はもともとかなり低く設定されていますが、それ以外の国では、女性は男性の許容量の1/2～2/3に設定されています。諸外国のガイドラインに従えば、わが国における女性の「節度ある適度な飲酒」量は1日平均10～13g程度となります。

文　献
1) http://www.kenkounippon21.gr.jp
2) 樋口　進，松下幸生，ほか：節度ある適度な飲酒について．アルコール保健指導マニュアル．樋口　進編，pp. 102-110，社会保険研究所，東京，2003.

（樋口　進）

Section 2 アルコールに対する体質の違い
―新パッチテストの活用で、予防教育―

　日本人を含む東洋人には少量の飲酒後、顔面紅潮、心悸亢進、頭痛などのいわゆるフラッシング反応を示す人がいます。人種によりその割合は異なりますが、日本人における割合は、約45%であると言われています。後述するように、このフラッシング反応はエタノール（以下、便宜上単にアルコールとすることもあり）の分解産物であるアセトアルデヒドを酸化する2型アルデヒド脱水素酵素（ALDH2）の活性が、遺伝的変異で低下しているために生じることがわかっています。この遺伝的な体質の違いは、アルコールの分解速度やアルコール関連問題のリスクに影響しています。本項では、この体質の違いを簡便に検出するエタノールパッチテストも含めて説明していきます。

1 アルコールの代謝過程

1 アルコールの代謝[1]

　吸収されたアルコールは主に肝臓で代謝されます。図1のように、この過程には複数の酵素が関与します。まず、アルコールはアルコール脱水素酵素（ADH）、チトクロムP-450依存性モノオキシゲナーゼ系（microsomal ethanol oxidizing system；MEOS）、カタラーゼによりアセトアルデヒドに分解されます。このなかでは、アルコール脱水素酵素が主に働き、通常の飲酒ではその80%以上がこの酵素で分解されます。

　アセトアルデヒドはさらにアルデヒド脱水素酵素で酢酸に分解されます。この過程には2つのアルデヒド脱水素酵素が関わっています。すなわち1型アルデヒド脱水素酵素（ALDH1）と2型アルデヒド脱水素酵素（ALDH2）です。2型はアセトアルデヒドの血中濃度が低いうちから働きますが、1型は高くなって来ないと働きません。通常の飲酒では、アルコールから作られたアセトアルデヒドのほぼすべては2型アルデヒド脱水素酵素で分解されます。ALDH2で生成された酢酸はさらに複雑な過程を経て、最後には水と炭酸ガスにまで分解されます。その間に、1gのアルコールから7.09カロリーのエネルギーが生み出されます。

2 アルコール脱水素酵素（ADH）[1,2]

　アルコール脱水素酵素には様々な種類がありますが、エタノールの分解に関わるのは、Ⅰ型と呼ばれる酵素です。Ⅰ型ADHは、ADH1、ADH2、ADH3という3つの遺伝子で作られています。このうち、ADH2、ADH3には遺伝的な多型（点突然変異による遺伝子配列の変化）があります。このうち、ADH2の多型は重要で、その遺伝子の組み合わせにより、正常型、高活性型、超高活性型という3種類の体質の違いが想定されています。たしかに、試験管の中の実験では、正常型より高活性型、高活性型より超高活性型の方がアルコールをアセトアルデヒドに分解する能力が高いことが明らかにされています。しかし、人の肝臓での分

```
アルコール  →  アセトアルデヒド  →  酢酸  →→  炭素ガス
                                                水
         ↑                    ↑
   アルコール脱水症状      2型アルデヒド脱水素酵素
     （ADH）              （ALDH2）
     MEOS              1型アルデヒド脱水素酵素
     カタラーゼ           （ALDH1）
```

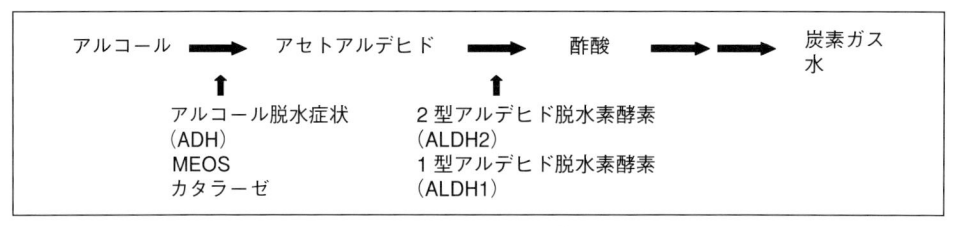

図1　アルコールの代謝過程

解能力に関してはこのような違いは今のところ明らかにされていません。

❸ 2型アルデヒド脱水素酵素（ALDH2）[1)2)]

　ALDH2は1本が500アミノ酸からなるチェーンが4本組み合わさった形をしています。そのチェーンの最初から数えて、487番目が通常はグルタミン酸（Glu）というアミノ酸なのですが、遺伝子の変異でリジン（Lys）に置き換わると活性が著しく低下します。活性の程度は、親から遺伝したLysの遺伝子数に依存します。すなわち、両親からGluを遺伝した場合（Glu/Glu）は活性型となります。これに対して、Glu/Lysではわずかに活性を残しますが（低活性型）、Lys/Lysでは完全に失います（非活性型）。後2者のタイプの人が飲酒すると、アルコールが分解されて生じたアセトアルデヒドをなかなか分解出来ず血液中のアセトアルデヒド濃度が上がって、顔面紅潮、動悸、頭痛などの反応が起こります。特に非活性型ALDH2を持つ人は、それこそ奈良漬を食べただけでもこのような反応が出ます。アセトアルデヒドの蓄積に影響されてアルコールそのものの分解速度も、活性型＞低活性型＞非活性型の順に低くなります。

2　2型アルデヒド脱水素酵素の臨床的意義と予防教育への応用

　表1にALDH2の3つの型とエタノール代謝、飲酒行動、アルコール関連問題のリスク等についての関係をまとめました[3)]。わかりやすさに配慮して、アルコール関連問題のリスクに関してはかなり大雑把な分類を行っています。これからすると、低活性型や非活性型は、急性アルコール中毒や上部消化器がんに、活性型はアルコール依存症やその他の慢性臓器障害に注意すべきであるということになります。この際、各項目でリスクの低くなる方は、安心して飲めると勘違いさせないようにしなければなりません。特に急性アルコール中毒は対象が若者であるために、表の解釈とその伝え方に注意する必要があります。表では、低活性型のエタノール代謝が遅れることを根拠に、リスクがこの型に高く、活性型に低いとしています。しかし、実際の教育場面では、リスクは後者でも十分高いが、前者では著しく高くなると後述のパッチテストの結果と関連付けて教えるべきです。また、予防教育では用語の使い方にも注意を払う必要があります。たとえば、活性型、低活性型、非活性型をそれぞれ、「飲める」、「少し飲める」、「まったく飲めない」体質と呼ぶ場合があります。その方がある面で、確かにわかりやすいのですが、思わぬ落とし穴があります。後述のパッチテストで「飲める」体質と判定された学生がそれに気をよくして、イッキ飲みして死亡した、というケー

表1　2型アルデヒド脱水素酵素の活性型、低活性型、非活性型の比較

特徴	活性型	低活性型	非活性型
遺伝子型 487番目のアミノ酸	グルタミン酸・グルタミン酸（Glu/Glu）	グルタミン酸・リジン（Glu/Lys）	リジン・リジン（Lys/Lys）
酵素活性 （活性の相対値）	正常 （1）	非常に低い （1/16）	まったく欠如 （0）
日本人における頻度	55%	38%	7%
飲酒後の血液アセトアルデヒド濃度[a)b)]	低い（ほとんど0）	高い	非常に高い
血液中からのアルコール消失速度[a)b)]	早い	遅い	非常に遅い
フラッシング反応	ほとんど見られない	ほとんど出現	激しい反応が常に出現
飲酒量[a)]	多い	少ない	非常に少ない
急性アルコール中毒のリスク[a)b)]	低い	高い	非常に高い
アルコール依存症のリスク（頻度）[a)]	高い（90%）	低い（10%）	なり得ない（0%）
アルコール性肝臓障害のリスク[a)]	高い	低い	なり得ない
上部消化器がんのリスク[a)b)]	低い	高い	非常に高い

[a)] 相対的な比較。
[b)] 体重あたり同じ量のアルコールを飲んだ場合。

スがあります。

3 エタノールパッチテスト

1 エタノールパッチテストの概要

　エタノールパッチテストは、当初、活性型ALDH2と低活性型＋非活性型ALDH2とを簡便にしかも正確に弁別するためのテストとして作成されました[4)5)]。作成のヒントは酒精綿に対する皮膚反応でした。皮膚を酒精綿で拭いた後、しばらくしてそこに紅斑を示す人がいます。この紅斑の出現と、ALDH2の遺伝的タイプとの間に何らかの関係があるのではないかと考えたわけです。単純な発想で作られたものですが、その簡便さや皮膚の色の変化という視覚に訴える効果などから、さまざまな場所・目的で使われてきています。

　上記のように、当初はALDH2の活性型とそれ以外、飲酒後の反応で見れば、赤くならない人となる人を区分するテストとして作られました。当時はまだ、分子生物学の技術が未発達なため、このように2区分しか出来ませんでした。その後、その方面の技術が進み、活性型、低活性型、非活性型と3区分が可能となるのに呼応して、パッチテストの改良が行われました[6)]。しかし、新法はアルコール代謝酵素の十分出揃っていない未成年者には不適です。

表2 エタノールパッチテストの方法・判定（旧法）

方法	1）パッチ絆創膏のガーゼ部分（1 cm×1 cm）に70％エタノールを2〜3滴しみ込ませる[a]。 2）エタノールのしみ込んだ絆創膏を上腕の内側に貼る。 3）7分後にはがす。はがしてからさらに10分後に、ガーゼの当たっていた部分の皮膚の色を確認する。
判定	1）皮膚がパッチをはがして10分後には赤くなっていた。 　　陽性 → 非活性型または低活性型 2）パッチをはがしてから10分後にも皮膚の色に変化がなかった。 　　陰性 → 活性型

[a）未成年者に実施する場合には、3〜4滴と多めに使う。

表3 エタノールパッチテストの方法・判定（新法）

方法	1）パッチ絆創膏のガーゼ部分（1 cm×1 cm）に70％エタノールを2〜3滴しみ込ませる。 2）エタノールのしみ込んだ絆創膏を上腕の内側に貼る。 3）5分後にはがす。はがした直後（20秒以内）にガーゼの当たっていた部分の皮膚の色を確認する。 4）はがしてからさらに5分後に、もう一度皮膚の色を確認する。
判定	1）皮膚がパッチをはがして20秒以内に赤くなった。 　　強陽性→ALDH2 非活性型 2）皮膚がパッチをはがして20秒以内には赤くならなかったが、5分以内に赤くなった。 　　陽性→ALDH2 低活性型 3）皮膚の色に変化がなかった。 　　陰性→ALDH2 活性型

未成年者には、旧法（2区分法）の使用を是非お勧めしたいと思います。

❷ パッチテストの方法

表2に旧法、表3に新法のテスト方法を示しました。旧法は、ALDH2の2つの遺伝的タイプ（活性型とそれ以外）をほぼ正確に（90〜95％）弁別できることがわかっています。しかし、新法はやや複雑になる分だけ弁別率が低下するようです。成人に対する研究では、それでもALDH2の3つの遺伝的タイプを80％以上の確率で弁別することが明らかにされています。前述の通り、未成年者には旧法を使った方がより正確です。また、未成年者では成人に比べて、一般に紅斑の出方が弱いので、パッチに含ませるエタノール量を少し多めにするとより反応がきれいに出ます。

❸ パッチテスト施行時の注意点

表4のような点に注意してテストを行うと、弁別率が向上します。

❹ テストの臨床応用

パッチテストは臨床の場でも使われています。シアナマイドのALDH2抑制効果は個人差の大きいことが知られています。一部の専門医療機関で、シアナマイドの適正な処方量を決める目的で、シアナマイド服用患者にパッチテストを行い、その皮膚反応をもとに量を調節

表4　パッチテスト実施上の注意点

1）パッチ絆創膏は、基本的に何を使用しても良いが、皮膚に貼った時にエタノールを含んだガーゼが完全に密閉されるタイプのものが良い。絆創膏の粘着剤で皮膚に反応を起こす人がおり、判定に困ることがある。特に、粘着剤とエタノールが混ざりあうと、皮膚反応がさらに悪化するのが常である。したがって、このような反応を引き起こしづらい絆創膏を選ぶ必要がある。
2）エタノールは必ずしも70％でなくとも良い。やや反応は弱くなるが、30％でも十分テストは可能である。ただし、100％のエタノールは不適である。エタノールは室温のものを使用するのがよい。冷えたエタノールを使うと、反応が過剰に出ることがある。
3）エタノールを含んだパッチ絆創膏を貼る場所は必ずしも上腕の内側である必要はない。エタノールに対する皮膚反応がきれいに見える場所ならどこでも良い。しかし、日焼け、血管の走行などを考え、筆者らは上腕の内側を使っている。ここに貼った場合、まくり上げた袖で腕が締め付けられないようにする。またどこに貼っても、絆創膏を貼った上から何度も押さえ付けないようにする。
4）このテストは、幼児から高齢者までその対象を選ばない。しかし、未成年者ではアルコール代謝酵素がまだ十分に作られていないために、反応が出にくい傾向がある。未成年者に実施する場合には、旧法を使うべきである。この方が結果の信頼性がより高くなる。
5）パッチテストを実施する前、特に安静をたもつ必要はない。しかし、激しく体を動かした後、または風呂上がりに実施するのは良くない。また、部屋の温度も関係しており、寒いと紅斑が出づらく、逆に暑いと出すぎてしまい、結果の信頼性が落ちる可能性がある。
6）飲酒後、アルコールが体内に残っている状態でテストができないのは当然である。テスト陽性者の場合、一般に飲酒した翌日よりも、何日間か断酒していた時の方が、反応がはっきり出るようである。

する試みがなされています[7]。シアナマイドの1日量は通常70〜100 mg（7〜10 ml）ですが、この方法によると、1日30 mgで十分な場合が多いということです[7]。シアナマイドは肝臓障害も含めて様々な副作用が報告されていることから、この方法で処方量を減らすことが出来れば、臨床上の意義は大きいでしょう。

文　献

1) Yoshida A, Hsu L, Yasunami M：Genetics of human alcohol-metabolizing enzymes. Prog Nucleic Acid Res Mol Biol 40：255-287, 1991.
2) 樋口　進, 松下幸生：アルコール依存症. 臨床精神医学講座 S11 精神疾患と遺伝, 岡崎祐士, 米田　博（編）, pp. 175-189, 中山書店, 東京, 2000.
3) 樋口　進, 松下幸生, ほか：アルコールの代謝. アルコール保健指導マニュアル, 樋口　進（編）, pp.11-19, 社会保険研究所, 東京, 2003.
4) Higuchi S, Muramatsu T, Saito M, et al：Ethanol patch test for low Km aldehyde dehydrogenase deficiency. Lancet 1：629, 1987.
5) 樋口　進：エタノールパッチテスト. 日本臨床 55（特別号）：582-587, 1997.
6) 樋口　進, 松下幸生, 白川教人, ほか：エタノールパッチテストの改良に関する研究. 第21回日本生物学的精神医学会, 仙台, 1999.
7) 山内眞義, 木村武登, 武田邦彦, ほか：アルコール依存症患者におけるエタノールパッチテストによる適正なシアナマイド投与量の決定方法（TAC方式）. アルコールと医学生物学, アルコール医学生物学研究会（編）, pp. 107-110, 東洋書店, 東京, 1999.

（樋口　進）

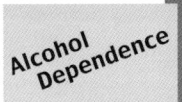

第V部 アルコール依存症とアルコール有害使用のスクリーニングと診断

Section 1 内科医、関連スタッフによるスクリーニング

1 問診の工夫

① 飲酒歴
問診のときに「多いときは、お酒をどれくらい飲みますか」と必ず尋ねます。否認の強い患者の場合には「（いつも）2合くらい（で済まそうと思って飲むが…）」と、言葉を省略していることがありますので、患者の言ったことを鵜呑みにしてはいけません。

② 既往歴
飲酒して事故や怪我をしたことがないかを聞きます。飲酒している間の記憶がなくなると（ブラック・アウト）、怪我をした覚えがないこともあります。骨折も結構多くみられ、ちょっとした事故と言いながら骨折に至っている場合もあります。

過剰な飲酒は多くの臓器障害を引き起こすことから、消化器系の胃・十二指腸潰瘍、肝疾患や膵疾患、循環器系の高血圧・心臓疾患、代謝・内分泌系疾患である高脂血症、高尿酸血症や糖尿病および糖尿病の関連疾患への罹患についても確認します。

③ 自覚症状
a．**全身倦怠感**：依存症では、酒を飲むと疲労感が取れ、酒が切れると疲労感が増すといった錯覚があります。

b．**下痢・軟便**：アルコールは慢性下痢の原因となります。アルコールにより、小腸運動は亢進し、水分や電解質の吸収が低下するためです。必ずしも水様便とは限らないことから、「便は軟らかくありませんか」と問診します。断酒によって下痢が改善すれば、下痢の原因はアルコールであったと判断することが出来ます。当然のことながら、鑑別診断として感染性腸炎や炎症性腸疾患を鑑別しておくことは重要です。

c．**食欲不振**：食欲不振にも注意が必要です。断酒したら食事がおいしくなったという回復者の体験談もあります。一般に、断酒すれば食事がおいしくなることに多くの飲酒者は気付いていないようです。栄養状態、睡眠、運動などの日常生活習慣についても問診する必要があります。

d．しゃっくり、こむら返りがみられる場合があります。

2 身体所見の理解と留意点

1 視診からのスクリーニング
　a．顔面の傷跡：酩酊時に転倒したり、身体をぶつけたり、喧嘩をしたりして、顔のあちこちに傷跡が残っていることが多々あります。
　b．年齢よりも老けてみえる：アルコールは年齢以上に脳の萎縮をもたらすだけでなく、顔貌も10歳以上老けてみえることが多い。飲酒者で、実際の年齢以上に老けてみえる場合には、アルコール依存症を疑うべきです。
　c．むくんだ顔貌：貧血、電解質の異常、低蛋白血症、低栄養、各種のビタミン欠乏などが複合し、アルコール依存症に特有の顔貌を形成します。
　d．脂ぎった顔：離脱症状のため脂汗が出るので、顔も脂ぎっています。
　e．充血した目、うつろな視線：飲酒していると眼球結膜が充血します。視線が定まらず、また罪悪感から、目を合わせようとしない場合があります。
　f．歯が悪い：無痛性の歯牙脱落、歯槽膿漏があり、年齢の割に入れ歯が多かったりします。その原因として、アルコール依存症では口腔内が不衛生で、歯槽膿漏が生じやすく、骨粗鬆症も一因と考えられています。
　g．酒皶：赤ら顔であることが多い。鼻背、頬から耳、頸部にかけて毛細血管の拡張を伴います。
　h．クモ状血管腫：前胸部などに、細血管がクモ状に拡張して点在しています。
　i．不潔感：几帳面で真面目なアルコール依存者が多いのですが、連続飲酒などで酔っていることが多いと身だしなみに配慮出来ず、自堕落な身なりとなります。
　j．肥満または細身：アルコールは1g当たり7.1kcalと高カロリーなことから、肥満を伴う場合があります。一方、低栄養状態などによって、筋萎縮、細身を示しています。
　k．脂ぎった手掌と紅斑：離脱症状として手掌が脂っぽくなり、手の震えを伴います。肝硬変に至ると手掌紅斑が出現します。

2 血液生化学検査からのスクリーニング
　a．肝機能障害：アルコール性肝障害では、γ-GTPやGOT（AST）、GPT（ALT）値の上昇を認めます。1ヵ月間の断酒後にγ-GTPが前値の40％以下に減少すれば、肝障害はアルコールに起因していたと判断出来ます。しかし、γ-GTPがあまり異常を呈しない例もあるので判断には注意が必要です。
　b．脂質と尿酸：高脂血症や高尿酸血症は、アルコール代謝に伴う一連の病態と考えられます。
　c．糖尿病：アルコールの多飲による栄養過剰や運動不足から、耐糖能異常やインシュリン抵抗性が出現し、糖尿病をしばしば併発します。尿糖や血糖のチェックが必要です。

3 画像診断からのスクリーニング
　a．脂肪肝、肝硬変：腹部超音波検査やCT検査では、脂肪肝がよく認められます。アル

コール性肝硬変では、ウイルス性の肝硬変と異なり、再生結節が微細であるため、肝臓表面の凹凸不整が目立たない場合があるので、注意が必要です。

b．**食道静脈瘤**：アルコール性肝硬変では、食道静脈瘤が出現しやすく、破裂すると致死的となります。食道透視や内視鏡検査で有無を確認し、静脈瘤の存在が確認出来れば、必要に応じて硬化療法などを施行すべきです。

3 アルコール依存症と有害使用の評価と対応

1 やってほしいこと

一連の問診、診察からアルコール関連疾患が疑われた時には、患者がアルコール依存症かどうかを客観的に評価することが大切です。アルコール依存症患者にとって断酒は必要不可欠です。有害使用者では、まず断酒を指導し、断酒が可能となった後に、患者が飲酒を強く望んだ際には、節酒を指導します。後述の KAST や CAGE は、外来診療や入院病棟どこでも簡単に施行出来る有用なアルコール依存症のスクリーニング法です。客観的な判定方法として説得力があります。初診の時に時間がなければ、次の再診までに質問用紙に記入していただき、診療に役立てることが大切です。

2 上手く行く対応

医師は「アルコール依存症は治る（厳密には回復する）病気ですよ」と説明しながら介入します。外来・病棟で傍らにいる医療スタッフと同じ気持ちになって患者に接すると、患者は否認に気付きやすくなります。スタッフが一丸となり、温かく治療に取り組む姿勢を通して患者との信頼関係が強化されることから、良い結果が生まれやすくなります。しかし、断酒指導をしてもすぐに患者が納得することは少なく、長期展望を持って辛抱強く対応することが肝要です。

3 やってはいけないこと

患者や家族を責める質問や説明を行うと結果は良くありません。患者に医療スタッフ側の不信や不満をぶつけても問題は解決しません。医療スタッフが「またか」、「どうせ治らないから」、「本人が好きで飲んでいるんだから」といった消極的な思いを持ち続けるかぎり、患者の回復は望めません。アルコール依存症は回復する病気ですから、患者や家族が頑張って立ち直ろう、医療スタッフを信頼しようという気持ちになれるように医療スタッフは患者と家族を温かく受け入れ、支援していく姿勢が大切です。

〈広藤秀雄〉

Section 2 産業医、関連スタッフによるスクリーニング

1 健康診断とスクリーニング

事業者は年に1回労働者の健康診断を実施する義務を有することが、労働安全衛生法第66条で定められ、その項目については、労働安全衛生規則第44条で規定されています（表1）。逆に、健康診断を受けることは労働者の義務となっており、労使がともに法を遵守する限り、法定の健診項目のデータは必ず得られます。

一部の事業所では、健康診断時に法定項目以外の諸検査を実施しているところもあり、その場合にはさらに多くのデータが得られることになります。次項で述べるKASTやCAGEなどの質問票をそのタイミングで実施すれば、健康診断の場でスクリーニングのための重要な多くの情報を入手出来ることになります。

また、健康診断だけがスクリーニングの場ではありません。事業所によっては、産業医や産業看護職による生活習慣病などの集団教育が行われているところがあります。そうした場面もスクリーニングを行う良い機会となります。

表1 労働安全衛生規則第44条で定められている定期健康診断の項目
（平成15年1月1日現在）

・既往歴および現病歴の調査	・自覚症状および他覚症状の有無の検査
・身長、体重、視力、および聴力の検査	・胸部エックス線検査および喀痰検査
・血圧の測定	・貧血検査（赤血球数、ヘモグロビン量）
・肝機能検査（GOT、GPT、γ-GTP）	・尿検査（尿蛋白、尿潜血）
・血中脂質検査（総コレステロール、HDLコレステロール、中性脂肪）	
・血糖検査	
・心電図検査	

2 スクリーニング実施に当たっての注意

健康診断の結果は重要な個人情報の一つであり、取り扱いには十分な注意が必要です。労働安全衛生法第104条では、健康診断に携わった者に対して、健康診断結果に関する守秘義務を課しています。

また、日本産業衛生学会から「産業保健職の倫理指針」が示されています。そこでは「…健康診断およびその他の健康調査（以下、健康診断等）を行う際に、どのような効果が予測

出来るかを検討し、有効かつ安全であると確認出来た方法を用いる。健康診断等の実施に当たっては、その目的について労使と十分協議する。健康診断等を行うに当たっては、参加の有無による利益と不利益を労働者に十分説明し、その同意を得て行う」と述べられており、これらは「法定外項目を実施する場合、特に重要である」とも記されています。したがって、質問票を使用する際には、新たなものを創作するよりも、信頼性や妥当性が証明されている既存のものを使用するほうが良いでしょう。また、こうした質問票は法定外項目になることから、その実施に当たっては関係部署の了解や本人（健診対象者）への説明が必要です。一部の事業所では、健診時に生活習慣などを確認する調査票を実施しており、その中にCAGEの項目を滑り込ませているところもあるようですが、こうした手続きを踏むべきです。

　一般にアルコール依存症者は、自らの問題飲酒を否認する傾向のあることが知られていますが、だからといって無断で、あるいはそれが問題飲酒のスクリーニングであるとわからないようにして行うことは慎みたいものです。

3 スクリーニングから診断へ

　スクリーニングは、そこでふるい分けられた者に対して、何らかの働きかけ（多くの場合、診断のための手続き）が行われてこそ、意味があります。換言すれば、事後措置が明確にされていないスクリーニングを行うことは愚の骨頂です。また、事後措置の内容も、スクリーニングを実施する前に、対象者の同意を得ておくべきです。

　スクリーニングの結果、アルコール依存症あるいはアルコール有害使用が疑われた例に対しては、精神科医との連携によって診断を行うことが望ましいのですが、本人がそれを拒否したり、あるいはそうした場をつくることが出来ないことも多いでしょう。しかし、精神科臨床の経験がない産業医であっても、アルコール依存症の病態を理解し、構造化面接の手法などを用いることによって、診断を得ることは可能です。また、業務効率の低下など行動面の変化をはじめとする職場からの情報が診断に役立つことも多いものです。

4 受診勧奨と家族との連携

　職場での問題行動や諸検査などでアルコール依存症の診断がつき、断酒が必要であると判断された場合には、専門医療機関に紹介することが望まれますが、それを少しでも円滑に進めるには、上司など職場関係者のみならず、家族の協力を得て、本人に受診を働きかけるのがよいでしょう。

　しかし、本人に無断で不用意に家族と接触することには慎重になるべきです。例えば、その時点で既に家庭内にもめごとが起こっており、産業保健スタッフの介入がその混乱を悪化させる恐れがあるなどの事態が起こりえるからです。したがって、家族への接触は、本人に一言断ってから行うべきで、それが困難であれば、本人のプライバシーに配慮しながら、本人と親しい同僚などから親族に関する情報を得るといった考慮をしたいところです（家族と

の連携の詳細は、第Ⅶ部第4項を参照のこと）。

　また、職場からの問い合わせに対して、家族が戸惑いを見せることはよくあります。その際、事情をわかりやすく説明して、家族に協力を求めるのは、上司や人事労務担当者より産業保健スタッフの方が良い場合が多いでしょう。

（廣　尚典）

Section 3 検査データ、KAST、CAGE によるスクリーニング

1 どんな検査データに注目するか。KAST と CAGE の紹介

アルコール依存症は、アルコールへの精神的・身体的依存による病的飲酒パターンと、それに関連した身体的臓器障害（アルコール関連疾患）や社会的不適応（アルコール関連問題）を生じている状態を伴っています。また、依存症ではなくても、過量飲酒によって臓器障害を生じている場合はアルコールの有害使用であり、アルコール依存症の前段階であると認識すべきです。

明らかな病的飲酒パターンや社会的不適応がみられる場合にはアルコール依存症の診断は容易ですが、依存症者と有害使用者の多くの症例が飲酒量・飲酒習慣については医師に過少に申告するので、アルコール依存症と有害使用が見逃されてしまうことが多いのです。

お酒は多様な影響を生体におよぼし、過量飲酒は様々な病気を引き起こします。患者は、全身倦怠感、食欲不振、朝の吐き気、心窩部不快感、腹痛、慢性の下痢、肩こり、動悸、寝汗、手足のしびれや痛み、手指の震え、不眠、うつ気分、集中力低下、記銘力低下などの多様な症状を主訴として一般医療機関を受診します。また、職場健診・住民健診・人間ドックなどで肝機能障害、高脂血症、高尿酸血症、糖尿病、高血圧、不整脈などの異常を指摘され、精査・治療を目的として病院をはじめて訪れる者も多いのです。このような患者のなかにはアルコール依存症者と有害使用者が相当数存在します。医師はこのことを忘れずに、患者の否認に十分注意して病歴の聴取を行うことが必要です。そして、検査データを注意深く評価し、アルコール関連疾患が疑われた時には、久里浜式アルコール症スクリーニングテスト（KAST）[1]や CAGE 質問票[2]などを用いて問題飲酒をスクリーニングし、アルコール依存症の疑いがあれば、さらに ICD-10[3]を用いて早期に診断を確定することが大切です。

2 検査データによるアルコール依存症と有害使用のスクリーニング

アルコールの過量摂取に感受性のある血液一般検査と血清生化学検査値の異常を表1に示します。アルコール依存症と有害使用のスクリーニングでは、これらの検査データのうち、血清γ-GTP 活性の上昇と平均赤血球容積（MCV）の増加にまず注目すべきです。

① 血清γ-GTP（gamma-glutamyl transpeptidase）活性の上昇[4)5)]

主にアルコール摂取に伴う酵素誘導によって増加すると考えられています。アルコール過量摂取のマーカーとして広く用いられていて、その感度は、わが国では28〜34％、欧米では50〜69％であると報告されています。断酒によって著明に低下し、4週で断酒前値の40％以

表 1 過量飲酒に感受性のある検査

1．血清 γ-GTP 活性の上昇
2．平均赤血球容積（MCV）の増加
3．血清 GOT（AST）と GPT（ALT）活性の上昇
4．血清尿酸値の上昇
5．血清トリグリセライド（空腹時）の上昇
6．血清 CPK 活性の上昇
7．血清 IgA の増加
8．血清トランスフェリンの微小変異（CDT）の出現

下か正常値の 1.5 倍以下まで低下することが多いのです。しかし、肝細胞障害や胆汁うっ滞、薬剤服用などでも上昇することがあり、また一方、大量飲酒によっても上昇の認められない者も存在しますので、アルコールにのみ特異的な指標ではありません。問題飲酒に対する特異性は 90％ほどです。

2 平均赤血球容積（mean corpuscular volume；MCV）の増加[4)5)]

主に血球膜の脂質組成の変化によると考えられていて、貧血を伴わないか軽度貧血の時期にみられます。アルコールマーカーとして汎用されていますが、問題飲酒の検出感度は 23〜40％で、特異性は 90％前後とされています。

一方、γ-GTP と MCV の併用による問題飲酒者検出の感度と特異性[4)5)]が検討されています。両者のいずれかが異常値の場合の問題飲酒の検出感度は 40〜63％に上昇しますが、特異性は 74〜87％に低下します。両者がともに異常値の場合には、問題飲酒の検出感度は 6〜18％と著しく低下しますが、特異性は 98〜99％の高率となることが示されています。このように、2 つの検査を併用することによって、問題飲酒者の半数をスクリーニング出来ますし、両者とも異常値の場合には非常に高い特異性をもって問題飲酒者を発見出来ることが報告されています。したがって、γ-GTP と MCV の併用は、アルコール過量摂取をルーチンに検出出来る簡単で有用な方法です。

3 その他

血清 GOT（AST）・GPT（ALT）活性の上昇はアルコール性肝障害、血清尿酸値の上昇と高トリグリセライド血症はアルコールによる糖・脂質代謝異常、血清 CPK 活性の上昇は潜在性ミオパチー、血清 IgA の増加はアルコール性肝硬変症の高 γ-グロブリン血症などに関連した検査値異常としてしばしば検出されます。しかし、これらのいずれの検査値異常も、アルコール過剰摂取のみに特異的なものではなく、他の原因を除外出来てはじめてその異常値が評価されるべきものです。また、血清トランスフェリン微小変異としての糖鎖欠損トランスフェリン（carbohydrate-deficient transferrin；CDT）の定量[4)5)]は、感度・特異性ともすぐれたアルコールマーカーとされていますが、一般検査には用いられていません。

3 KAST と CAGE によるスクリーニング

久里浜式アルコール症スクリーニングテスト（Kurihama Alcoholism Screening Test；

KAST)[1]は、斎藤らによって開発された問題飲酒者をスクリーニングするための質問回答票（表2）で、付与された回答点数の合計点を用いて問題飲酒群を検出するものです（表3）。結果の妥当性と信頼性が広く認められていて、一般人口におけるKASTを使用した調査では、2点以上の重篤問題飲酒者が成人男子7.0％、女子0.5％、男女合計3.6％であることから、わが国でのアルコール依存症者数は、少なくとも240万人であると推定されています[7]。一方、総合病院入院患者にKASTを実施した成績では、2点以上の重篤問題飲酒者が17.8％（男子26.9％、女子3.1％）も存在することが明らかにされていて[8]、アルコール関連疾患で一般医の診療を受けている患者の多いことも示されています。

CAGE質問票[2]（表4）は、Ewingによって開発されたわずか4項目の非常に簡便、かつ本質的な質問票であり、欧米ではアルコール依存症を疑った時には、内科医はまずこの質問票

表2　KAST（Kurihama Alcoholism Screening Test）の質問項目

最近6ヵ月の間に次のようなことがありましたか	回答	点数
1．酒が原因で、大切な人（家族や友人）との人間関係にひびが入ったことがある	ある ない	3.7 −1.1
2．せめて今日だけは酒を飲むまいと思っても、つい飲んでしまうことが多い	あてはまる あてはまらない	3.2 −1.1
3．周囲の人（家族、友人、上役など）から大酒飲みと非難されたことがある	ある ない	2.3 −0.8
4．適量で止めようと思っても、つい酔いつぶれるまで飲んでしまう	あてはまる あてはまらない	2.2 −0.7
5．酒を飲んだ翌朝に、前夜のことをところどころ思い出せないことがしばしばある	あてはまる あてはまらない	2.1 −0.7
6．休日には、ほとんどいつも朝から酒を飲む	あてはまる あてはまらない	1.7 −0.4
7．二日酔いで仕事を休んだり、大事な約束を守らなかったりしたことがときどきある	あてはまる あてはまらない	1.5 −0.5
8．糖尿病、肝臓病、または心臓病と診断されたり、その治療を受けたことがある	ある ない	1.2 −0.2
9．酒がきれたときに、汗が出たり、手が震えたり、イライラや不眠など苦しいことがある	ある ない	0.8 −0.2
10．商売や仕事上の必要で飲む	よくある ときどきある めったにない	0.7 0 −0.2
11．酒を飲まないと寝つけないことが多い	あてはまる あてはまらない	0.7 −0.1
12．ほとんど毎日3合以上の晩しゃく（ウイスキーなら1/4以上、ビールなら大ビン3本以上）している	あてはまる あてはまらない	0.6 −0.1
13．酒の上の失敗で警察のやっかいになったことがある	ある ない	0.5 0
14．酔うといつも怒りっぽくなる	あてはまる あてはまらない	0.1 0

第V部　アルコール依存症とアルコール有害使用のスクリーニングと診断

表3　KAST判定法

総合点	判定	グループ名
2点以上	極めて問題多い	重篤問題飲酒群
2〜0点	問題あり	問題飲酒群
0〜(−5)点	まあまあ正常	問題飲酒予備軍
(−5)点以下	まったく正常	正常飲酒群

表4　CAGE questions

C	**Cutting** down on drinking 飲酒量を減らさなければと感じたことがありますか？
A	**Annoyance** at others' concerns about drinking 他人にあなたの飲酒を注意されて、気にさわったことがありますか？
G	feeling **Guilty** about drinking 自分の飲酒について、悪いとか申し訳ないと感じたことがありますか？
E	using alcohol as an **Eye-opener** in the morning 神経を落ち着かせたり、二日酔いを治すために迎え酒したことがありますか？

を用いて問題飲酒のスクリーニングを行うべきであると推奨されています。質問4項目中2つ以上陽性の場合にはアルコール依存症が疑われるとされていて、検出感度は70〜96％、特異性は91〜99％であると報告されています[4]。簡単で、しかも高い正診率をもって問題飲酒をスクリーニング出来ますので、医師のみならず、コメディカルスタッフ、そして患者自身も大いに活用出来るものであり、わが国でも広く普及しつつあります。

文　献

1) 斉藤　学, 池上直己：久里浜式アルコール症スクリーニングテスト（KAST）とその応用. アルコール研究 13：229-238, 1978.
2) Ewing JA：Detecting alcoholism：the CAGE questionnaire. JAMA 252：1905-1907, 1984.
3) WHO：依存症候群 Dependence syndrome. ICD-10, 精神および行動の障害, 臨床記述と診断ガイドライン, 融道男, 中根允文, 小見山実監訳, pp.87-88, 医学書院, 東京, 1993.
4) McCullough AJ：Alcoholic liver disease. In Schiff's disease of the liver, eighth edition. ed by Shiff ER, Sorrell MF, Maddrey WC, pp.941-971, Lippincott-Raven Publishers, Philadelphia, 1999.
5) 前野哲博, 前野貴美, 小野幸男, 他：アルコール関連問題の発見における γ-GTP と MCV の操作特性. 日本醫事新報 4093：24-27, 2002.
6) 岡村幸重, 横山裕一, 加藤眞三, 他：飲酒の生化学的マーカー. 日本臨牀 55（特別号）：260-266, 1997.
7) 樋口　進, 河野裕明：日本人の飲酒行動・飲酒観—日米共同疫学研究結果をふりかえって—. アルコール臨床研究のフロントライン, 樋口　進編, pp.1-44, 厚健出版, 東京, 1993.
8) 角田　透：潜在するアルコール関連問題（者）数の推定について. 我が国のアルコール関連問題の現状—アルコール白書, 河野裕明, 大谷藤郎編, pp.43-54, 厚健出版, 東京, 1993.

（渡邉省三）

Section 4 健診結果の活用

1 アルコールの健診結果への影響

　労働安全衛生規則で定められている健診項目のうち、飲酒と特に関連が深いものとしては、γ-GTP、GOT、GPT、HDL-コレステロールがあげられます。特にγ-GTPは飲酒量とよく相関し、多量飲酒者で高値となります。他に人間ドックなどで測定され、飲酒との関連が知られている項目としては、尿酸、MCV（平均赤血球容積）、CDT（糖鎖欠損トランスフェリン）などがあげられます。これらが高値であり、ほぼ連日の飲酒習慣が確認された場合には、過量飲酒が疑われます。まだ行動面の問題が現れていない段階で、こうした検査値から早期に問題飲酒の存在を知ることが可能です。

　しかし、検査結果の解釈に当たっては、一定の基準値以上（例えばγ-GTP＞200 IU/l）であれば、アルコール依存症あるいは他の何らかのアルコール関連疾患に陥っているといった即断は控えるべきです。上記の検査値は、アルコール以外の要因でも上昇することがあるからです。他の情報と合わせて慎重に鑑別診断をすすめる必要があります。また逆に、それらがすべて基準値内であったとしても、必ずしも飲酒問題を抱えていないとは限りません。専門医療機関に入院しているアルコール依存者のなかにさえ、見かけ上それらの検査値に異常が見られない例がみられます。すなわち、健診結果は、問題飲酒の有無を評価する非常に有力な判断材料になりますが、それのみに頼り過ぎないように注意をすることが肝要です。

　検査値以外に、問診で不眠や抑うつ傾向、食欲不振などが明らかになった場合には、それらは診断の補助となりえます。血液検査だけでなく、法定の健診項目である既往歴、業務歴、自覚症状なども十分に検討することにより、より適切な評価が可能となります。

2 健診結果を利用した介入

　検査値の異常は、客観的な指標として、節酒や断酒の必要性を説くよい手がかりであると言えます。節酒や断酒への動機付けをより強いものとするために、飲酒に関する職場からの諸情報がわかっていれば、それも整理して持ち込むと良いでしょう。職場における介入の利点として、①健診データの経年変化を追うことによって飲酒問題の悪化が推測しやすいこと、②飲酒の仕事面に及ぼしている影響を具体的に本人に示し、飲酒問題を直視させやすいことがあげられます。

　過量飲酒がほぼ確定出来た場合でも、頭ごなしにそれを指摘し、節酒を勧奨するのでは飲酒行動の変容に結びつかないことが多いものです。アルコールに関する正しい知識、例えば、

過量飲酒が引き起こす健康障害は肝障害だけでなく非常に広範にわたること、寝酒は結果的に睡眠を浅くし、睡眠障害を引き起こすことなどをわかりやすく整理して伝えるとともに、一般論ではなく「あなたは、現在○○の状態にあり、このまま飲み続ければ△△に陥ってしまう」と具体的な形でのフィードバックを行い、時間の許す範囲で断酒方法や節酒方法について相談に乗るような対応が望まれます。比較的早期の問題飲酒であれば、短時間の介入で節酒に導ける例も少なくないことが最近多く報告されており、その手法は brief intervention と総称されています。健診結果を説明し、それに基づいた保健指導を行う場は、brief intervention を導入するのに適しています。労働安全衛生規則第 66 条の 7 でも、健診の結果により、必要に応じて保健指導を行うことが、事業者の努力義務として定められています。

　産業保健スタッフの前で過量飲酒を認めることが、直接職場での処遇に影響しないことを明示することも重要です。これを確約することによって、本人が問題飲酒を認め、その改善に向けての取り組みを始める後押しを出来る場合が多いのです。そのためには、産業保健スタッフの行う保健指導や健康相談の内容が、本人に知らされないうちに周囲に漏れるような事態にならないようなシステムを作ることが必要です。

一口メモ　　産業保健スタッフと情報

　産業保健スタッフの行う保健指導や健康相談の内容が、本人に知らされないうちに周囲に漏れるような事態にならないようなシステムを作ることと本人の飲酒問題を上司などに一切知らせないのとは別問題です。産業保健スタッフは必要に応じて必要最小限の情報を周囲に伝えなければなりません。例えば、彼らの理解を得なければ本人の問題飲酒が改善することが難しい場合や周囲に多大な損害、悪影響を及ぼす可能性の高い場合などがそれに該当します。ただし、その際にも、本人に断った上でそれを行うべきです。

　既に断酒をすべき病態にあると推測されても、本人がかたくなにそれを拒否する場合には、本人の主張を尊重して節酒を試みることを認める一方で、節酒がうまくいかなかったら断酒を試みることを約束して、経過をみる方法もあります。しかし、その場合には、こまめにフォローアップを行い、飲酒量が増えたり、問題行動がみられるようであれば速やかに再度介入をして、約束どおり断酒へと導くべきです。

文　献
1) 廣　尚典：CAGE, AUDIT による問題飲酒の早期発見. 日本臨床 55（別冊）：589-593, 1997.
2) スクリーニングマニュアル. 柳川　洋, 大野良之, 高野　陽（編）, 南山堂, 東京, 1988.
3) Miller WR：Treating Addictive Behaviors. second edition, Miller WR and Heather N（ed）, Plenum Press, New York, 1998.

（廣　尚典）

Section 5 ICD-10（WHO 基準）による診断

次に述べる ICD-10 の診断基準[1]は WHO が決定したアルコール依存症やアルコール有害使用の診断基準です。内科医は身体的データによって診断したり、治療を進めますが、精神科では診断や治療を「患者の言動」によって進めていきますので、内科医は戸惑うと思います。しかし、アルコール依存症やアルコール有害使用に限ると、診断は難しくありません。患者の飲酒に関する言動、要するに飲酒行動をみれば診断出来ます[2]。

1 アルコール依存症（Alcohol Dependence Syndrome）

この病気は「症候群」なので、過去 1 年間のある期間、次の 6 項目のうち 3 項目あれば、アルコール依存症と診断します。

1 飲酒への強い欲望または強迫感

節酒、断酒しようとするとき、主観的に体験する強い飲酒欲求や強迫的な飲酒欲求の存在を言います。このような飲酒欲求は患者にとっては抑えがたいので異常な飲酒行動となって表面化します。次の「異常な飲酒行動」の幾つかがあれば、この項目は「あり」です。

TPO（Time, Place, Occasion；飲むときに、わきまえなければならない時・場所・機会）の障害、朝酒の習慣化、連続飲酒、連続飲酒の後に飲めない日が続き、元気になると再び連続飲酒する山型飲酒サイクル、隠れ飲み、入院中の飲酒など。

2 飲酒開始、飲酒終了、飲酒量いずれかのコントロール障害

朝酒、仕事中に飲酒、遅くまで飲んで翌日の仕事に支障をきたす飲酒、悪酔いしたり、臓器障害を繰り返す大量の飲酒のどれかがあれば、該当です。

3 離脱症状

飲酒を中止、または減量する時、離脱症状がある。そして、離脱症状を軽減させたり、消失させようとして飲酒するようになっています。軽症の離脱症状には、手指の震え、発汗、吐き気、嘔吐、朝の食欲不振、攣縮、筋肉の脱力、睡眠障害、抑うつ、頻脈、微熱、高血圧、いらつき等があります。重症になると、上記の症状に痙攣発作、幻覚を伴うせん妄が加わります。

4 耐性

飲酒を始めた頃の飲酒量では水を飲んでいるのと変わらず、単なる酔いを得るための通過地点になり、酔えるまでには多くの酒量を要する状態です。ただし、耐性が生じた後、40 歳を過ぎると、1 回の飲酒量が減るがダラダラ飲みになる傾向が生じます。これを逆耐性現象と呼びます。DSM-Ⅳ の診断基準では、飲酒開始当時に酔いに必要だった飲酒量よりも、酔いに必要な量が 1.5 倍になれば、耐性が「あり」としていますので、目安に出来ます[3]。

❺ 飲酒のために、他の楽しみや趣味を次第に無視するようになり、飲んでいる時間が多くなったり、酔いが醒めるのに時間を要するようになる。

要するに、単調な飲酒中心の生活になっていることです。

❻ 明らかに有害な結果が起きているのに、飲酒する。例えば、過度の飲酒による臓器障害、または大量飲酒による精神障害など。実際に障害が飲酒と関連していることに気付いていること。

臓器障害、精神障害、認知機能の障害などの害が生じると分かっているにもかかわらず、飲んでしまう状態です。

2 アルコール有害使用（Harmful Alcohol Use）

アルコールによる身体的または精神的健康被害が起きている状態を言います。

『注：急性中毒や二日酔いだけでは「有害使用」とは診断されません。また、これらの健康被害があり、アルコール依存症もある場合は、アルコール有害使用と診断せず、「アルコール依存症」と診断します。』（ICD-10）[1]。

アルコール性臓器障害のある患者は全員アルコール有害使用のレベルにすでに至っています。したがって、これらの患者はアルコール依存症でなくても、精神医学的診断とそれに基づく治療の対象となります。

（※著者注：文献1）では、Harmful Alcohol Use を「有害な使用」として訳していますが、診断名なので本書では「有害使用」と訳して使用しています。）

文　献

1) World Health Organization：The ICD-10 Classification of Mental and Behavioural Disorders；Clinical Descriptions and Diagnostic Guidelines. World Health Organization, Geneva, 1992（融道男，中根允文，小見山実監修：ICD-10 精神および行動の障害―臨床記述と診断ガイドライン．pp.81-94，医学書院，東京，1993）．
2) 猪野亜朗：簡単にできる診断．アルコール性臓器障害と依存症の治療マニュアル―急増する飲酒問題への正しい対処法―．pp117-122, 星和書店，東京，1996．
3) Kaplan HI：Pocket Handbook of Clinical Psychiatry. Second Edition（融道男，岩脇淳監訳：カプラン臨床精神医学ハンドブック．DSM-Ⅳ診断基準による診療の手引．pp.72-80，メディカル・サイエンス・インターナショナル，東京，1997）．

〔猪野亜朗〕

第Ⅵ部 アルコール依存症という病気の理解

Alcohol Dependence

Section 1 心の依存状態

　心の依存はアルコール依存症の初期に必ず出現します。物事に対処するときにお酒の力に頼るようになることです。人間関係を持つにも、ストレスや疲労感を解消するためにも、感情を落ち着けるためにもお酒に頼って対処するうちに、お酒無しでは対処が難しくなって来ます。そのうち飲酒欲求が強迫的になって来ます。そのために、その強迫的な飲酒欲求を落ち着けるために、「異常な飲み方」[1]をしてしまいます。また、コントロール可能な正常な飲み方で無くなるので、徐々に硬直化した一定の飲み方になり、状況にそぐわない飲み方になります。飲酒中心の飲み方になり、生活の多様性は失われてきます。ですから、その人の飲み方が次のような異常な飲み方になっていれば、「心の依存」の存在していることを知ることが出来ます。

❶ TPOの障害
　日本の飲酒文化は晩酌の文化です。これは飲酒のTPOを晩酌に限定しているのです。
　ところが、それ以外の時間帯に飲酒する、飲んではならない場所で飲酒する、飲んではいけない機会に飲酒する。このようなことが見られるようになるのは、飲酒欲求が強迫的になり、抑制出来なくなっていることを示しています。
　（※注：TPO［T＝Time, P＝Place, O＝Occasion］）

❷ 朝酒の習慣化
　「迎え酒」と言われますが、日本の社会の中でこれは普通の飲み方でないのは明白です。酒なしでは1日が始まらないところまで心の依存が極度に深くなっていると同時に、睡眠中に血中濃度が低下して覚醒時に離脱症状が強く生じているので、一杯飲むことで不快さを消そうとしているためです。休みの前日に深酒して、休日の朝不快になり離脱症状を消そうとして朝酒を始めていくという初期のパターンが多いのです。早朝5時に始動する自動販売機の世話になります。最近はコンビニの御世話になるようです。

❸ 隠れ酒
　家族は飲んではいけない状態と考え、患者もそれは守らねばならないと思っていますが、飲酒欲求が迫ってきてその欲求を満たさざるをえなくなり、隠れ酒をするようになります。正常の飲酒行動をしている段階では、決して見られない状態です。

4 連続飲酒

患者が目覚めている間、飲み続けている状態です。1日中飲んでいるわけですから、家族との摩擦は非常に大きくなっています。初期には、土日の連続飲酒として始まり、月曜日にずれ込んで休むことも生じて来ます。

5 山型飲酒サイクル

連続飲酒が続くと、酒を受け付けなくなり、完全に断酒状態となったり、飲酒量が減少する日が幾日も続きます。そうすると、再び元気になって飲めるようになり、飲み始めて、元の連続飲酒になるパターンを繰り返します。これは断酒が出来ているのではなく、飲酒欲求を完全にコントロール出来なくなっている状態です。

文献
1) 猪野亜朗：アルコール依存症は四つの側面が見えてくる．アルコール性臓器障害と依存症の治療マニュアル．pp.45-76, 星和書店, 東京, 1996.

（猪野亜朗）

Section 2 身体の依存状態

身体依存[1]は離脱症状の存在によって証明されます。離脱症状はアルコールの血中濃度が低下して来たときに出現するので、飲酒を中断したり、飲酒量がその人にとって十分でないときに出現し、飲酒によって血中濃度が上昇したとき、症状が軽減したり消失します。

❶ 手指の振戦

手や身体の細かな震えです。大きく震えるときには重症の離脱せん妄の出現の前触れの可能性があります。

患者や家族も気付いていないときもあるので、具体的に尋ねます。細かな字、かくばった字、葬式や結婚式の受付で書くときなどに震えに気付きます。コップを持つときに、酒がこぼれる、箸で食物が掴みにくい、コーヒーに砂糖を入れるスプーンから砂糖がこぼれる、ドライバーが釘の溝に入りにくいなど生活場面で気付いているはずです。上肢を伸ばして指をぴんと伸ばしたとき震えが見えます。紙を手背の上に乗せると紙の震えで分かりやすいでしょう。

❷ 脂汗、寝汗

気持ちの悪い脂汗をかいて、夜中に目覚めて着替えたり、タオルで身体を拭いたり、他の人が汗をかいていないときに汗をかきます。メガネを使っている人は汗のためガラスの汚れが目立ちます。

❸ 頻脈

高血圧とともに、頻脈は出現しやすく、患者は動悸として気付いている場合があります。

❹ 微熱

風邪などと間違う場合があります。断酒すると、数日で平熱になります。

❺ 高血圧

断酒するだけで、正常血圧に戻ります。

❻ 攣縮・こむら返り

手や足の筋肉が痛みを伴って攣縮を生じます。痛みを伴うので患者は気付いている場合が多いのです。しかし、離脱症状と気付いていることは余りありません。

❼ 吐き気・腹部不快感

朝の吐き気は一杯の酒を飲むと消失するので、「朝酒」を覚えます。

❽ 焦燥感・易怒的状態

イライラして落ち着けない状態で、お酒が入ると落ち着きを取り戻します。ちょっとしたことで腹を立てます。

❾ 重度の離脱症状

ａ．痙攣発作

血中濃度が低下して、24時間以内に出現することが多い。癲癇の大発作と同じ状態です。発

作後に、癲癇のように脳波異常は認めません。他の原因がなくて、血中濃度の低下と関連があれば、離脱症状と考えます。

b．振戦せん妄（離脱せん妄）

通常、断酒直後ではなく、断酒して 48 時間から 72 時間後に出現する場合が多いものです。手指や身体の強い震え、激しい発汗、微熱、不眠が続いた後に、夜間にせん妄状態が出現します。せん妄になると、うろうろ落ち着きなく、不安や恐怖感が高まり、仕事をしているような仕草をしたり、虫取り動作をして、虫や小動物がいると話します。また、環境の刺激に反応したような幻聴、風の音や機械の音を話し声や音楽の音がすると言います。数日このような状態が続いた後に、深い眠りとともに消失して、せん妄から回復します。セルシン®の予防投与で発生を防ぐことが肝心で、出現してしまえば、薬物療法で頓挫させることは困難で、消失までの間を安全に経過させるようにすることです。

肝性脳症との鑑別を要する場合もあります。振戦せん妄への対処法は第Ⅸ章第 2 項を参照してください。

稀に、せん妄状態が遷延することがあります。数ヵ月に及ぶことも経験していますが、せん妄治療のために、薬剤を使用して、それがせん妄という薬剤性脳症の原因になることもあるので、要注意です。

文献
1) 猪野亜朗：アルコール依存症は四つの側面から見えてくる．アルコール性臓器障害と依存症の治療マニュアル，pp.45-76，星和書店，東京，1996．

〔猪野亜朗〕

Section 3 急性中毒状態

要するに、酩酊状態のことですが、様々な問題が発生します。アルコール依存症患者では、急性中毒の頻度も多く、程度もひどいので、夜間外来、救急外来で悩まされることも多くなります。しかし、前向きに考えると、アルコール依存症を発見するチャンスでもあります。

急性中毒の診断は、お酒の臭いがすることでわかりますし、その程度はアルコール血中濃度と相関するので、アルコール血中濃度を測定すれば、診断出来ます（表1）。

表1 血中アルコール濃度（BAC）と臨床症状[1)2)]

BAC	区分	臨床症状
0.02～0.04%	微酔爽快期	気分さわやか 活発な態度をとる
0.05～0.1%	ほろ酔い初期	ほろ酔い気分 脈拍数、呼吸数がはやくなる。 話はなめらかになり、抑制がとれる
0.11～0.15%	ほろ酔い極期 （酩酊前期）	気が大きくなり、自己抑制がとれる 立てば少しふらつく
0.16～0.30%	酩酊極期	運動障害が出現する まともに歩けない（千鳥足） 呼吸促拍、嘔気、嘔吐
0.31～0.40%	泥酔期	歩行困難 転倒すると起きあがれない 意識混濁、言語支離滅裂
0.41～0.50%	昏睡期	昏睡状態、尿尿失禁 呼吸麻痺をきたし死亡する危険大

急性中毒に伴って生じる状態[3)]には、悪酔い（嘔吐、吐き気、頭痛、めまい、意識消失、血圧低下などのアセトアルデヒドによる作用）だけでなく、異常な酩酊、ふらつきや喧嘩、転倒、飲酒運転による事故などによる外傷、マロリーワイス症候群、アルコール性の低血糖、急性アルコール性ミオパチー（横紋筋の融解が生じて、血中や尿中にミオグロビンが出現）、二日酔い、ブラックアウト（前夜の出来事の島状記憶欠損で、部分的に思い出せない）などを起こします。意識消失の状態の場合には、他の病気との鑑別を必要とします。

急性アルコール中毒は「イッキ飲み」でしばしば生じます。危険な状態ですが、特に昏睡状態では呼吸麻痺での死亡の危険があります。

一方、急性中毒は意識や認知、記憶機能の低下が生じて、否認の原因となります（第Ⅵ部第9項参照）。

アルコール依存症者の家族にとっては、酩酊の時間と頻度が圧倒的に多くなるので、家族

の普通の生活サイクルとの摩擦が強く、暴力的な言動がなくても家族にとっては非常にストレスの強い状態です。この上に、暴力的な言動が出現すると、家族のストレスが大きくなり、トラウマとなり、問題を大きくします。子供たちへの深い心の傷を作ることもあります。

酩酊下では、ドメスティック・バイオレンス（DV）は勿論、他の犯罪行為が生じます。精神鑑定を要する場合がありますが、ここでは省略します。

文　献

1) 山田耕一，中村　潔：急性アルコール中毒―普通酩酊と異常酩酊．アルコール臨床ハンドブック（高木　敏，斉藤　学編），pp166-192，金剛出版，東京，1982．
2) 石井裕正，重田洋介，ほか：急性アルコール中毒の治療．臨床と研究 57（8）：94-97，1980．
3) 高須俊明：急性アルコール中毒．アルコール関連障害とアルコール依存症（日本臨牀特別号），pp119-124，日本臨牀社，大阪，1998．

（猪野亜朗）

Section 4 慢性中毒状態

　アルコールを繰り返し大量に摂取することによって、生体の精神的および身体的機能が持続的あるいは慢性的に障害されている状態が慢性中毒状態ですので、アルコール依存症による心と体のすべての症状が慢性中毒の特徴[1]（表1）となります。

　アルコールの大量長期摂取は、依存症の生じていない時期にも有害使用として様々な臓器障害を引き起こし、節酒や断酒が継続的に行われなければ、これらのアルコール関連疾患は改善しませんし、しばしば増悪をきたします。そして、依存症が生じるとさらに数多くの臓器障害を合併し、断酒が実行されなければ、臓器障害は慢性的に悪化と進展を繰り返して、致死的状態に至るか、あるいは重い後遺症を残してしまいます。したがって、このような増悪を繰り返す臓器障害はアルコール依存症の存在を強く疑わせるものであり、臓器障害の診療にあたる医師（内科、外科、整形外科、泌尿器科、産婦人科、皮膚科、耳鼻咽喉科、歯科などほとんどすべての診療科にわたる）は、その根底にあるアルコール依存症と有害使用に気付いて、早期に適切に介入し、アルコール専門医との連携に努めることも診療義務の一つであることを銘記すべきです。その際には、アルコール依存症が「否認の病気」であり、有害使用を含めた患者の多くが「飲酒に関する問診には過少申告しかしない」という特徴を忘れずに、臓器障害の成因を明らかにする努力を怠らないことが大切です。

　アルコール常用者でみられる病気は、表1に示すように心の病を含め、全身広範囲にわたります。しかも単一疾患としてではなく、複合的に症状を呈していることがほとんどです。最初からアルコール依存症であることを心配してアルコール専門医療機関を訪れることは稀であって、ほとんどすべての症例が臓器障害を主訴として一般診療所か総合病院を受診します。そこでは、臓器障害からの回復をめざした治療や症状軽減のための対症療法が行われますが、多くの場合、根底にあるアルコール問題への積極的かつ適切な介入は試みられていな

表1　アルコールの大量長期摂取による慢性的な影響と病気

肝障害：脂肪肝、アルコール性肝炎、肝硬変
膵障害：急性膵炎、慢性膵炎
消化管障害：口腔・咽頭がん、食道炎、食道癌、食道静脈瘤、マロリー・ワイス症候群、胃炎、胃・十二指腸潰瘍、下痢、吸収不良、痔、大腸癌
心・血管障害：アルコール性心筋症、虚血性心疾患、高血圧、不整脈
糖・脂質代謝異常：低血糖、糖尿病、高脂血症、高尿酸血症、痛風
造血器障害：巨赤芽球性貧血、溶血性貧血、白血球減少、血小板減少
精神神経障害：抑うつ、不眠症、ウェルニッケ・コルサコフ症候群、依存症、離脱徴候、振戦せん妄、幻覚症、てんかん、痴呆症、大脳萎縮、小脳変性症
神経・筋肉障害：ニューロパチー、ミオパチー
骨障害：骨粗鬆症、大腿骨頭壊死
生殖器障害：睾丸萎縮、インポテンツ、流産、胎児性アルコール症候群

いようです。そして、お酒を飲める体に復帰出来た患者は、心と身体のアルコールへの依存のため飲酒を再開し、臓器障害の増悪をきたして、再度あるいは再々度の一般医療機関での診療が繰り返されます。治療者は、回復退院後に受診しなくなった患者や、断酒の指示を守らずに飲酒を繰り返して疾病の悪化する患者、夜間受診を繰り返したり、しばしばトラブルを起こす患者を数多く診るうちに、「依存症は治らない」とか、「穏便に済まして、できるだけそのような患者にはかかわりたくない」という気持ちを次第に抱いてしまうようです。1998年に遠藤らが三重県アルコール関連疾患研究会に参加している県内8病院の医療スタッフを対象として行ったアンケート調査[2]でも、アルコール性臓器障害患者への対応で医療スタッフが困っている状況が明らかにされています。内科医101名の回答では、約束や指示を守らない（84%）、病棟の規則を守らない（53%）、度重なる夜間・救急外来受診（50%）、入退院の繰り返し（49%）、隠れ飲み（46%）などの、診療上の信頼関係や病院管理上の問題で悩まされ、幻覚・せん妄状態への対応（41%）や臓器障害の悪化への対応（29%）などの、離脱症状や飲酒によって確実に悪化する身体症状に対して、治療者として苦慮している姿が見えて来ます。

　わが国では、アルコール飲料の消費量の増加とともにアルコール依存症者は増加し、その数は全国で少なくとも240万人と見込まれています[3]。そして、依存症ではないけれども、アルコール性の臓器障害を有するアルコール有害使用者はその数倍もいると推定されています。一般病院の男性入院者の4～5人中1人に問題飲酒が認められたという報告もあります[4]。このことは、一般医療機関の診療ではアルコールの問題を軽く見てはならないことを示しています。この点に関して、猪野は1994年暮れから翌年にかけてアルコール依存症患者164名に詳細な面接問診調査[5]を行っています。アルコール専門医療機関を受診した患者のうち、85%の者はアルコール関連疾患のため一般医療機関への受診歴（外来21%、入院64%）があり、しかも入院診療を受けたことのある患者では、77%の者が初回入院時にすでに異常な飲酒行動や離脱症状などを体験していました。しかし、そこでは一般医による積極的な断酒指導はほとんどなされておらず、39%の者には何らの飲酒指導もされていませんでした。そして不幸なことに、アルコール専門医療機関への受診を勧められ、紹介された者は一人もいなかったのです。彼らはその後も大量飲酒を繰り返し、依存症と臓器障害をさらに悪化させ、ようやくアルコール専門医療機関にたどり着くまでに、実に7.4年という長年月を要していました。そして、アルコール専門医療機関を受診した時点では、患者の多くが重症あるいは末期の状態であり、予後は不良となっていました。このことは、より早い時期に疾病の背後にある患者のアルコール依存症に気付き、適切に早期介入を行って、アルコール専門治療へと繋げて行くのでなければ、アルコール依存症者の予後の改善は望めないことを示しています。その意味で、アルコール関連臓器障害の診療にあたる私たち内科医・関連スタッフが果たすべき役割は非常に大きいものであることを銘記しなければなりません。

文　献
1) 鈴木健二：アルコール・薬物関連障害の広がり．医学のあゆみ 193：659-663, 2000.
2) 遠藤太久郎, 猪野亜朗, 高瀬幸次郎, ほか：精神科と内科とのアルコール連携医療の実際．日本醫事新報 3901：37-42, 1999.

3) 樋口　進, 河野裕明：日本人の飲酒行動・飲酒観―日米共同疫学研究成果をふりかえって―. アルコール臨床研究のフロントライン, 樋口　進編, pp.1-44, 厚健出版, 東京, 1993.
4) 角田　透：潜在するアルコール関連問題（者）数の推定について. 我が国のアルコール関連問題の現状―アルコール白書―. 河野裕明, 大谷藤郎編, pp.43-54, 厚健出版, 東京, 1993.
5) 猪野亜朗, 遠藤太久郎, 西山昌伸：アルコール性臓器障害への精神科的アプローチ. 日本醫事新報 3768：28-32, 1996.

　　　（渡邉省三）

第Ⅵ部　アルコール依存症という病気の理解

Section 5　内科医・関連スタッフに示すアルコール依存症者の言動

　アルコール依存症患者が内科を訪れた場合の患者の言動は、アルコールによって引き起こされた疾患の重症度や個人の性格などにより多種多様です[1]〜[4]。
　内科外来を訪れるアルコール依存症患者の状況を、
　①一般内科で十分に対応可能であるが、注意を要する例、
　②一般内科での対応に困難を感じる例、
　③一般内科での診療はまったく困難な例、
に分けて検討を試みます。

１　一般内科で十分に対応可能であるが、注意を要する例

　毎年、健康診断などにより肝機能異常を指摘された際、家族の忠告を受け入れ、個人または家人とともに内科外来を訪れる例です。本人はある程度健康状態に不安を有していることが多く、当初、それほどアルコールは飲用していないと否認する場合が多いのですが、医師の指示や忠告を比較的寛容に受け入れ、多くの例で、とにかく、一度は、断酒しようとする態度が見られます。このような患者に対し、内科的には、血液検査、腹部超音波検査、腹部CT検査などの検査を施行し、検査結果から健康状態について説明を行いますが、その際の患者側の態度は、多様です。素直に健康に関心を持ち断酒指導に従えないものの、節酒につとめ、定期的に診察に訪れる例では、アルコール依存症としては軽症例であり、一応、内科的に管理が可能と考えられます。このような例のなかには、時が経過すると多くは、大量飲酒を再開し、やがては来院しなくなる例が多くあります。
　内科での検査後、一時期、医師の指示に従い、飲酒について「それほど飲んでない」と弁解をしながらも来院しますが、断酒により肝機能等が改善したり、病院を訪れることの出来ない口実が出来たりすると、すぐに来院しなくなります。このような例では、再び飲酒を繰り返し、体調が悪化すると医師に対し体裁を繕おうとするためか病院を変え、その度に飲酒を正当化するため弁解を繰り返すようになります。このようなアルコール依存症は、一般内科外来で対応することは可能ですが、的確な治療が行われているとはいえず、アルコール依存症に対する専門の精神科医などの行う治療を受けるように早期に介入して、内科医が「飲める体にするだけの役割」を果さないようにする必要があります。

> **事 例**
>
> **一般内科で十分に対応可能であるが、注意を要する例**
> 症例：53歳。男性。
> 主訴：全身倦怠感。
> 既往歴：約30年前より、アルコール性肝障害と診断され、現在まで飲酒後の肝機能障害のため度々の入院歴があります。
> 約10年前より、C型慢性肝炎と診断されています。
> 現症：20歳頃から、土木作業員として働き、仕事が済むと同僚と2～3合の日本酒を楽しむ生活を送っていました。30歳頃より仕事で嫌なことがあると、日本酒5合以上飲酒することがあり、過度の飲酒のため全身倦怠感が高度のときは、仕事を休むことが度々あったとのことです。飲酒を続けるにもかかわらず、自身の体に気を使い、体の不調を訴えると病院を訪れ、血液検査所見に異常があると入院を希望し、2～3週間入院し、肝機能が良くなると退院し、しばらくは、飲酒を控えるも、断酒は困難で、すぐに飲酒を繰り返していました。43歳の時、C型慢性肝炎であることを指摘されると、肝臓の状態にますます不安を持つようになりますが、断酒は出来ず、仕事は休みがちとなり、仕事は続けられず、生活保護を受けるようになりました。数年前に妻と離婚してからは、さらに飲酒量は増え、入退院を繰り返す間隔が短くなってきました。入院毎に肝臓の状態は悪化していることから、断酒の必要性を説明し、そのため専門医の受診を勧めるも、内科以外の科の受診は拒否していました。受診時は、医師およびスタッフには、比較的従順であり、入院中も離脱症状を示すことなく、病院の規律を守り入院し、肝機能も改善しております。
> このような例では、アルコール依存症の根本的な治療はなされておらず、暴力行為などないことから内科での治療は可能であるものの断酒に至れない例です。内精併診により、断酒が必要とされる患者であり、病状の重症度に差異はあるものの比較的内科で診ることの多いアルコール依存症であり、注意を要する例です。
> **（事例のポイント）**
> 肝臓病を治すのみでは、根本的な治療でないことを認識させ、内精併診が治療に非常に効果的であることを説得する。

2 内科医での治療に困難を感ずる例

1日中、朝から酒を飲み、明らかに黄疸や浮腫などの全身症状が出ているにもかかわらず、自ら病院を受診しようとせず、家人に強く説得されて、やっと病院に来院するなどの例です。このような例の多くは、来院しても診察には一般に非協力的であり、自己責任をとろうとはせずに、責任を他に転嫁する傾向にあります。内科で入院加療を行うと、入院中は比較的医療スタッフの指示に従いますが、疾患がある程度回復し、退院するとすぐに飲酒を再開し、その都度、臓器障害を呈し、入退院を繰り返す例です。このような例では、最初から内科領域のみの治療では、根本的な治療は困難であり、精神科の専門の医師との連携治療が必要と

なります。医療スタッフや家人の強い説得により、専門治療を受け入れた例では、全身状態の改善が期待出来、予後は比較的保たれますが、治療が受け入れられない場合には、入退院を繰り返し、その都度全身状態は悪化し、予後は極めて不良となります。

> **事 例**
>
> **内科での継続した治療に限界が感じられた一例**
> 　症例：43歳。男性。
> 　現症：17〜18歳の頃より飲酒を開始。25歳で結婚し、塗装工として生業についていました。同僚と仕事のトラブルが起こるようになり徐々にアルコール量は増加し、昼間から酒を飲むようになりアルコール依存症となります。2児の父となりますがアルコール量は1日一升を超すようになり、35歳時にはアルコール性肝硬変と診断されます。生計は妻のパート勤務による収入および生活保護に頼ってたてていましたが、生活費の多くはアルコールに費やされました。飲酒の際には、妻と口論となり家庭内暴力が見られましたが、「子供のためと恐怖心から酒を買わざるを得なかった」と妻の弁でした。一時、アルコール専門医を訪れますが治療は継続せず、アルコールの多飲により、腹水貯留などにより体調が悪化すると酩酊状態で内科を受診し、医療スタッフとのもめごとが絶えませんでした。その際、暴言、暴力行為を繰り返し、同じ病院で継続治療を受けられず、転院を繰り返しました。酒量が少ないときには、健康に不安を持ち内科外来を訪れますが、飲酒して来院する場合があり、病院とのトラブルが絶えず、入院加療を受け入れてくれる病院はないのが現状でした。
> 　このような例では、もはや、内科での診療は不可能であり、内科医にとって対応困難な症例で、一般病床での入院加療も不可能なことから、担当した主治医は、外来診療で時間を浪費することとなり、疫病神を抱えた心境となります。アルコール依存症の患者の診療において内科医が限界を感ぜざるを得ない例です。
>
> **（事例のポイント）**
> 　肝臓病が致死的状況となるまでに、内科医、精神科医が一丸となって介入し、家族とともに断酒に導くことが重要である。

3 内科での治療がまったく困難な例

　飲酒し、ときには酩酊状態で来院し、医療スタッフに暴言を吐いたり、ときには暴力行為を行ったりする例です。さらに、このような例では、家庭内暴力や時に事故や事件を繰り返し引き起こしていることがしばしばあります。医師の前であっても故意に自暴自棄をひけらかそうとし、医療スタッフの指示に従おうとせず、もはや一般内科での診療は、不可能です。精神科の専門医を紹介しようと試みますが指示に従おうとはせず、治療に困難をきたす場合が多いのです。内科医としては、必死に生命の危険性などを本人および家族に説明し、繰り返し説得を試み、専門医の受診を勧めますが理解が得られず、病院を転々とする場合が多い

のです。しかし、専門医を訪れてくれる例では、僅かではありますが治療効果に可能性が残ります。専門医の治療を受け入れず、多飲により体調を崩すたびに異なる病院を受診し、行く先々の病院でトラブルを起こし、十分な継続した治療は受けていません。病院を訪れるごとに臓器障害は悪化しており、生命予後は、極めて不良な例が多いのです。

文献
1) 猪野亜朗：医療現場でアルコール依存症はこんな行動をしている．アルコール性臓器障害と依存症の治療マニュアル，pp.15-28，星和書店，東京，1996．
2) 高木　敏，猪野亜朗：アルコール依存症；治療・回復の手引き．小学館，東京，2002．
3) 西川京子，橋本直子，立木茂雄，ほか：アルコール乱用・アルコール依存症外来患者の治療中断要因の研究（Ⅰ）医療従事者の発言に基づいて．日本アルコール・薬物医学会雑誌　37：485-495，2002．
4) 西川京子，橋本直子，立木茂雄，ほか：アルコール乱用・アルコール依存症外来患者の治療中断要因の研究（Ⅱ）質問紙調査の結果から．日本アルコール・薬物医学会雑誌　37：496-504，2002．

〔高瀬幸次郎〕

Section 6 産業医・関連スタッフに示すアルコール依存症者の言動

1 よく見られる言動の特徴

　第Ⅱ部で取り上げたように、職場ではアルコール問題は様々な形で現れます。産業医はそれをすくい上げて、出来るだけ早く適切な対応を図ることが求められます。しかし、アルコール依存症者は、産業保健スタッフの前で、自らの飲酒問題を認めるとは限りません。「否認」はアルコール依存症者の特徴であると言われます。その程度は各々の例で異なっており、次のような言動は比較的よく見られるものです。

・「あまり飲まない時期もある」

　飲酒について注意を受けると、過去に飲酒量を減らした時期があった（たとえそれが身体疾患などによって飲酒出来なかったのであったとしても）ことを主張したり、「最近も丸一週間飲まなかった」と言い張ったりするなど、飲み続けている期間やその量のことは棚に上げ、少しでも断酒や節酒出来たことを強調します。しかしそれも、詳細に問うと言い方があいまいになることが多いものです。

・「飲酒を減らしても、検査値が良くならない」

　健診でγ-GTPが著しい高値を示していても、断固として問題飲酒を認めず、「最近は飲酒量を減らしても、値が低下しない。そういう体質になってしまったようだ。」などと、強く言い張る例があります。「たまたま検査の前日に少し飲みすぎた」という言い訳もよく見られるものです。

・「ストレスでつい飲んでしまう」

　ストレス以外には、「仕事の都合で（客先との会合など）」、「知り合いに会ったため」などが飲酒理由としてあげられます。眠れないために飲酒するという例も多いものです。これらの飲酒理由は、いわゆるとってつけたような言い訳とそうでないものに分けることが出来ます。不眠はアルコールの離脱症状として現れますし、過量飲酒は結果的にストレスを高めることになるため、さらにストレス軽減のための飲酒を助長することになります。したがって、これらはアルコール依存症者の言い訳や否認でなく、アルコール依存症の症状の一部と言ったほうが適切でしょう。

・不機嫌になる

　他の話題については普通に話しますが、話の焦点が飲酒に関することになると、急に寡黙になったり不機嫌になったりします。イライラしたり、その場を早く立ち去ろうとする態度を露骨に見せることもあります。飲酒のことを問いただすような接し方をすると、顕著になることがしばしば見られます。

・健診を受けない

　何かと理由をつけて、法定の定期健康診断を指定された日時に受けようとしません。精密検査の指示が出ても、応じないことがあります。また、突発の休みのために、予定されていた健診を受けられない場合もあります。

・酒の臭いをさせる

　健診時に酒の臭いをさせ、指摘をすると、前夜たまたま飲みすぎたなどと言い訳をします。面接での会話で、明らかに「酒が残っている」ことをうかがわせる様子を見せることもあります。

・面接予定時間（予定日）に来室しない

　いくら面接の日時をはっきりと指定しても、産業保健スタッフのもとに現れない例があります。電話等で来室できない旨を連絡してくることもありますが、無断で約束を反故にする場合もあります。面接予定日に欠勤する例も少なくありません。

・ちょっとした表現をあげつらう

　産業保健スタッフの不用意な表現に対して不自然とも思われるこだわりを見せたり、それをあげつらったりすることがあります。そうすることにより、自らの飲酒問題から話をそらすことが出来るのです。

・飲酒以外の原因をあげる

　問題行動を起こし、それが第三者からみて、明らかに飲酒が原因であると考えられるにもかかわらず、別のところに原因を求めようとします。冷汗などの離脱症状を、風邪気味あるいは睡眠不足のせいだということなどが例としてあげられます。周囲に迷惑をかけることを起こしてしまっても、それを飲酒のせいであると容易には認めず、結果として関係者の感情を損ねることもあります。

2 産業保健スタッフの対応

　こうした言動は、産業医の前だけでなく、飲酒問題を指摘する上司などに対しても見られることがあります。アルコール依存症に起因するところが少なくないのですが、周囲の者には「反省の色がない」とか「人間性の問題である」といった印象を与えがちです。産業保健スタッフはそのことを理解しながらも、各々の事例を類型化しすぎず、丁寧に関わっていくことが重要です。職場関係者に対しては、彼らがそれに巻き込まれて、不適切な対応をすることのないように、メンタルヘルス教育などの機会に注意を促し、併せて産業保健スタッフと十分な連携をとることも強調しておきたいところです。飲酒によって引き起こされた問題を指摘する際には、事実のみを整理して提示し、そこに推測や誇張を交えないことにも注意したいものです。

　なお、アルコール依存症とうつ病などの他の精神疾患の併存例では、上記の特徴が必ずしもはっきりとみとめられるとは限らないことに注意が必要です。

（廣　尚典）

Section 7 アルコール依存症の見落し・放置がもたらす危険

　アルコール依存症は飲み続けると進行して行きます。同時にアルコール関連問題も深刻さと広がりを増して行きます。その結果、回復や問題解決が困難になって行きます。

　まず、心と身体の依存がひどくなって行き、酒に支配される度合いがひどくなります。その結果、酒から自由になるのに非常な困難を伴うようになります。ようするに、離脱が困難になるのです。

　また、臓器障害が治りにくく、悪化しやすく、病名も増えて行きます。最悪の結果は、命を落とします。私たちの調査[1]では平均死亡年齢は 50.9 歳、田中の調査[2]では 51.2 歳、この長命の世の中で 51 歳そこそこで極めて短い人生の幕が下りるのです。

　同居する家族の心が傷つくことが頻回に、深くなって来ます。家族の辛抱が限度を超えると、家族は去って行きます。別居、離婚、失踪などです。

　職場では、仕事で信用を失い、評判を落とします。突然休んでしまうポカ休、欠勤、遅刻、早退などで職場に迷惑をかけることが重なると、降格したり、解雇されます。あるいは、職場に居づらくなり自ら去って行きます。

　飲酒運転による事故、様々な社会的ルールに違反することが生じます。世間が徐々に狭くなって行きます。

　とかく、問題の放置が深刻な事態を招くことを医療スタッフが知らないと、放置したり、見逃そうとします。それは、アルコール依存症患者にかかわったこれまでの嫌な体験から、「見て見ぬ振り」を決め込むためでしょう。このような結果、アルコール依存症を進行させてしまうと、患者はストレス耐性が弱くなり、ちょっとしたストレスでもアルコールの力を借りようとしてしまいます。また、離脱症状の不快さによって朝からでも飲みたくなってしまい、生活の破綻が進んで行きます。家族の援助を失い、職場で冷たくされるようになると、回復が難しさを増して行きます。なぜなら、周囲の援助が治療には非常に重要だからです。

　しかし、内科医、産業医、関連スタッフがアルコール依存症や有害使用をスクリーニングして、診断、介入、紹介して回復軌道に乗せることが出来れば、次のような意義があるのです。

　臓器障害の根本原因を取り去ることが出来、健康に貢献します[3]。医療スタッフとして役割意識が明確になり、スタッフとして「やりがい」を感じます。スタッフの徒労感を無くしてくれます。医療費や福祉費などの節約でも社会に貢献出来ます[4]。

　また、家族機能を回復させ、家族それぞれが自分の課題に集中出来るようになり、精神的な安定も得られます。その結果、子供たちの健康な心身の発達も得られます。高齢者の場合には、老後の安定にも貢献できます。

　また、労働力として機能するようになります。少子高齢化社会の中で労働力を回復出来ることでスタッフは社会に非常に大きな貢献が出来ます。

こんなに多くの、また、大きな治療的な意義があるのですが、内科医、産業医、関連スタッフはこのような意義を臨床の場で感じることはほとんど無いと言えます。なぜなら、臨床の身体的データからだけでは決してこのような意義は見えて来ないからです。その上、アルコール依存症を治療して回復した多くの患者は臓器障害を悪化させることは無くなると、再び臨床現場に現れません。一方で、臓器障害を繰り返し悪化させる患者、注意や指示を守れず再発する患者、その挙句に死んでしまう患者しか「臨床現場に登場しない」ために、「アルコール依存症の回復の可能性、回復のイメージ」を抱くことは困難なのです。しかし、第Ⅸ部第10項にあるように、内科治療を卒業して回復している患者は、断酒して立派に社会生活を送っているのです。
　上記のような「治療の大きな意義」を知っていただき、ぜひ、力を注いでください。

文　献

1) 猪野亜朗：アルコール依存症の短期予後と長期予後―断酒会員の調査から―．精神神経誌　93：334-358, 1991.
2) 田中孝雄：慢性アルコール中毒の長期予後の研究．慶応医学　57：733-748, 1980.
3) 角田　透：潜在するアルコール関連問題の推定について．わが国のアルコール関連問題の現状―アルコール白書―, pp43-54, 厚健出版, 1993.
4) 高野健人：アルコール関連問題の社会的費用．わが国のアルコール関連問題の現状―アルコール白書―, pp178-191, 厚健出版, 1993.

（猪野亜朗）

Section 8 アルコール依存症の致死的パターン

　アルコール依存症の平均死亡年齢は、50〜52歳と非常に短命であることが知られています。その大きな原因は、断酒出来ないことにあります。アルコール依存症の患者が命を落とす疾患には、代表的なものとして肝硬変の末期症状としての肝不全、食道静脈瘤の破裂、重症膵炎、免疫不全に伴う肺炎などの重症感染症、糖尿病の悪化、がん、脳・神経障害など命を脅かす多くの疾患が待ち受けています。

　アルコールの長期・多飲に起因する疾患としては、肝臓病のみならず、膵臓病、脳・神経障害、糖尿病、免疫能低下による種々の感染症など多くの疾患がよく知られています[1]。アルコール依存症患者の多くは、これらの疾患に単一ではなく、複合して罹患する場合が多いのです。例えば、アルコール依存症の患者がアルコール性肝硬変に罹患している場合には、高率に食道静脈瘤や糖尿病、脳・神経障害などの重篤な疾病を合併します。アルコール性肝硬変のみの罹患であっても多飲により病状が進行すると、黄疸や肝性脳症、出血傾向などの肝不全症状が出現し、致死的状況となります。食道静脈瘤などの重篤な合併症を有する場合に飲酒が継続されると食道静脈瘤破裂の危険性は増大し、さらに、治療されずに放置されると破裂による大量吐血をきたし致死的となるのは必至です。近年、食道静脈瘤に対して内視鏡食道静脈瘤硬化療法、結紮療法などにより、破裂を予防的に治療する方法が施行され、良好な結果が得られています。アルコール性肝硬変に合併する食道静脈瘤に対して予防的に先述の治療を施行された患者で食道静脈瘤の再発率をみた研究[2]では飲酒継続群では、非継続群に比し、食道静脈瘤の再発は高率であり、破裂の危険性も増大しています。食道静脈瘤を合併する高度の肝硬変に進展した場合であっても断酒が致死的状況を回避する最善の方法と言えます。

　アルコール性肝障害の中でも特に注意をしておきたい疾患として、"Acute on chronic"という概念で理解されている病態が存在します[3]。アルコール性肝障害を有する多量飲酒者が大量飲酒（5合以上/日）を契機に急速に肝不全状態を呈し、あたかも劇症肝炎のような状態に陥り、短期間で死亡する病態です。このような状態では、急速に肝不全状態が出現し、肝性脳症、出血傾向、高度の黄疸、浮腫、腹水が進行し、さらには多臓器障害へと進展し、予後は極めて不良となります。剖検肝組織を見るとアルコールに特徴的な肝硬変や慢性肝炎、肝線維症などの所見に加えて広範な肝細胞壊死が見られることが特徴とされています。

　アルコール依存症においては、糖尿病を合併したり、肝機能の低下による蛋白合成能などの障害などにより個体の免疫能が低下を示す場合がしばしばあります。免疫能の低下した状況下では、種々の感染症が思わぬ重症感染症に移行する場合があります。しばしば遭遇する感染症として呼吸器感染症があり、アルコール依存症に見られるクレブシエラ菌による肺炎は、速やかな診断と的確な治療がなされない場合には、呼吸不全のみならず、重篤な感染症に移行し、致死的となります。

男性の慢性膵炎の70％以上は、アルコールに起因するとされており、アルコール依存症では、高率に膵炎を合併します。アルコール依存症では、アルコールの飲用で膵炎の悪化による腹痛が生じると、痛みを緩和するために、さらに飲酒するという悪循環が繰り返されます。しかし、膵炎のなかには、重症膵炎といわれる病態が存在することに留意すべきです。重症膵炎では、膵臓の広範な炎症と広範な壊死と浮腫が生じると、リパーゼなどの消化酵素が膵外に放出されることとなり、膵のみならず、膵周辺の臓器や脂肪組織が酵素により消化され、自己融解の結果、高度の腹膜炎などの炎症を引き起こし、ショックや血管内凝固症候群ひいては多臓器障害を呈し、極めて予後不良となることを十分に銘記しておくべきです。

　一般に女性は、男性に比してアルコールに対する耐容力が弱く、男性の肝障害を起こす量の約2/3量で、臓器障害が生ずると理解されています。最近の社会情勢の変化により、女性がアルコールを飲用する機会が増え、女性のアルコール依存症も増加傾向を示しています。女性のアルコール依存症は、一般にキッチンドリンカーと呼ばれていますが、女性は男性に比し、飲酒を隠蔽する例が多く、早期診断が遅れる傾向にあります。事実、著者らは、急速に進行する黄疸を伴った肝不全症状を呈し、他病院から担送されてきた女性症例を経験しています。家族も主治医も彼女の飲酒のことは察知しえず、原因不明の肝不全として治療を開始しましたが、事の重大さに気付いた本人が不安となり、長期にわたる隠れ飲みを打ち明け、それによってはじめてアルコール性肝硬変の悪化による肝不全と診断し得た症例でした。本例では、治療遅かりしの状況は否めず、肝不全症状は改善せず、合併した特発性細菌性腹膜炎とDIC（播種性血管内凝固症候群）により死亡しました。剖検所見では、肝は微細顆粒状の完成したアルコール性肝硬変の所見に汎発性腹膜炎の所見を伴うものでした。

　また、アルコール依存症患者で酩酊中に高所より転落したり、水死したりするいわゆる事故死の症例も経験しています。事故死もアルコール依存症では、注意すべき致死的問題であり、致死的原因の一つとして理解しておくべきでしょう。

事例

A氏　58歳　男性　酩酊中の外傷により死亡した例

　20年来、1日5合以上のアルコールを飲用し、家庭を持ってからも飲酒を続け、最近では家庭内暴力、病院を受診しても、暴言を吐き、多くの病院を転々としていました。ある日、酩酊状態で帰宅し、自宅にて冷蔵庫の角で頭部を強打し、就寝していましたが家族は熟睡していると思い、2日間、放置されました。起床してこないため救急車で病院に担送され、頭部CT検査で高度の硬膜下血腫を指摘され、ただちに血腫除去術が施行されましたが、意識は回復せず、その後、肺炎を併発し死亡しました。この例では、アルコール依存症でなければ早期診断がなされ、死に至らなかったのではないかと考えられた例です。

（事例のポイント）

　意識障害はアルコール依存症と決めつけず、致死的疾患がひそんでいることに留意すべき。

事例

B氏　60歳　男性　致死的状況と考えられたが，間一髪の治療が効を奏した例

若い頃よりアルコール依存症で酒を飲んでは家人とトラブルを起こしていました。今回、いつもより酒を多量に飲用し、失見当識と食思不振が出現しました。家人は、アルコール依存症による脳・神経障害と思い、内科を受診しました。軽度の肝機能障害程度でしたが、脱水の徴候があり、治療のため入院しました。同日夜間女性部屋に無断で進入したため一般病棟での治療は困難と判断されました。家人の希望もあり、外来で経過を見ることとなりました。外来で数日間補液などにより経過を見ていましたが、軽度の失見当識が持続するため、神経内科を受診し、頭部のCT検査を受けました。CT検査で左前頭葉に巨大な脳腫瘍が指摘され、ただちに脳神経外科で手術および治療を受け、一命を取り留めました。脳腫瘍の病理組織診断は神経膠腫でした。

（事例のポイント）

意識障害への鑑別診断を先入観にとらわれずに行うべき。

事例

C氏　50歳　女性　重症感染症による死亡例

飲食業経営者です。30歳時に飲食業を経営するようになり、その頃より、2日でウイスキー、ボトル1本を飲酒するようになりました。40歳時には、アルコール性肝硬変と診断され、断酒を試みるも仕事につくと売り上げを増やすため飲酒し断酒は不可能の状態でした。今回、自宅で意識朦朧状態となっているところを訪れた知人に見つけられ、近隣の病院に搬送されました。既往歴から肝不全状態と診断され、補正アミノ酸の補液やラクツロース、新鮮凍結血漿などが投与され意識は改善し、会話が可能となりました。その後、白血球増多（23,600/mm^3）と高度の発熱が出現し、再び全身状態は悪化しました。第三世代セフェム系の抗生剤やγグロブリン製剤などなど投与するも改善なく、肝不全症状のさらなる悪化と播種性血管内凝固症候群（DIC）、多臓器障害（MOF）を併発し入院後、10日目に死亡しました。

剖検では、アルコール性肝硬変とともに急性化膿性虫垂炎の破裂に伴う汎発性腹膜炎によると考えられる敗血症の所見でした。本症では、肝性脳症のため患者が腹部症状を訴えることが出来ず、発見が遅れ、免疫不全状態のために腹膜炎が重症化して、治療抵抗性の肝不全と敗血症にて死に至ったと考えられました。

（事例のポイント）

精神症状を呈する例では、病歴の聴取や症状の出現を的確にとらえることが困難で、しばしば診断と治療が遅れる場合があります。

事例

D氏　60歳　男性　肝硬変で肝不全症状、食道静脈瘤破裂で死亡した例

　20歳頃より飲酒を始め、40歳頃からは、日本酒1日5合以上飲むようになりました。50歳頃、C型肝硬変およびアルコール性肝硬変と診断され、浮腫、腹水、黄疸をきたすと入院し、治療により軽快すると退院し飲酒を繰り返していました。55歳頃、食道静脈瘤を指摘され、食道静脈瘤硬化療法を受け、一時飲酒を中断していましたが、しばらくすると飲酒を再開しました。60歳時、家庭内の不和から大量に飲酒をするようになり、黄疸、腹水、浮腫などの肝不全症状が出現するとともに、大量の吐血をきたし救急車により担送されました。入院時、ショック状態であり、内視鏡的に緊急硬化療法とともに肝不全に対する種々の治療を行うも効なく死亡しました。

（事例のポイント）
　患者に飲酒の危険性を十分に理解させることが出来なかったこと。

事例

E氏　55歳　男性　重症膵炎による死亡例

　20歳頃より、飲酒をはじめ30歳頃には、胃潰瘍と診断されました。腹痛があると一時飲酒を中断するも症状が軽快するとすぐに飲酒を再開していました。50歳頃、飲酒とともに脂っこいものを食べると下痢とともに、心窩部に激しい痛みを伴うようになってきました。慢性膵炎が疑われるも飲酒を中断すると痛みが消退するため病院をを受診せず放置していました。

　55歳時、大量の飲酒後、激烈な上腹部を訴え、発熱、ショック状態となり、救急車で担送されました。来院時、血清アミラーゼは6,800 IU/dl、白血球数23,600/mm^3、腹部超音波検査、腹部CT検査で膵は、著明に腫大しており、硬直していることから、膵壊死に伴う急性腹膜炎と診断され、外科転科し、緊急に開腹外科治療がなされましたが、5日後多臓器不全により死亡しました。

（事例のポイント）
　非常に重篤で致死的な重症膵炎が存在することに留意すべき典型例です。

文　献

1) 高瀬修二郎：アルコール性肝障害．内科学　第七版，杉本恒明，小俣政男編，pp.1025-1027，朝倉書店，東京，2000．
2) 梶原幹生，石井裕正：アルコール性肝障害の診断基準・病型分類．内科　85：1171-1176，2000．
3) Sherlock S, Dooly J：Alcoholic and the liver. Diseases of the liver and biliary system 10th ed, pp.385-403, Blackwell Science, USA, 1997.

（高瀬幸次郎）

第Ⅵ部　アルコール依存症という病気の理解

Section 9　アルコール依存症と「否認」

　アルコール依存症患者の「否認」を端的に説明すると「リアリティーを伴わない現実認知」と言えます。飲酒問題、臓器障害の重大さを指摘しても患者は「他人事のように」聞いています。客観的な問題の大きさと患者の主観的に認知される問題の大きさが余りにも違っています。これを「否認」と呼んでいます。

1 否認とは、こんな患者の言動を言います

① 「完全な否認」
　「体が悪くなった原因はお酒と関連ありません。歳のせいでしょう」「離婚していますが、原因は飲酒とはまったく関係ありません」と言うものです。

② 「縮小化された否認」
　「飲酒問題は認めるが、オーバーに言いすぎる」「体をお酒で壊したのは認めるが、あのとき飲みすぎただけで、普段は大丈夫」と、飲酒の問題を小さくする。

③ 「知性による否認」
　「アルコール依存症だと思いますよ。断酒します」とすんなり理解しているが、断酒のモチベーションの中味が乏しく、現実はわかっていない。

④ 「責任転嫁による否認」
　「妻がうるさく言うから、お酒を飲むんです」と、その原因を妻や職場などのせいにしようとする否認です。

2 否認はこうして生じます

① ブラックアウト
　酔いから醒めたとき酩酊時の出来事を記憶していないことですが、要するにアルコールの血中濃度が高いと脳の記憶中枢に麻酔がかかるために起こる現象です。ブラックアウトが頻回に生じると、周囲の人々の問題認知とのズレの原因になります。夜間外来で酔っ払って迷惑をかけたことをスタッフが指摘しても患者が「そんなことを言いましたか」と困惑したり、否認する現象です。

② 酩酊による認知、記憶機能の低下
　酩酊は、一時的に認知、記憶をあいまいにして十分な現実認知を困難にしたり、正しい記

憶を残しません。

③ 強迫的飲酒欲求
アルコール依存症では飲み続けていると、飲みたい欲求が非常に大きく強迫的になっているので、現実の飲酒問題を縮小化、合理化、否認して「少しくらい飲んでも良いだろう」と、ついついお酒に手を出してしまいます。

④ 離脱症状
お酒が切れてくると手の震えや吐き気などの不快な離脱症状が強まるために、不快さを消したいという誘惑が高まり、飲めば身体を壊す、仕事に支障をきたすなどとわかっていても、「少しなら」と思ってしまいます。

⑤ 心的防衛機制
例えば、「お酒が臓器障害の原因であり、改善のためには断酒する必要がある」ことを認めると、お酒の酔いの楽しさを手放したり、断酒の苦痛を味わうことになるので、そこまで必要ないだろうと無意識に「心的防衛」が働き、否認してしまいます。

⑥ 脳の機能低下
長期にわたる飲酒は脳の機能を低下させ、認知能力や記憶力の低下をもたらします。これが現実認知の低下の原因となります。

⑦ 記憶再生が時を経て低下
記憶機能が正常であっても、お酒で問題を生じた出来事から時を経ると、記憶の再生は困難になって記憶は薄れてくるものであり、自分に都合のよい記憶だけが残り、過去は美化されやすい。このような記憶の仕組みも否認を助長します。

⑧ 脳の萎縮
脳がアルコールによって萎縮して来ると、認知能力、記憶力も低下し、現実認知が低下します。

⑨ 抑うつ気分
抑うつ状態でいると、自滅的思考をして「飲んでどうなっても良い」「人生こんなものだから、苦しい断酒に挑戦する値打ちは無い」などと飲むことを促してしまいます。

⑩ 人間性の喪失
お酒中心の生活をしていると人間性を失っていることに気付かず、家族や他人の苦しみや悲しみに鈍感になって認知出来ません。

⑪ 家族関係の変化
飲酒が続いていると、家族関係も変質してきます。「言わない。感じない。信じない」と言うパターンが家族関係を支配して、お酒の問題があっても家族から伝えてくれなくなります。

⑫ 家族のイネイブリング・共依存
家族は飲酒問題の解決のために本人に代わって肩代わりしたり、後始末の役割をして、飲酒問題に患者が直面する機会を結果的には奪ってしまいます。また、逆に、家族が飲酒問題について患者を責めたり、非難したり、お酒を取り上げようとしたり、コントロールしたり、拒絶することも、患者の反発を招き、否認してしまいます。このような家族の言動をイネイブリング・共依存と言いますが、患者の否認を強化する結果をもたらします。

13 家族の心的防衛
家族も世間体や罪悪感から飲酒問題を否認することは良くあります。そうすることで、本人の否認を支えてしまいます。

14 育ちの問題
お酒の問題がある家族の中で育つと、飲酒していた親の役割モデルを取り入れて、「子供にはこの程度していれば良いだろう」と子供の苦悩に鈍感で、飲酒問題の否認の結果をもたらします。

15 スタッフの情報不足や否認
治療者が飲酒問題に気付いていなかったり、過小評価したり、嫌悪感や拒絶感を持っていると、患者の否認のお手伝いをします。

16 シラフへの恐れ
ストレスをお酒を飲むことで処理する習慣があると、シラフになることはストレス処理法を失うことになり、シラフを恐れたり、不安を持ち、飲酒の合理化をして、飲酒問題を否認して飲もうとします。

17 シラフの達成不能感
お酒が人生そのものになっていると、シラフになることは人生を失うことにも感じられ、自分には到底止めることは出来ないと感じ、断酒をあきらめ、飲酒の合理化、否認をします。

以上のように、否認の原因は多くあり、原因を取り除いたり、原因に気付かせながら否認を除いて治療へと動機付ける必要があるので、なかなか大変な作業なのです。

しかも、否認には次のような3つのレベルがあり、それぞれを気付く必要があります。

第一の否認は上記の「飲酒問題の否認」です。

第二の否認は「アルコール依存症という病気の否認」です。

第三の否認は「断酒の必要性の否認」です。

スタッフが取り組まねばならない最大の課題は、第一の否認、第二の否認を気付かせ、治療につなげていくことです。Anderson[1]は「アルコール依存症者にとっての否認は治療や回復への最大の障害の一つ」と述べ、今道[2]は「治療初期における最も重要な精神療法の目標は、飲酒問題の否認への洞察を得ると同時に、治療への動機付けを行うことである。臓器障害などの身体的苦痛、別居、離婚、失業、治療者による指示などといった外的圧力によってもたらされる受動的な断酒への動機は極めて浅く、"みせかけの動機"」と述べています。Miller[3]は「飲酒問題に気付かせ、動機付ける段階はゆっくりとした困難な作業で、雪山をスキー靴を履いて登るような苦しいものであるが、それが出来ればその後の過程は下りをスキーで滑り降りるようにずっと簡単である。危険な要素もあるが早く楽しみさえある」と述べています。

第三の否認は特に強力で治療教育だけでなく、患者が「断酒しかない」と受け入れるまでには失敗を重ねることすら必要な場合があります。

文　献
1) Anderson DJ：Professional education 9. The Psychopathology of denial. pp.33-34, Hazelden, Minesota, USA, 1981.

2) 今道祐之：精神療法．アルコール依存症—関連疾患の臨床と治療—，第2版，p.194，創造出版，東京，1996．
3) Miller WR：Phase Ⅱ：strengthening commitment to change. Motivational interviewing. pp.113-124, The Guilford Press, New York, 1991.

〔猪野亜朗〕

Section 19 家族の精神病理―イネイブリングと共依存―

1 イネイブリング（enabling）

　イネイブリングとは、家族の意向に反して、はからずも患者の飲酒を支えてしまう家族の行動のことです。患者が飲酒し続けることを可能にする行動とも言われます。
　患者の飲酒や否認があると家族は非常にストレスを感じて、対処行動をとります。よく見られるのは、飲酒の結果生じた事態に対して、本人に代わって後始末をしたり、肩代わりして解決します。交通事故を起こすと、患者の飲酒を隠そうとしたり、代わりに謝って来ます。出勤出来ないと、患者に代わって上司に電話を入れて「風邪をひいた」などと欠勤の理由を述べます。繰り返される入院のために、治療費や生活費が苦しくなると自分で稼ぎに出るようになります。外来でも、患者に代わって薬をもらいに来て、なんとかその場をしのぎます。この場合、患者は飲酒の結果に直面して自分の飲酒の現実を知り、何とか解決しようとする機会を失い、「飲酒は何も問題を起こしていない」と否認のまま飲み続けることを可能にします。
　また、患者が酒の力で暴言を吐いたり、暴力を振るったり、脅しをかけると、家族が巻き込まれて、言いなりになり、逃げることも出来ず、暴力の犠牲になったり、激しいストレスに晒され続け、一方で患者は「自分の問題を感じないで飲み続ける」ことが許容されていきます。
　飲酒問題の原因について、家族に責任転嫁することを家族がその場しのぎで許していると、患者は飲酒の責任について感じることがありません。
　家族が飲酒を止めさせようとして、あるいは減らそうとして、様々な約束をさせたり、監視をしてコントロールすればする程、患者は隠れて飲もうとしたり、嘘をついて酒を手に入れようとします。また、家族への反発から、ストレスを溜め込んで飲酒欲求を高めたり、家族関係を悪化させます。
　このように、家族は患者の飲酒や否認に対してごく自然で当然に生じてくる対処行動をとることが、結果として、患者の飲酒行動を持続したり、否認を続けさせる結果となります。「家族を守り、患者を守ろうとする動機は正しいのですが、対処行動を間違ってしまうのです」。家族がこのような対処行動＝イネイブリングをとるようになる心理的行動的特徴を「共依存」と呼びます。

2 共依存（co-dependency）

　「共依存」[1)~3)]には、このような対処行動をとりやすい性格と、患者の飲酒や否認が余りに

ひどいためにそれに反応した結果として生じる場合があります。前者を一次性の共依存、後者を二次性の共依存と呼びます。一次性の共依存があると、二次性の共依存を生じやすいと言えます。

共依存の特徴には、次のようなものがあります。
○世話を焼きすぎる。
○世話を焼くことによる二日酔い（世話を焼きすぎ疲れ果てて、気分が悪くなる）、離脱症状（世話を焼いていないと不安や不快さが生じて、焼いてしまう）、酔い（世話を焼くことに快感を感じる）がある。
○相手を強迫的にコントロールしようとする。
○羞恥心や罪悪感を強く感じていて自尊心、自己評価が低い。その結果、患者から必要とされることで自分が必要な人間であると感じる。
○完全主義で、強迫的である。
○過剰な責任感を持ち、自己犠牲的で辛抱強い。
○自分に共依存があることに、気付かず否認している。
○アルコール依存症、薬物依存、仕事依存、ギャンブル依存、買い物依存などの嗜癖行動の基盤となる。
○不眠症、高血圧、月経不順、肩こり、潰瘍などのストレス関連疾患がある。
○共依存は次の世代に伝わって行く。
○行動パターンであり、症候群であるが、病気ではない。
○他の嗜癖行動と同じく、進行性であるが、回復可能である。
○相手の行動に反応して、自分の行動が左右され、結果として、主体性の欠如した依存的な関係になりやすい。

ASTWA（Addictions Screening Test for Wives of Alcoholics）というテストがありますが、現時点での妻の共依存傾向を簡単に知る一つの方法です。世話焼き傾向、支配的傾向、巻き込まれ傾向、完全主義傾向、低い自己評価傾向を知ることが出来ます。そして気付いたらそれを修正するためにどうすべきかのアドバイスを付けているテストです。イネイブリングや共依存を修正することはアルコール依存症治療上重要ですので、ASTWA は役立ちます。

ASTWA を検索用語として入力しインターネット上でテストを簡単に実施することが出来ます。蛇足ながら、これはアルコール依存症の家族に見られる「共依存」だけでなく、一般の人々やスタッフにも十分活用出来るテストです。

文　献
1) 猪野亜朗：ASTWA、BDIM を通してみる共依存の実像．清水新二編，共依存とアディクション，pp127-181，培風館，東京，2001．
2) 緒方　明：一次共依存と二次共依存―アダルトチルドレンと共依存．pp119-120，誠信書房，東京，1996．
3) Yoder B：The Recovery Resource Book. pp216-222, A Fireside Book, New York, USA, 1990.

（猪野亜朗）

第VI部 アルコール依存症という病気の理解

Section 11 アルコール依存症の頻度—国、職域、病院レベルで—

　国、職域、病院、いずれのレベルにおいても、正確なアルコール依存症者の数については、把握されていません。過去に行われた調査すべてに何らかの問題があり、正確な推定値を計算出来ないというのがその理由です。しかし、アルコール依存症の規模を間接的に推定する資料はあります。本項では、それらの資料を整理してみます。間接的な方法には、①飲酒量、②アルコール依存症（または関連問題）のスクリーニングテスト、③生物学的マーカー、の3種類があります。ここではスクリーニングテストの代表としてKAST（久里浜式アルコール症スクリーニングテスト）を用いたデータに焦点を当てました。生物学的マーカーとして、γ-GTP（gamma-glutamyl transpeptidase）に関する職域のデータを紹介します。

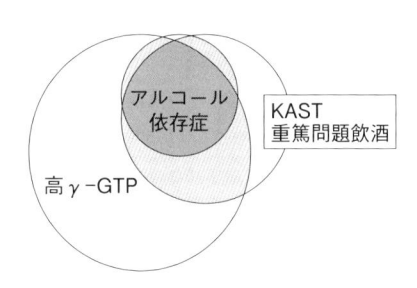

図1　アルコール依存症とKAST、γ-GTPで抽出される問題飲酒との関係

　間接的な方法ですから、推定上の問題点があります。まず、飲酒量については、それが増えればアルコール依存症の割合も増えるのでしょうが、その関係は明確にされてはいません。図1に、実際のアルコール依存症とKAST、γ-GTPで捉える問題飲酒との関係を示しました。KASTで言う問題飲酒とは、「重篤問題飲酒群」を指します。具体的には、テストの総得点が2.0点以上の場合で、テストの標準化に従えば、依存症とみなし得る集団です。また、γ-GTPはそのカットオフ（cut-off）点に従い、その広がりが大小に変化しますが、後述するように50〜100 IU/l におくと図のような関係になります。図から明らかなように、両者ともアルコール依存症をほぼ正確に異常として捉えることが出来ます。しかし、両者で抽出される問題飲酒は、アルコール依存症よりかなり広い範囲を含むことになります。この点に留意して以下のデータを見てください。

1 国レベル

① 飲酒量から

　わが国では、厚生労働省が毎年大量飲酒者数の推定値を発表しています[1]。ここでいう大量飲酒者とは、1日の平均飲酒量が純アルコール換算で120 g（日本酒で5合）以上の者を指します。図2は過去の推定値の推移を示しています。平成8年にはその推定値は236万人に達しています。この推定値は、わが国の国民一人あたり平均飲酒量をもとに計算されています。この推定値の導出方法からわかる通り、大量飲酒者とアルコール依存症者との関係はよ

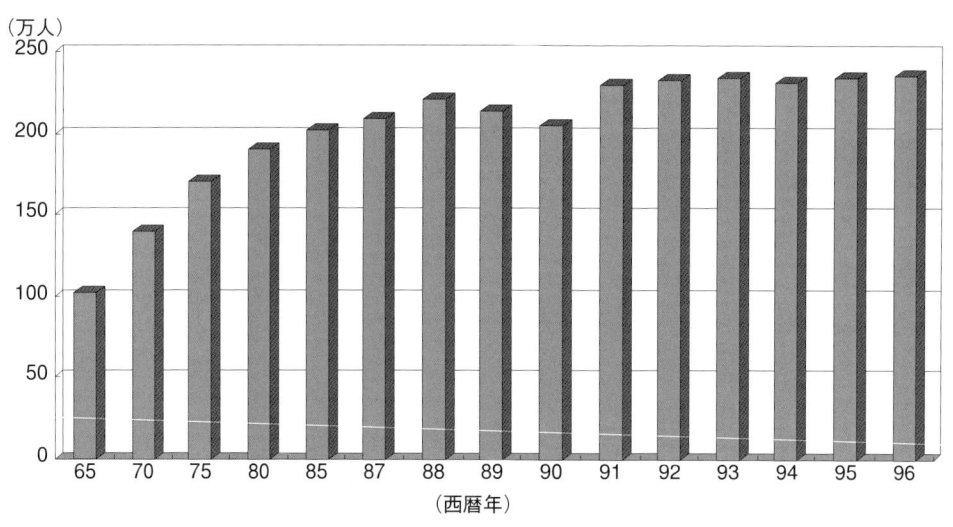

図2　大量飲酒者数推定値の年次推移

くわかりません。ある報告によると、久里浜病院の入院患者の入院前平均飲酒量の中央値が純アルコール換算120gであったと言います。もし、この推定が正しいとすると、アルコール依存症の半分は大量飲酒の範疇に入り、残りの半分はそうでないことになります。いずれにしても、各々は別の指標として考えられるべきでしょう。

2 KASTの結果から

今から15年以上前になりますが、日米共同疫学研究の一環として、日本人の調査対象者に対して、KASTが実施されました[2)3)]。そして、それをもとにわが国におけるアルコール依存症者数の推定が行われました[2)3)]。それによると、推定値は当時336万人で、95%信頼限界の下限値も240万人に達していました。それ以後、この推定値をもって、「わが国には少なく見積もっても240万人のアルコール依存症者が存在する。」と言われ続けています。残念ながらその後この種の調査がないので詳細は不明ですが、平均飲酒量の伸びから推定すると、この数はさらに増え続けていると推定されます。

2 職域レベル

1 KASTの結果から[4)]

表1に代表的な調査結果を2つ示します。いずれも男性従業員を対象とした調査ですが、スクリーニングテストでアルコール依存症と判定される者の割合はそれぞれ10%を超えています。比較のために、上記日米共同研究におけるわが国の男性一般人口の割合も示しました。表1のように、職域は一般人口に比べて、その割合がかなり高いことがわかります。職域は、アルコール関連問題の大きな温床なのでしょう。

2 γ-GTPから[4)]

γ-GTPはアルコールによる肝障害の最も鋭敏な指標と考えられています。元来、大量飲酒

のマーカーとして使われることが多いのですが、アルコール依存症との関係についても良く研究されています。表2のように、カットオフ点は各企業で異なっていますが、男性従業員ではいずれも10%を超えています。なかには、企業Bのように、γ-GTP値が101 IU/l 以上の者が12.3%も存在する企業もあります。

3 病院レベル

1 患者調査

厚生労働省で実施している「患者調査」から、病院に入院しているアルコール依存症者数を捉えることが出来ます。平成8年度の調査によれば、アルコール依存症またはアルコール精神病の診断名でわが国の医療機関に入院していた者（1日調査）の数は、23,800名でした[1]。この数はここ10年以上横ばい傾向にあります。

しかし、大きな問題点があります。この調査では複数の病名がある場合には、主な病名がカウントされます。そのために、肝障害、膵炎、外傷など依存症の合併症で一般病院に入院している「隠れアルコール依存症」については、合併症の病名でカウントされることになります。したがって、入院患者におけるアルコール依存症の実際の有病数はもっと多いと考えるのが妥当でしょう。

2 KASTの結果から

この「隠れアルコール依存症」に関する報告もあります。一般病院に入院中の患者に対して行ったKASTの結果によると、重篤問題飲酒者の割合は表3のように、男女合わせて

表1 KASTで問題飲酒と同定された企業従業員および一般人口の割合

調査名（調査年）	性別	年齢（歳）	対象者数	カットオフ	割合
職場の精神保健研究（1991）[a]	男性	40=<	4,955	2.0=<	14.4%
企業A（1996）	男性	平均43.5	816	2.0=<	11.0%
男性一般人口：日米共同研究（1984）	男性[b]	18=<	579	2.0=<	7.0%

[a] 複数の企業従業員を対象とした調査。
[b] 女性に対しても調査が行われたが、ここでは男性のデータのみ示す。

表2 企業従業員のなかで高γ-GTP値を示す者の割合

企業（調査年）	性別	年齢（歳）	対象者数	カットオフ	割合
企業B（1987）	男性	40=<	643	61 IU/l=< 101 IU/l=<	25.2% 12.3%
企業C（1988）	男性 女性	35=<=<60 35=<=<60	1,577 87	71 IU/l=< 71 IU/l=<	12.5% 1.2%
企業D（1994）	男性	40=<=<59	804	60 IU/l=< 100 IU/l=<	18.8% 6.5%
企業A（1995）	男性	平均43.5	816	50 IU/l=<	15.9%

表3 一般病院に入院中の KAST 重篤問題飲酒者の割合

	男性 N（%）	女性 N（%）	合計 N（%）
重篤問題飲酒群	324（26.9%）	23（3.1%）	347（17.8%）
調査者全体	1,204（100.0%）	741（100.0%）	1,945（100.0%）

17.8%に達していました[5]。昭和62年の統計ですが、この比率から計算すると、アルコールに関連した入院は全国で21万人と推計出来るとのことです[5]。

文　献

1) 厚生省大臣官房障害福祉部精神保健福祉課：我が国の精神保健福祉（精神保健ハンドブック）．平成12年度版．厚健出版，東京，2001．
2) 河野裕明，加藤正明，小片　基，ほか：日米科学技術報告アルコール中毒研究報告（飲酒パターンとその健康に関する意識調査）．我が国の精神保健の現状，厚生省精神保健課（編），pp72-194，厚生環境問題研究会，東京，1985．
3) 樋口　進，河野裕明：日本人の飲酒行動・飲酒観―日米共同疫学研究をふりかえって―．アルコール臨床研究のフロントライン，樋口進編，pp.1-44，厚健出版，東京，1996．
4) 樋口　進：産業精神保健活動の実際―(1) 早期発見と診断，治療，予防アルコール依存症．産業精神保健ハンドブック，加藤正明編，pp.835-848，中山書店，東京，1998．
5) 角田　透：潜在するアルコール関連問題者数の推定について．我が国のアルコール関連問題の現状―アルコール白書―，河野裕明，大谷藤郎編，pp.42-53，厚健出版，東京，1994．

（樋口　進）

Section 12 アルコール依存症の原因

　アルコール依存症の原因は、一見簡単そうに見えますが、実は非常に難しいのです。依存症の原因は一言で言うと、「アルコールの飲みすぎ」ですが、誰もそのような回答を期待しているわけではなく、「飲みすぎ」の背景にある要因を知りたいわけです。ここで、もう一つの問題点があります。単なる「飲みすぎ」がそのまま依存症につながらない点です。世の中を見渡すと、同じように飲んでいても、依存症になる人とならない人がいる事実に気が付くでしょう。ここまで来ると、現時点ではその違いを正確に答えられないと言うのが正しいと思います。なぜなら、未だアルコール依存症の発症メカニズムが解き明かされていないからです。

　一般に薬物依存は、①薬物の特性、②環境要因、③薬物使用者の要因の3要因が複雑に絡みあって成立すると言われています。薬物の特性では、その薬物（ここではアルコール）が精神依存、身体依存を含めていかに依存を作りやすいかという点が重要です。環境要因には、家庭環境や社会文化的環境などが幅広く関与しています。また、使用者の要因は特に重要で、それには性、年齢、学歴、職業、性格特性、遺伝素因などが含まれています。これらの要因は、アルコール依存症の発症を促進（場合によっては抑制）していると「考えられている」要因です。ここでは、これらすべてについて説明することは出来ませんので、なかでも重要だと思われる要因について説明します。

1 アルコールの精神依存・身体依存[1,2]

　すべての依存性物質は少なくとも精神依存を引き起こします。身体依存は物質によって引き起こすものとそうでないものがあります。アルコールは、これらの物質のなかでは依存性の高い方に属し、精神依存と身体依存の双方を引き起こします。ところで、精神依存、身体依存とは、どのようなものなのでしょうか。そのメカニズムを簡単にまとめてみます。

　酩酊や依存は脳の神経細胞の機能的変化でもたらされます。酩酊に伴う多幸感は、側坐核という脳の部位に投射しているドーパミン神経の活性化によるとされています。この神経系にオピオイド神経が密接に関係していわゆる「報酬系」を形作っています。飲酒によりこのドーパミン神経を反復刺激すると、その感受性はますます高くなります。その結果、飲酒しなくともそれに関係した何らかのサインが引き金になり、ドーパミン神経が活性化されて、飲酒に対する渇望（craving）が現れるようです。

　そのまま飲酒を続けると、やがて神経細胞は酩酊下で正常な機能を営むように変化します。この状態は神経順応（neuroadaptation）または、身体依存と呼ばれています。この依存状態は、アルコールを取り去ることにより引き起こされる離脱症状により確認されます。この状

態に陥った人は、離脱症状の不快さから逃れるために飲酒を余儀なくされます。これは多幸感を求めて飲酒量が増加する「正の強化効果」に対して、「負の強化効果」と呼ばれます。前者は精神依存に、後者は身体依存にそれぞれ関係しています。後者の場合、酩酊を維持するために人は際限のない飲酒を繰り返します。これが日常臨床で遭遇する「連続飲酒」です。

さて、これらの過程には、神経細胞の膜蛋白などの機能変化が関係しています。これら機能変化の起こしやすさが、依存形成の起こしやすさに関係しているのでしょう。精神依存、身体依存について表1にまとめてみました。

2 環境要因

環境要因には、アルコールの入手しやすさ、社会の飲酒に関する姿勢、社会不安、ストレスの高さ、経済的状況など様々な要因が関与しています[3]。しかし、これらは社会全体がアルコール依存症を生み出しやすいかどうかを規定している要因です。ここでは個人に目を向け、家庭環境を取り上げます。

表2は、様々な研究のエッセンスを取り出し、アルコール依存を引き起こしやすい養育環境をまとめたものです[4]。例を挙げると、暴力に満ちた家庭に育ち、高い攻撃性・反社会行動を示す男児は依存症のリスクが高いとされています。また、女性アルコール依存症の多くは子供時代の暴力的・性的虐待が認められるといわれています。当然のことながら、両親や本人を取り巻く環境が飲酒に寛容であれば、本人もその影響を受け、依存症のリスクが高くなるでしょう。

環境要因の重要性は、それがそのまま、依存症の予防につながる点です。その意味でも、さらに信頼性が高くより詳細な研究がなされる必要があります。

表1 アルコールの精神依存、身体依存

依存	飲酒の動機	強化効果	想定される機序	関係する主な受容体
精神依存	快感を求める	正の強化効果	報酬系の活性化	ドーパミン受容体 オピオイド受容体 GABA受容体
身体依存	不快を避ける	負の強化効果	神経順応の維持	NMDA受容体

表2 アルコール依存を引き起こしやすい養育環境

1) 精神的に病んだ崩壊家庭
2) 性的虐待・近親相姦・私生児
3) 両親の離婚、親との離別
4) 不均衡な家庭内力動・教育方針の統一性欠如
5) 放任的な父親または頑固・権威的・冷たい父親
6) 溺愛型の母親
7) 貧困、物質的に恵まれない家庭環境
8) 飲酒に寛容な環境
9) アルコールが周辺にある環境

3 飲酒する個人の要因[5]

前述のとおり、飲酒する個人（host）にも多くの要因があります。このなかで最も重要なのは遺伝要因です。欧米の研究によると、アルコール依存症の発症しやすさの実に 40〜60% はこの遺伝要因で説明出来るとのことです[5]。つまり、アルコール依存症の原因のほぼ半分はこの遺伝要因ということになります。遺伝要因研究の究極の目的は、遺伝子の同定と、その遺伝子がアルコール依存症の発症に関わるメカニズムを解明することです。この研究により、アルコール依存症の詳細な原因究明と画期的な治療・予防方法を開発することが出来ます。研究は現在ものすごい速度で行われています。しかし、結論からいうと、今のところその関与が明らかにされているのは、後述するアルコール脱水素酵素（ADH）と 2 型アルデヒド脱水素酵素（ALDH2）のみです。

1 双生児研究と養子研究

双生児研究は、親がアルコール依存症である場合、その 1 卵性双生児と 2 卵性双生児のアルコール依存症の一致率を比較するものです。養子研究は、生みの親（遺伝要因）の最低 1 人は飲酒問題を持ちますが、里親（環境要因）は健常である養子と、生みの親・育ての親ともに健常である養子とのアルコール乱用・依存症の発生率を比較する研究です。代表的な養子研究の結果を表 3 に示しました。いずれの研究方法も、アルコール依存症の遺伝性を強く肯定しています。

2 飲める体質

「飲める」体質すなわち「酒に強い」体質には、主に 2 つの要因が関係しています。それは、アルコールの分解と脳のアルコールに対する感受性です。アルコールの分解に関しては、ADH では、超高活性型＜高活性型＜活性型の順に、ALDH2 では、非活性型＜低活性型＜活性型の順にそれぞれ依存症のリスクが高くなります。しかし、ADH の場合、分解の速度でこのリスクの差を説明できるかどうかについては疑問があります。脳の感受性については、より低い方が「飲める体質」です。しかし、これを説明する遺伝子は現在同定されていません。なお、ADH、ALDH2 の詳細については、第Ⅳ部第 2 項を参照してください。

表3 主な養子研究結果

研究者	研究場所	発表年	対象養子	結果
Goodwin ほか	デンマーク	1973	男性 55 女性 49	男性：差あり 女性：差なし
Cadoret ほか	米国	1978	男性 4 女性 2	男女合わせて差あり
Cloninger ほか	スウェーデン	1981	男性 862 女性 913	男性：差あり 女性：母親がアルコール乱用の場合のみ差あり
Sigvardson ほか	スウェーデン	1996	男性 577 女性 660	男性：差あり 女性：差なし

❸ その他の体質

同じ量を飲酒しても、より報酬効果の高い人は依存症のリスクが高いと考えられますが、これを説明するメカニズムは明らかにされていません。また、アルコール依存症は摂食障害や他の薬物依存との合併率が高いことから、行動のコントロール障害に関する共通の遺伝子も想定されていますが、その真相は謎のままです。

文　献

1) Koob GF, Rassnick S, Heinrichs, et al：Alcohol, the reward system and dependence. Toward a Molecular Basis of Alcohol Use and Abuse, Jansson B, Jomvoll H, Rydberg U, et al（eds）, pp. 103-114, Birkhauser Verlag, Basel, 1994.
2) 樋口　進：アルコール依存症の新しい薬物治療．慶應医学 79：36-37, 2002.
3) 村山昌暢, 樋口　進：アルコール依存症をもたらす要因．からだの科学 192：59-63, 1997.
4) 小池淳子, 松下幸生, 樋口　進：物質乱用・依存と養育環境．臨床精神医学 31：535-541, 2002.
5) 樋口　進, 松下幸生：アルコール依存症．臨床精神医学講座 S11 精神疾患と遺伝, 岡崎祐士, 米田　博編, pp. 175-189, 中山書店, 東京, 2000.

（樋口　進）

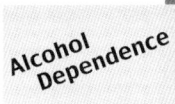

第VII部 アルコール依存症への介入法

Alcohol Dependence

Section 1 患者・家族への介入の手順

次の3つの段階を踏まえて、介入していきます。

1 第1段階：アルコール依存症のスクリーニング

スクリーニングのためのチェックポイントは次の5点です。

❶ 臓器障害や外傷が飲酒と関連しているか？

肝障害、膵炎、糖尿病、高尿酸血症、高血圧、高脂血症、肥満、貧血、感染症などの疾患が繰り返し悪化したり、病名が増えていく時、背景にあるアルコール依存症を疑うべきです。また、CT検査やMRIによって明らかになる前頭葉や海馬の脳萎縮、繰り返される外傷でもアルコール依存症を疑う必要があります。

❷ γ-GTPやMCVの異常があるか？

これらの異常はアルコールだけが原因ではありませんが、目安になります。また、これらに異常がなくても、アルコール依存症である場合もあるので気をつけましょう。

❸ 禁酒指示を守れるか？

これは外来で活用出来ます。加藤[1]が提唱しましたが、アルコール依存症が疑わしい患者に対して、あるいはアルコール性臓器障害を持つ患者に対して、まず一定期間「診断的禁酒」を指示します。要するに、飲酒を禁じます。「次回来院日まで」、「1ヵ月間の禁酒」、あるいは「データ改善までの禁酒」を指示します。これを守れない場合、アルコール依存症を疑います。

❹ CAGEで2項目該当するか？

> (1) 飲酒量を減らさなければと感じたことがありますか。
> (2) 他人があなたの飲酒を非難するので、気に障ったことがありますか。
> (3) 自分の飲酒について悪いとか申し訳ないと感じたことがありますか。
> (4) 神経を落ち着かせたり、二日酔いを治すために「迎え酒」をしたことがありますか。

2つ以上該当すれば、アルコール依存症を疑います。

他にも KAST、AUDIT が活用されています。
⑤ アルコール関連問題があるか？
第Ⅰ部に詳述しているので、それを参照して欲しいのですが、下記の点についてチェックしてください。

> ①仕事上の支障：二日酔いによる欠勤や、出勤しても仕事への集中困難やうっかりミス、病気による欠勤の増加、職場の人間関係への影響、信用の低下。
> ②家族生活上の支障：飲酒によって家族としての役割喪失、夫婦関係、親子関係における飲酒問題による葛藤、飲酒運転や事故などへの家族の不安。
> ③経済的な支障：過大な酒代や治療費、失職、借金。
> ④精神的な支障：不眠、不安、憂鬱気分、羞恥心、罪悪感を解消するための飲酒。

2 第2段階：アルコール依存症を診断する

第一段階で、アルコール依存症を疑ったら、診断です。
第Ⅴ部第5項で詳述している ICD-10（WHO の診断基準）を用いて診断します。

> ①飲酒への強い欲望または強迫感
> ②飲酒開始、飲酒終了、飲酒量いずれかのコントロール障害
> ③離脱症状
> ④耐性
> ⑤飲酒のために、他の楽しみや趣味を次第に無視するようになり、飲んでいる時間が多くなったり、酔いが醒めるのに時間を要するようになる。
> ⑥明らかに有害な結果が起きているのに、飲酒する。例えば、過度の飲酒による臓器障害、または大量飲酒による精神障害など。実際に障害が飲酒と関連していることに気付いていること。

この診断法は最も一般的に日本で用いられていて、内科医、産業医、関連スタッフが十分に活用でき、比較的短時間で実施できる診断法です。
6項目のうち3項目あればアルコール依存症と診断されます。
「疑い病名」をつけて「専門医療機関で診断してもらいなさい」と指示するのも良いでしょう。

3 第3段階：アルコール依存症患者に介入して、専門医療機関へ紹介する

アルコール依存症と診断された場合、断酒指導をします。一般病院は多忙な臨床現場であり、再発の可能性の高い病気なので、「専門医療機関への紹介」が多くの場合適切です。
「専門医療機関への紹介」は、患者が簡単に受け入れる場合もありますが、多くの場合には、アルコール依存症の特徴の理解と介入の工夫や技法を必要とします。研究によると、通常の方法では紹介の成功率は5%以下ですが、きちんとした対応が出来れば65%が紹介に成功すると報告されています。

第Ⅶ部　アルコール依存症への介入法

　まず、スタッフはアルコール依存症は「否認の病気」であることを理解しておきます。患者が飲酒の現実を正しく認知できないことを「否認」と言いますが、否認によって聞き入れることが難しくなっていると理解してください。単に、勝手な振る舞いをしているわけではないのです。

　「否認の原因」については第Ⅵ部第9項で詳述しているので、参照してください。

　患者が飲酒の問題に気付き、「専門医療機関への紹介」を受け入れるには、次の点を踏えると上手くいくでしょう。

❶ 医療スタッフのスタンス

　A-H法（表1）[2]に基づいて介入します。この際、スタッフが足並みをそろえて一致して対応する必要があります。

表1　A-H法

A：アドバイス＝Advice を与える
B：バリア＝Barrier（治療時間確保のバリア、治療費のバリア、病院までの交通アクセスのバリア、育児・家族の役割が出来なくなるというバリア、治療による解雇不安のバリア）を取り除く
C：選択肢＝Choice を用意する
D：飲酒による好ましい結果＝Desirability を減少させる（飲酒による好ましい結果─酔いの心地良さ、仲間としての所属感、配偶者への強力な自己主張の効果─を減少させるために、抗酒剤の活用で飲酒に恐怖を感じさせる。仲間を教育して、飲酒すると仲間からの疎外感を感じさせる。家族を教育して、飲酒すると家族を裏切る感情を感じさせる）。
E：共感＝Empathy を持って関係する
F：情報をフィードバック＝Feedback する
G：目標（Goal）を明確にする
H：積極的な援助＝Helping を提供する

❷ メッセージの伝え方

　検査データなどの事実に基づいて、冷静に、ありのままに、そして放置することの危険性をインパクトがあるように五感をこめて伝えます。また、スタッフは「私の説明があなたに不安や恐れを与え、断酒することやそのための治療を受けるのは苦痛を伴うと思いますが、今後の健康で幸せな人生を考えたら、必要ですよ」と、患者に共感しながら伝えます。

❸ 家族の役割の活用

　飲酒問題は、家族から聴取しない限り、全貌はわかりません。家族の話を聞くことでスタッフは専門治療への紹介の重要性に気付きます。また、家族が一緒に説得の場面に参加することも患者の動機付けに有効です。家族を教育することは非常に重要です。

❹ 患者の状態に合わせた対応

　患者がシラフの状態であると素直に聞き入れやすい。また、臓器障害が悪化して事態の深刻さを患者自身が感じているとき、お酒によって重大な問題が生じたとき、山型飲酒サイクルの谷の時期（飲めない時期）等には、説得を受け入れやすいと思います。

❺ 予約電話と紹介状と返信書と併診の活用

事前に専門医療機関と連絡を取っておき、もしも患者が専門医療受診を決心したら、専門医療機関へ電話を入れ、出来るだけ早い時期に予約をとります。受診したかどうかを返信書で確認したり、専門治療からの脱落の心配が無くなるまで、一般病院と専門医療機関の併診を続けることも重要です。

❻ 介入不調の場合

介入に失敗したら、「今度悪化したり、入院したときにはアルコール専門医療機関を受診する」と約束を取り付け、次のチャンスに生かします。患者自身の動機付けが重要なので、根気良く対応する気構えも大切です。

このような方法で成功しない場合には、専門医療機関に家族だけでも先行受診させ、家族に介入法を学ばせる必要があります。専門医療機関では初期介入技法を教育されますが、内科医・産業医・関連スタッフにも参考になりますので、次に略記します。

❼ 本格的初期介入法

技法には若干の差異がありますが、ピカードの技法（一口メモ）[3]が穏やかで、現実的で効果的な方法と思われますので、紹介します。この通り実行しなくても、参考にしながら実施すると良いでしょう。うつ病や精神疾患、他の薬物依存を合併している場合や暴力的な酩酊をする患者には、専門医療機関のスタッフと相談しながら介入した方が安全です。

一口メモ　ピカードの技法の原則

・愛を降り注ぐ
・現実を降り注ぐ
・実現可能な解決策を提示する

---

4 初期介入の手順

❶ 介入者を募る

患者が大切に思い、尊敬している人、また、実際に本人の飲酒問題について知っていて、実際に苦労している人、患者の回復を願っている人、情緒的に安定している人が介入者の条件を満たしていますが、そのような数人に参加してもらう。一人だけでは説得力が弱いのです。子供や孫はメッセージのインパクトが大きいので参加は効果的です。

❷ 介入者で話し合う

事前に話し合うことで、互いに同じような思いで回復を願っていたことが確認でき、孤立感が減り、説得に力がこもるようになります。治療者がこの話し合いに参加することが出来れば、初期介入の効果や注意すべき点を説明して、有効なメモ作りに役立ちます。

❸ 説得のためのメモ作りをする

事前に介入者がメモを作るのは、本番で興奮して脱線してしまったり、逆効果になるよう

な発言を防止するためです。
① ここに参加した理由を書く。例えば、「健康になって欲しいし、家庭が平和になることを願ってここに来ました」など。
② 患者が飲まない頃の良かった思い出、患者の長所を具体的に述べる。尊敬していた気持ちや嬉しかったエピソードなども。
③ 飲酒問題が生じてから、お酒のために苦しんだこと、嫌だったことなどについて、数年以上前のエピソードを3～4個、最近のエピソードを3～4個まとめる。
④ 過去の苦しんだり、辛かった原因がアルコール依存症という病気のためであったことを理解したことを書く。
⑤ 専門医療機関受診が解決策であることを書く、同時に、介入者も一緒に治療に参加したり協力することを書く。

4 リハーサルをする

本番前に、治療者はメモを見て、患者の心に届くようにメモをチェックし修正します。そして、実際に患者役、介入者役になって、練習をしてみる。この練習で、効果的な進め方と進めていく際の問題を事前に知っておくことで、介入者としての不安を減らし、自信をつけます。

5 介入を実行する

本番は、患者の自宅でも、一般病院でも、職場でも、専門医療機関でも行えます。ただ、いずれにしても静かで落ち着けるような雰囲気の中で行うべきです。

この際、介入者はメモを棒読みしたり、メモの内容をただ伝えようとするのではなく、情緒をこめて、涙を流しながら、伝えるのが有効です。

6 すぐに専門医療機関受診をする

介入が成功したら、患者の気持ちが変化しないうちに、出来るだけ早く受診させます。

文　献

1) 加藤純二：仙台市の一内科無床診療所の外来患者のアルコール依存症に関する統計的研究．アルコール医療研究 8：51-58, 1991.
2) Miller WR, Rollnick S：What motivates people to change. Motivational interviewing. pp.14-29, The Guilford Press, New York, 1991.
3) Picard FL：The intervention process. Family intervention. pp.53-80, Beyond Words Publishing, Oregon, 1989.
4) 猪野亜朗, 高木敏：専門治療につなげる初期介入．「飲みすぎ」で起こる心と身体の問題徹底チェック．pp.87-108, 東峰書房, 東京, 1991.

（猪野亜朗）

Section 2 内科医が行う介入
①外来、救急外来、内科病棟の介入事例

1 外来での介入の事例

64歳、無職の男性です。診断はアルコール性肝障害・低カリウム血症。

❶既往歴
舌がん手術を受けたことがあります。飲酒歴は1日缶ビール1本、ウイスキー水割り1杯と日本酒1合、喫煙は1日20本。家族歴では母が胃がん、弟が白血病でした。

❷現病歴
舌がんの部分切除を受けた後、下痢・微熱と肝障害が認められ、当院口腔外科から紹介されました。

初診時のγ-GTPが1,354 IU/lと高値だったことからアルコール依存症を強く疑いました。「酒は大好き」で、スクリーニングテストを実施するとKASTは＋4.4点でした。腹部エコー検査と腹部CT検査の所見は脂肪肝でした。「一度アルコール専門医療機関を受診してはどうですか」と勧めましたが、「自分で酒を止めてみる」と消極的な返事でした。

❸対応
アルコール依存症だと思われます。まず、本人の節酒意欲を認めて、缶ビール1本/日の節酒と週1日断酒を指導しました。術後に減った体重も3kg増加しました。しかし、γ-GTPは500〜800 IU/lを変動し、ときに下痢と低カリウム血症を認めることから、さらに治療内容を高めていく必要があります。

❹目標
がん家系の舌がん手術症例という特徴があります。最終的に断酒と禁煙を目指すことを目標とします。

❺ポイント
焦らずに断酒会やアルコール専門医療機関への紹介を適宜、働きかけていきます。また院内の「アルコールと健康を考える集い」にも参加を呼びかけるなど、多数の人がかかわって、アルコールが有害であると患者に認識させることが重要です。関係者がいろいろな場面で介入を試み、否認を自覚させる必要があります。日常生活習慣から発がん因子を排除することは大切ですが、禁煙は長期的な課題と捉え、患者に負荷をかけ過ぎないように注意します。

2 救急外来での介入の事例

50歳、ホームレスの男性です。診断は胆石症・アルコール依存症・アルコール性肝障害。

❶ 既往歴
大腸がん手術を受けたことがあります。30年にわたり日本酒3合、タバコ10本/日の嗜好歴があります。

❷ 現病歴
右側腹部痛、飲酒状態にて救急外来を受診しました。腹部エコー検査と血液生化学検査の結果から胆石発作と診断しました。

❸ 経過
酩酊状態のまま公園で倒れていたり、腹部を殴られたり、飲酒後の腹痛・嘔吐を訴えて救急車で救急外来を受診していました。その都度、点滴治療で症状が改善し、帰宅するという出来事が1ヵ月に10回続きました。いつも救急外来で緊急採血するため、γ-GTP値は測定されず不明です。AST（GOT）47 IU/l、総ビリルビン 1.3 mg/dl と軽度の異常がありました。うち3回は医療ソーシャルワーカー（MSW）が介入してアルコール専門医療機関への受診を勧めました。最後に焼酎3合飲んで来院したとき、患者は断酒を決意しました。救急車でアルコール専門医療機関へ転院するとき、MSWが手を振りながら見送った姿を一生忘れられないと体験発表し、断酒が続いています。

❹ ポイント
入院が必要な状態ではないので救急外来に通院しながら、MSWも介入しつつ、連携医療へつなげます。救急外来から帰るとき「今度また病院に来たら、アルコール専門医療機関に紹介させてもらいますね」と約束をしました。本人の体をいたわる気持ちを大切にしながら接すると、患者が納得して連携医療が成功しやすくなります。

3 一般病棟での介入の事例

（1）離脱期の対応事例

60歳、自営業を営む男性です。診断は高血圧・大球性貧血・アルコール依存症・アルコール性肝障害・糖尿病と胆嚢結石です。飲酒歴は1日缶ビール1本と日本酒1合と患者は言います。

❶ 現病歴
近医から貧血・γ-GTP高値と食欲不振の精査目的にて紹介されました。
γ-GTPは1,680 IU/l と高く、アルコールが原因と疑われて週末に入院しました。

❷ 入院後の経過
主治医はアルコール離脱症状を予測せず、患者の言動異常もなかったため、通常対応していたところ、入院3日目に突然、患者の目がすわって自宅へ帰ると言い出しました。看護師もあわててかかわりますが、怒りはおさまりません。遅まきながらセルシン®（5 mg）を食後に各1錠、ダルメート®1錠とセルシン®（5 mg）1錠を眠前で開始しました。
「ナイフで殺してやる」と妻を脅し、妻の体に内出血を認めたことから家庭内暴力を強く疑いました。患者を入院させると看護師が管理困難となり、帰宅させると妻が危険というジレンマ状態になったため、アルコール専門医に緊急相談しました。回答は、外泊させて患者が

怒ることのない近親者と過ごさせるようにという助言でした。私たちがアルコール医療にかかわっていなかった昔であれば、管理に困るという理由で患者を強制退院させていました。次女と2泊するだろうとの予想に反し、外泊翌日に患者は機嫌良く病院へ戻りました。しかし、アルコール専門医療機関の受診を勧めてもまったく関心はありませんでした。

患者が妻に渡した袋には病院の体温計や時計の盗品と日本酒入りペットボトルが入っていました。本人に確認しても罪の意識がまったくないので、アルコールによる離脱せん妄を疑いました。妻は恐縮しながらも夫のアルコール依存症を認めません。そこで「患者さんの盗品には病院の名前が入っていませんでした。病院の物品にはきちんと名前を入れるべきだと私たちに教えてくれたのです」と妻に説明し、主治医と看護師長が一緒に再介入しました。患者と妻は現状を認めて転院に同意してくれたので、アルコール専門医療機関に紹介出来ました。

❸ ポイント
患者の違法行為を逆に善意と受けとめる姿勢が、患者と家族の信頼を得る結果につながりました。

(2) 連携失敗、対応困難であった事例

症例は50歳、無職で独身の男性です。診断はアルコール依存症・C型慢性肝炎・アルコール性肝障害。生活歴は、2人の兄妹以外とは絶縁し、生活保護を受けて家賃を滞納していました。

❶ 既往歴
7年前からアルコール依存症と診断され、兄弟や周囲に暴力をふるうため、複数のアルコール専門医療機関への入退院を繰り返していました。

❷ 現病歴
主治医に対する暴言から「旅をするように」と言われて、三重県立こころの医療センターを退院しました。兄に連絡が無かったので、生活保護担当者が訪室。日本酒が20本並び、患者は泥酔し、意識混濁状態でした。血性嘔吐もあり、救急車で当院へ搬送されました。

❸ 入院時の現症
アルコール臭と汚染臭を伴う昏睡状態でした。血液生化学検査ではAST（GOT）631 IU/l、γ-GTP 1,850 IU/lと高値を示しました。

❹ 入院後の経過
離脱症状を防ぐためにセルシン®とサイレース®を処方し、嘔気・嘔吐・下痢は点滴と内服薬の服用にて改善しました。全身汚染・便失禁に対して清潔処置を行い、伸び放題の髪と髭を散髪しました。改善後は不眠・頭痛・歯痛など訴えが多く、落ち着きのない行動が見られました。

病状が安定した時点で介入しました。三重県立こころの医療センターの主治医に自分で電話をかけ、再診の許可をもらうように勧めました。かなり困った表情でしたが、「過去を気にせず前に進むしかないよ」と後押ししました。結果的に了解が得られて、退院後は毎月通院すると大変喜んでいました。しかし、面談中「受診するには勇気がいる」と漏らしました。アルコール専門医療機関での集団指導に対する不満を訴えたことから、個別指導を自覚し、

実践するためにアルコール手帳を渡すと、患者は「頑張ります」と大変意欲的でした。退院後は近医への通院を希望したので、一抹の不安を覚えながら開業医に紹介しました。もしも飲酒したくなったときは三重県立こころの医療センターに電話をかけ、「飲まないように」といってもらうよう説明しました。「独り者だから（電話で）助かります」と安心した様子でした。当院へは3ヵ月毎に通院し、腹部エコー検査を受けるように指示しました。

5 退院後の経過

気になって三重県立こころの医療センター医師に直接電話したところ、患者から何度か電話はあったけれども受診はしていないとのことでした。

近医にて点滴を受けていたと福祉課職員から確認しましたが、開業医からの回答はありません。

当院の腹部エコー検査予定前に、生活保護担当者の指導で他院へ入院しました。

6 ポイント

連携失敗の要因として、患者の希望を聞きすぎたこと、単身者という不利な条件、断酒会に対する感情的な不信感や患者自身の特異な性格が挙げられます。患者は自分を分析して、うまくことが運ばないとき酒を飲んでしまって大事な人間関係が破綻し、同じ失敗を繰り返す自分が嫌になると述懐しました。このような事例は稀ですが、対応困難例としてさらに幅広く対応できる機関との相互協力を考えます。

(3) 連携に成功した事例

症例は47歳の独身男性です。病名はアルコール依存症・逆流性食道炎・糖尿病・慢性膵炎。

1 生活史

飲酒後にスナックで大暴れし、多額の修繕費を借金したことから妻と離婚。子供や兄妹とは音信不通。繁盛したラーメン店も天狗になって飲みつぶしました。「（一人暮らしは）寂しくて飲んじゃう…」と言い訳します。

2 既往歴

胃潰瘍があります。1日に日本酒5合、タバコを10本以上吸っています。

3 前回入院後の経過

今回、逆流性食道炎にて入院。退院後も飲酒を繰り返し、腹痛を訴えて1ヵ月間に救急外来に8回受診することもありました。

4 現病歴

逆流性食道炎が増悪して再入院しました。肝は腫大し、血液生化学検査ではγ-GTP 160 IU/l、血清アミラーゼ50 IU/l、HbA1c 5.8%でした。内視鏡検査にて食道には出血を伴う縦走ビランが多発していました。

5 入院後の経過

入院中に生活保護を申請し、断酒会例会へ主治医と参加しました。主治医が出席したことに本人も驚いていました。入院中にアパートを追い出されて知人宅の空き部屋に引っ越しました。三重県立こころの医療センターを紹介し、受診した後に別の問題が起こりました。転院時の交通費を飲酒代に使われるかもしれないと福祉部がお金を支給しなかったため、転院

が困難になりました。幸い、ある支援者（宗教関係者）の厚意を受けて無事転院することが出来、断酒に成功しました。

❻ポイント

単身者にとって支援者の存在は生活の安定につながります。ただし、本人が節度を守らないと両者の関係に支障をきたすと思われます。

（広藤秀雄）

Section 3　内科医が行う介入
②強い否認事例、家族の非協力事例、若年者、高齢者、女性、単身者の事例

　内科医には、習慣飲酒から始まるアルコール有害使用、アルコール依存症、それらを顕在化しない例など、多種多様のアルコール関連問題を有する患者が訪れています。その必要を感ずれば、アルコール治療の専門医療機関に紹介するための介入には、早すぎるということはありません。しかし、飲酒する本人には否認のプロセスが働くため、受診の時期を失することがほとんどです。受診後の内科医の問題意識にも、飲酒問題の重要性や重症度に気が付くまでにいたずらに時間を要する弱点があります。また、アルコール関連疾患は繰り返し再発・増悪を招くものですが、トラブルに巻き込まれるうちに、内科医が立つべき位置を見失って、患者への忌避感情に至ることも多いと思われます。内科医が、患者に行う介入は、専門医療機関との連携なしには考えられません。当初、アルコール問題を直視出来るよう指摘し、専門医療機関受診を説得する「初回介入」と、紹介した後も、患者が断酒を継続するように側面支援する「継続介入」（診療のスタイルとしては、内科と精神科の「併診」となることが多い）の、2つの時期での介入を考え、それぞれのポイントと介入の実例を述べます。

1 「とても酒を止めるなど、聞いてもくれません」（否認が強い事例）

❶ よく聞く言葉
「仕事が出来ているから大丈夫と、本人も職場の人も言うのですが」
「おれはいざとなったら止める意志はあるからと、説得を聞きません」

❷ ポイント
　アルコール依存症に至った人は、否認という心理的防衛システムのため、病気であるという認識がますます薄れ、飲酒の問題点を指摘されても認めず、「止めよ」と説得する周囲との不和を増加させます。しかしその人の内面には、酒を減らせないことへの自責の念があるので、説得はこの感情がわきあがるタイミングをとらえて行うことが有効です。否認の強さは、その人の飲酒問題への態度からは判断出来ないことが多いのです。頑固そうな人でもいったん断酒に入れば継続が可能になったり、最初から素直に説得に応じた人が何度も再飲酒を繰り返すなど、否認には表面に現われる言動だけではわからない側面が関与することに留意すべきです。

❸ 初回介入
　まず、内科医は患者を非難する立場をとらないことです。家族は「何とか酒を止めるように注意してくれ」と、強制的な説得役割を期待しますが、常に中間的あるいは患者に近い立場を心がけます。身体的訴えがあれば、まずそれに対応し、飲酒の害や影響を率直に説明し

ます。患者自身を心配する気持ちを冷静に伝えることが必要です。患者が少しでも酒を止めたいと表明すれば、「アルコール依存症は一般医では治せません」「病気だから治せます。専門医では、通院で治せる時代になっています」と紹介するタイミングをはかります。本人が何回か通院するうちに、迷いつつようやく紹介可能になることが多いものです。実際に目の前で紹介状を書き、相手側の予約を取り、家族にも付き添うように調整し、返事をもらってくるよう依頼して送り出します。専門医紹介後も、内科医として身体的治療を継続し、見放さないことを約束します。これが、最も基本的な初回介入の構図です。

❹ 継続介入

専門治療が始まっても、飲酒欲求が消えるわけではなく、再飲酒という危機の前後に、再び内科医を訪れることがあります。繰り返される介入により、患者本人の飲酒行動が変容可能になることから、専門医と診療情報を密接に交換しながら見守ることが大切になります。

事例

A氏　68歳　男性

実直な性格ですが、アルコール性肝障害と二次性糖尿病に加えて家族への飲酒問題や自動車事故もあり、繰り返しの入院を機会に地元の公立病院医師から専門医療機関に紹介となりました。3ヵ月間の入院専門治療の後に通院治療となりましたが、同伴する妻は毎回のように「隠れ酒」が続くと嘆きました。本人は、自己測定する血糖値の改善がないことやインスリンの投与単位にこだわる話はしますが、飲酒が原因として影響しているとの説明には上の空でした。何とか1年ほど通院したころ、上腕の痺れで公立病院を再受診した機会に、「やはり酒を止めなければ」と言われたらしく、いつしかビールからも遠ざかるようになりました。「断酒に踏み切った理由は」と動機を聴きますが、「何もそれ以上のことはない」と言い、喜ぶ妻との専門医への同伴受診が続いています。

（事例のポイント）

否認が解けるまでには、このように年月を要することを理解し、あせらずにまず本人との関係を中断しないように留意することです。

---

2 「本人にその気がないのですから、私らには」（家族が非協力であった事例）

❶ よく聞く言葉

「夫には何を言っても聞いてくれませんから、好きなものだけに止めさせるのは」
「身体を張ってでも、痛い目をみないとわからないでしょう」
「こちらの方がキレそうになります」

❷ ポイント

本人から断酒を求める例はほとんどなく、飲酒が引き起こす問題に直面する家族から、まず介入を要請されます。家族はそれまでの多くの精神的ストレスに耐えているがゆえに、介

入の求めは性急に感情的になりやすいものです。一刻も早く、権威ある人からの強制力で、本人の飲酒を止めさせて欲しいと願います。しかし、実際の介入とは、家族の意に反して、本人の同意を形成していくまでの根気強いかかわりであることが分かると、今までのあきらめや怒りのパターンの方が楽だと感じる家族も多いのです。自分自身の役割を見出すという大変な新しい試みより、「悪いのはあの人だ」という攻撃目標、あるいは「悪い人だけど」という保護目標を失わないことのほうが、家族の心は安定するのです。飲酒する本人以上に、その家族の再出発に配慮することが、介入の過程では大切になります。

❸ 初回介入

本人が内科医を受診する際に家族も同席することは、正確な飲酒実態を医師に伝えるためには重要です。しかし、その役割は補助的にとどめ、本人そっちのけで家族の愚痴を聞くのに多くの時間を割いてはいけません。説明の中で、アルコール依存症が周囲も巻き込む病的側面があることを本人だけでなく、家族にも一緒に聞いてもらいます。同じように専門医紹介が実現する際にも、家族同伴での受診を勧めます。家族の果たすべき役割を徐々に納得してもらうには、このプロセスが必要です。

❹ 継続介入

断酒がひとまず軌道に乗った場合でも、家族の気持ちは容易には安定しません。最初は断酒している本人を疑って行動を監視したり、その一挙一動に神経質になります。断酒により、今まで隠されていた家族内の葛藤に新たに直面することもあります。再飲酒では、一挙に落胆します。こんなことなら治療の協力などまっぴらと、家族があきらめて再度の介入を拒むこともあります。内科医は、価値判断が混乱して専門治療に懐疑を抱くようになった家族へ、そのたびに客観的な解釈を伝えることによって、家族の安心と本人の治療継続を可能にする重要な役割を担っています。

事例

B氏　62歳　男性

アルコールに起因する舌がんで手術を受け、何度も肺炎のため市中病院に入退院を繰り返しています。専門医への通院時には、すまなそうな顔をするが、自宅では妻に「せめて一杯」と懇願します。断酒の経験を積んだ夫婦なら、最初の一杯を我慢するあるいは我慢させるのが最も少ないエネルギーですむことを理解しています。しかし、この妻は、その最初の努力が出来ず飲ませてしまいます。妻自身も回復へのエネルギーが底つきしているため、新たなキーパーソンを見つけないと救われません。このような構図は、医療者のかかわりだけでは克服できないものだと思われます。

（事例のポイント）

家族という人間関係が長年の不和で機能していない例です。家族の回復のエネルギーがたまるのを、介入の主眼にして、本人は最低限、治療関係がつながっていれば良しとしなければなりません。性急な「断酒の成果」で、家族・本人を追いつめないこともポイントです。

> **事例**
>
> **C氏　64歳　男性**
> 　会社経営者。繰り返し飲むたびに、息子との緊張関係が高まり、自宅を離れ旅行中に不祥事を起こします。大きな骨折も飲酒がらみで起こしました。家族の説得に応じない状況が続くなかで、息子からの暴力的対応が目立つようになりました。専門治療のなかで、家族介入を行い、ようやく双方の心情的な橋渡しができるようになりました。それでも、ある一定の期間をおいて緊張が高まるため、1週間の短期入院を適当な周期で実施することにより、双方の関係維持と断酒の動機付けの確認を行っています。
>
> **（事例のポイント）**
> 　断酒が維持されると、今まで直面することを避けていた家族関係の問題点も浮上します。「断酒」と「家族の和解」を対立させず、車の両輪のように互いに必要と考えましょう。

3 「若いんだから、気持ちを入れ替えたらいいんだが」（若年者の事例）

❶ よく聞く言葉
「あれこれ調子が悪いと思い込んでいるから、酒に逃げ込むんだ」
「ちょっと問題が多すぎて、どれを主に考えたらいいのやら」

❷ ポイント
単に飲酒だけとは限らない多くの問題を含むことがあります。タバコと酒が入り口となり、他の薬物依存（市販薬・処方薬の乱用、非合法薬剤）を重複することもあります。うつ病や摂食障害などを背景に持つこともあります。異常酩酊や過剰な行動化を呈する例では、治療者が相当のエネルギーを断酒に導くために要します。若いだけに、それまでの人生経験をもとに治療へ導入するステップが踏みにくく、また依存物質への渇望感も強いことなどもあって、治療者が単独ではかかわりきれないので、十分なチーム的対応が要求されます。

❸ 初回介入
親が保護者としての機能を喪失している場合には、その親を支援する協力者を出来れば親類から得るように準備しなければなりません。また、内科医としても介入前に専門医に十分相談して、具体的準備をしなければ失敗に終わることになります。時には、事件や事故などを契機に、一気に専門治療につなげなければならないこともあります。そのような時、その若者の飲酒問題が治療の課題として前もって関係者に認識されていないと、この治療への導入のチャンスも生かせないことがあります。

❹ 継続介入
飲酒問題が一応落ち着きをみせた時がゴールではありません。背景にある個人や家族の問題に対して、継続的な取り組みを始めなければならないまさにその時なのです。専門治療も、

心理療法士による家族療法などのチーム医療を必要とします。内科医の出番は少ないのですが、長い治療経過の中で、家族の後方支援としての役割が期待されます。

> **事例**
>
> **D氏　28歳　男性**
> 　うつに起因する飲酒問題があります。家族ばらばらであることに早くから傷ついており、高校を中退し、不安を抱えつつお酒に逃避している状態が続いていました。強迫神経症が認められ、身体的にはアトピーや喘息を合併していますが、タバコも止められないでいます。長期に精神科医のカウンセリングを受けていますが、自宅に帰ると自分で問題を抱えきれず、再飲酒をしてしまい、その他の症状も増悪しながら、入退院を続けているのが現状です。
>
> **（事例のポイント）**
> 　若年者は、気分変動の波が激しく、飲酒欲求もそのために増強します。身体的不調を注意するより、なぜそう思うのかを聴きとる姿勢が必要です。

4 「自分の親に、酒を止めろと命令できますか」（高齢者の事例）

1 よく聞く言葉
「ここまで飲んできたから、いまさら止めることは出来ないでしょう」
「他に好きなものがないのだから、最後の楽しみを取り上げるのは酷です」

2 ポイント
65歳以上の高齢者では、定年退職後に今までの大量飲酒に加速度が加わり、臓器障害と共に対人関係の障害（特に妻との）が増悪する傾向があります。長年にわたって培かってきた生活習慣を夫婦ともにプライド高く保持するため、また職場や社会との接点が少なくなるため、相談に至るまでの道のりは困難です。また、肝機能障害は比較的軽い例が多い反面、長年の飲酒による脳萎縮と認知障害が多く認められます。このため、断酒の動機付けが困難ですが、治療を継続しながら、自分が家族の中で占める役割を再認識することにより徐々に行動変化を期待できる例もあります。人生は最期の着地の仕方によって総括されることを家族が了解出来るように誘導し、その人の良かった時期の記憶とつながるような回復のイメージを提示すべきです。

3 初回介入
　飲酒歴は、その人の人生歴として、尊敬を持って聴くべきです。その飲酒がなかったら、もっと大変な心身の被害があったかもしれないと、相互に理解しあうことが内科医との治療関係継続の基盤になります。途中から病気の側面がこのように多く重なってきていますねと、徐々に視点を問題飲酒の方向にも振り向けてみます。「では、どうしたらいいのか」を患者さんの言葉で語らせ、「そのためにこうしよう」とこちらの提案を摺り寄せるスタンスが、最も受け入れられやすいようです。おおむねの合意を得たら、細かい詰めが苦手な人には「奥さ

んや子供さんに相談して決めさせてもらっていいですか」と、治療者に委任することで安心感が得られるようにもなります。

❹ 継続介入

介入が成功する条件とは、繰り返す身体疾患の治療の際に内科医が継続的な心情的断酒支援（断酒の意義の理解のみでも可）を寄せ、社会性の回復（たとえばデイサービスへの通所など）を保障することです。患者は家族の強い断酒の希望に直接さらされるより、家族におだやかに包まれているという雰囲気のほうが良いのかもしれません。

■ 事 例

E氏　75歳　男性

40歳より飲酒量が増加して、高血圧・糖尿病を併発したが、自らを律することが困難でした。仕事を中心に生活しながらも、清潔さを保つことが困難になるなどの問題が生じ、息子にも見逃せない事態に至って70歳での専門医療機関受診となりました。受診後もたびたび再飲酒をして、脳梗塞もきたしましたが、身体的な動機ではなかなか断酒出来ませんでした。ただ、再発の不安から身体的な治療を続けたいという動機は強く、一般病院に入退院をしながら、専門医療機関への通院も続いています。

（事例のポイント）

一途だった仕事は息子へ継承して軌道に乗り、その点の精神的ストレスはようやく解消出来たようで、飲酒欲求も小さくなってきています。この人の場合は、妻が穏やかで愚痴を言わず、一緒に歩む性格であることが、結果的に良い影響を与えました。アルコール依存症は「仕事依存症」の面があると認識するのも大切です。

■ 事 例

F氏　79歳　男性

いわゆる静かに飲んできて老齢に達した方です。高血圧や痴呆の症状が出て、近所の医師から、断酒指導の経験のある医師を介して専門医療機関の受診に至りました。難聴もあり、コミュニケーションをとりにくく、集団治療には馴染めませんでした。付き合い酒をつい飲んでしまうという状態で通院しながら、入院も1度経験しました。

（事例のポイント）

地元のデイサービスに定期的に通所するようになってから、行動が安定し、断酒が続くようになっています。高齢者が自分の居場所や生きがいを見つけることは大切です。

5 「アル中って、男の病気でしょう？」（女性の事例）

❶ よく聞く言葉
「ヒステリーみたいなもんだから、どこへ相談するか難しい」
「家のことが知られるようで困る」

❷ ポイント
アルコール依存症の基盤には、男社会の必要悪のように容認される「飲酒文化」があります。一方、女性の飲酒はこの文化の中では、「女でありながら」という偏見にさらされやすいため、本人や周囲も一層この問題を隠そうとします。専門治療を精神科が担当することで、アルコール隠しにさらに拍車がかかります。このような家族や親族を含めた全体の否認構造をやわらかく解きほぐす必要があります。「女性は身体的には男性よりアルコールに対する防御力が弱く、早期に飲酒をやめさせないと臓器障害の進行が速い」と強調することは大切なメッセージになります。

❸ 初回介入
嫁姑など家庭内の葛藤を外に相談出来ずに飲酒量が増えてきた例では、まず家庭内の援助者を見つけることから介入が始まります。内科医は、援助者と本人との2人3脚で専門医を受診するよう、率直に勧めます。しかし、夫や子供に対する主婦の役割を一定期間は休止出来るように段取りをつけないと、患者が専門外来を受診することは容易ではありません。

事例

G氏　46歳　女性
アルコール依存症での複数入院歴があるが、男性主体の集団治療に溶け込めず、治療への抵抗が徐々に増し断酒会参加も拒否していました。再飲酒の際にはリストカットをして、地元の救急病院を受診。精神科主治医は、解離性障害や人格障害の精神科治療も必要と考えました。夫に見守られての通院が続くうちに、実父母との共同生活での問題点が明らかになって来ました。父親は、高齢のアルコール依存症者で痴呆も伴い未治療であり、母親は典型的な世話焼きのイネイブラーでした。この両親との相互の過干渉の中で、患者自身の混乱と感情の振幅が増大していました。自分自身の焦りが軽減する時期に、父親も運良く医療機関を介しての断酒指導が始まりました。自らの断酒経験を父親に生かせることが可能になり、自分自身の断酒の継続と精神症状の軽減が認められるようになりました。以前は、完璧症傾向で自分の期待するほどの感謝や評価が戻って来ないことへの焦りがありましたが、「しかたがない」と、自分の情緒を内省的に押さえるような多面性が見られるようになりました。

（事例のポイント）
女性が家族関係の負の面を引き受けなければならなかった例です。少しずつでも「回復する」という実感を持つことで断酒に踏み止まり、他者への貢献が出来ることが自身の断酒継続の推進力になったようです。

❹ 継続介入

女性が専門医療機関に通院する場合、患者の圧倒的多数は男性であるため、様々な精神的圧迫を受けやすいことに留意する必要があります。自助組織への加入も、匿名性の尊重されるAA（アルコホリック・アノニマス）を選ぶことも出来ますし、断酒会には女性だけのミーティング「アメシストの集い」もあります。また、個々の話をじっくり聴いてもらいやすい少人数のミーティングの方が適しているとも言えます。問題は、仕事を持つ男性患者と異なり、ある程度落ち着いた時点では配偶者との同伴通院が困難になりやすい傾向があります。内科医としては、回復過程にある通院困難患者のサテライト診療所的役割を、専門医との連携を通じて受け持つ必要があります。

6 「自分が悪いから、そこまで落ちたんじゃないか」（単身者の事例）

❶ よく聞く言葉
「ホームレスのような世捨て人にそこまでしなくても」

❷ ポイント
単身者とは、いわゆる独居生活をしている人を指します。飲酒を原因として家族関係が悪化した結果、未婚者ではそのまま家族から孤立化し、既婚者では離婚あるいは別居を招きます。単身者ではたとえ断酒しても、回復を続けていく力を支援するパートナーや家族がいな

事例

H氏　68歳　男性

18年間に14回以上の入院歴があります。離婚して単身生活となり、ますます断酒が困難になる例が多い中、H氏は生活保護を受けて、安いアパートを斡旋され、定期的に病院・自助集団に通うことでかろうじて断酒の継続が可能になりました。しかし、生活の変化に対応しにくく、その都度再飲酒がありました。飲酒による免疫力低下と喫煙が重なり、古い肺結核病巣に新たな排菌が確認されました。最終診断は非定型好酸菌症でしたが、呼吸器専門病院入院を必要としました。しかし、転院先の病院スタッフの認識不足から院内飲酒が始まりました。退院後に、帰宅したアパートでは、今までの支えも拒否して再び連続飲酒まで至り、疲弊し、自殺も考えるようになりました。しかしソーシャルワーカーの度々の訪問をようやく受け入れ、再びアルコール専門医療機関の通院が始まり、再度断酒のサイクルを維持できるようになりました。非定型好酸菌症の治療のため、1年以上の長期にわたり呼吸器専門病院通院も続けています。今は、少なくとも悪化していないことの自己評価ができるようになっています。

（事例のポイント）
定期的な受診や訪問が、介入の根幹となります。

いため、断酒継続が極めて困難です。そのため家族機能を支援者（ケースワーカー・友人・訪問看護師など）が代行しなければなりません。金銭的な保障や衣食住の環境の整備、就労の斡旋など、多くのハンディを抱え込む状況であり、断酒会の中でも特別にグループホームなどで対応をする方策も考えられています。

❸ 初回介入

孤立感の強い状態で受診しても、内科医がその場限りの対応をすると、結局問題の先延ばしとなって、お互いの忌避感情が強まり、治療関係に入りにくくなります。内科医は、当初から援助する役割を果たす人を見つけて、問題点を整理する所から始めます。解決すべき問題点から段階的にかかわると、受診形態は次第に救急受診一辺倒から一般外来や予約診療へと移行するものです。このように信頼関係を作りながら専門医療機関へ紹介することが大切です。この気持ちがないと、厄介払いと受け取られ、断酒の動機付けに根本的に失敗します。

❹ 継続介入

他の例と異なり、支援のための社会資源が少ないので、再飲酒などの失敗のリスクが高まる前に、予防的に働きかけるフットワークの軽さが必要になります。内科医としても、「この次に」と考えず、本人を待たせてでも、次の援助者に連絡してバトンタッチする配慮が必要になります。

〈遠藤太久郎〉

Section 4 産業医・関連スタッフが行う介入

1 治療への導入

　問題飲酒者を目の前にして、産業医は本人の病態（アルコール依存症の重篤度）を評価し、必要に応じて専門医療機関を受診するように働きかけを行います。そのためには、アルコール依存症に関する知識もさることながら、評価のために必要な職場の情報を出来るだけ多く入手するように心がけなければなりません。過去の健診結果（例えば、肝機能検査値）だけを材料に評価を行うのでは、問題の大きさを見誤る恐れもあります。

　過去に幾度も飲酒による健康障害で休業を繰り返していたり、あるいは仕事面での問題を引き起こしていながら、断酒が出来ていない例では、専門医療機関につなぐ必要があります。介入の手順の一例を表1に示します。なお、介入は酩酊時や酒臭が感じられるときに行わないことはもちろんですが、特に飲酒問題を起こした時には、その後、時間をおかずに行うほうが、治療へつなぎやすいものです。

表1　アルコール依存症者の専門治療への導入手順の概要

①**関係者にアルコール依存症について説明し、本人への働きかけについて意思統一を図る**
　上司や人事担当などの関係者にアルコール依存症について説明し、本人を専門治療に結びつけるための協力を要請する。現在の問題はアルコール依存症によるものであり、回復すれば通常の業務が可能であることも強調する。

②**本人の起こしている職場での飲酒問題を整理する**
　あくまで事実だけを取り上げて、憶測やうわさなどについては混同させないように注意する。

③**介入の実際について関係者間の打ち合わせをする**
　本人に対して専門治療をすすめる具体的な手順の打ち合わせをする。誰がどの順番でどのようなことを伝えるか、およそのところを決めておくとよい。専門治療を経て、本人が普通に勤務出来る状態になったら、復職を受け入れる旨も確認しておく。例えば、産業医や保健師が専門医療機関の受診をすすめても、その場で上司がもう少し経過をみようといった提案をするようでは、介入はうまくいかない。

④**本人を交えて話し合いの場を持ち、専門医療機関の受診を勧奨する（本介入）**
　本人に対して、起こしている飲酒問題を明確に伝え、同席者一同で専門治療の受診を強く勧める。断酒をして元の業務に従事出来る状態になれば、従来どおり職場で受け入れることが出来ることを上司あるいは人事から明示してもらうことも重要である。

1 職制（上司）との連携

アルコール依存者を治療へ結びつけるには、ほとんどの例で上司との連携が不可欠です。

一般に飲酒問題に関する相談は（本人自身よりも上司や人事担当からのほうが多く）産業保健スタッフに持ち込まれます。

上司から相談があった場合には、必ず時間をおかずに本人と面接する場を作ります。そのためには、上司から本人に産業医のもとに出向くように勧めてもらう必要があります。その勧め方としては、ただ叱責したり命令したりするのではなく、

①上司としてこれ以上飲酒問題を見過ごすことは出来ないこと
②職場の仲間として健康や生活について心配をしていること

の2点をはっきりと伝えることが重要です。本人と直接面接をせずに、上司の一方的な話のみから、病態の程度や専門治療の必要性を判断するのは避けるべきです。

産業医は本人との面接の前後で、健康診断結果や本人の職場における様々な情報、さらには家庭の諸事情についての情報を得ることが望ましいのですが、本人に無断で行うと後で問題となる可能性があります。本人のプライバシーにもかかわることですから、原則として本人の許可あるいは理解のもとですすめるべきです。

それらの情報と本人との面接の結果から専門治療が必要であると判断した場合には、上司と連絡をとって、その旨を伝えるとともに、治療への導入にあたって協力を請います。その際、上司にアルコール依存症に関して要領を得た説明を行うことも重要です。アルコール依存症に関する説明の中で触れるべき事項としては、次のようなものがあります。

①本人は飲酒をすると止められない状態に陥っている
②したがって、本人が起こしている問題は、ある面そのせいであるといえる
③このままでは事態は悪くなる一方であり、唯一の解決策は本人が断酒を継続することである
④しかし、それは普通に考えるよりもはるかに困難なことであり、専門治療を受けることがすすめられる
⑤断酒が継続できれば、以前本人が発揮していた能力を再び見せることが十分に期待できる（病態が重篤でない場合）

このほか、上司が飲酒に寛大な態度を示したり、本人が断酒や節酒の約束をしたにもかかわらずそれを守れない場合に、定めていたペナルティーを科さなかったり、あるいは先送りにしたりするのは、結果的に本人の問題飲酒を助長することになるという点も、説明に加えた方がよいでしょう。

説明の中で「アルコール依存症」という表現を用いるか否かは、議論の分かれるところですし、ケースバイケースともいえますが、結果的にはアルコール依存症の病態を説明することは避けられず、それに対する理解が得られるような働きかけが必要となります。

上司から、本人に専門治療を受けさせることへの協力の合意が得られたら、打ち合わせを行った上で次のような点について本人に伝えます。その際には、産業医よりもむしろ上司が中心となって話をすすめるくらいの方がよいでしょう。

①それまでに本人が飲酒を原因として起こした問題を具体的に整理して示す
②本人が現在の職場で仕事を続けられるためには、断酒をするという選択肢しかないこと

をはっきりと伝える
③専門医療機関での治療を経て、断酒が出来た場合には、仕事を続けることが出来ることを保証する

なお、制度上人事担当者の協力を得ることが必要な場合には、彼らに対しても同様の働きかけを行う必要があります。

以上のような介入を行っても、本人が専門医療機関を受診することをどうしても拒み、独力で断酒あるいは節酒をすると主張することも少なくありません。その場合には、それを認める一方で、断酒や節酒が継続できずに業務の遂行に支障をきたしたり、職場に迷惑をかけたりした場合には、必ず専門医療機関を受診することを確約させ、それも拒否するのであれば就業規則にしたがって厳しい措置を講じることになるとはっきり伝えるといった対応が考慮されても良いでしょう（もっとも、これは産業医が述べるべき内容ではなく、人事担当者が伝えるべきものです）。

❷ 家族との連携

通常、産業保健スタッフが労働者の家族に連絡をとることは、あまり多くありません。しかし、アルコール依存症やその他メンタルヘルスに関する事例については、家族との連携によって介入、治療への導入が円滑に進むことが多いので、事情が許す範囲で試みるべきです。上述した介入は、家族を巻き込んで、彼らも同席した状況で行うと、さらに効果が期待できます。

家族の協力を得るためには、彼らに連絡を取って接触する必要があります。この場合にも、産業保健スタッフは職制等と打ち合わせをして、誰がどのような形でどういった内容を家族に伝えるのかを決めておいたほうがよいでしょう。連絡の窓口については、職制や人事部署ではなく産業医あるいは産業看護職などの産業保健スタッフ（特に医療職）が担当することによって、家族に不必要な警戒心や不安を抱かせることを少しでも回避出来るでしょう。

家族にも、本人が職場で起こしている飲酒問題を正確に伝えるとともに、専門治療を受療することが職場での本人の立場を危うくするものではないこと、治療を経て断酒が出来れば再び現在の職場で就業することが可能であることを確約することが重要です。その際十分な時間をとって家族の話を傾聴する機会を持つようにすると、家族からも本人の飲酒問題で困っている点などが明らかになり、治療への介入に対して積極的な協力が得られることが多いものです。

産業保健スタッフは、家族のアルコール依存症への巻き込まれに対して時間をかけて介入を行うところまでは立ち入る必要がありませんし、それは専門医療機関に任せて差し控える方がむしろ望ましいでしょう。

2 EAPの考え方

米国では、職場におけるアルコール依存症への対策として、EAP（Employee Assistance Program）という仕組みがあり、1970年以降著しい発展を遂げて来ました。EAPでは、疾病のあるなしではなく、作業効率など仕事面の問題に焦点を当て、それを解決していくという形

で、EAP専門家が本人にかかわっていくところに特徴があります。アルコール依存症の場合、最初から疾病そのものを直接的に取り扱うのではなく、飲酒のために仕事の効率が低下したり、周囲に迷惑をかけたりしていることを問題として取り上げ、その解決に向けての支援を面接によって行っていくなかで、回復への動機付けを高めて専門治療に結び付けるのです。管理監督者に対する教育も行い、事例への対応の仕方、EAP担当者へのつなぎ方などについて、具体的に解説を行います。現在では、メンタルヘルス全般さらには法律的な問題等にまで取り扱うサービスを広げているところも増加しています。

こうしたEAPの手法は、わが国の職場においても、参考となる面が多いと言えましょう。

EAPは内部EAP、外部EAPなどいくつかの形があります。その詳細については他書を参照して下さい。

事例

A氏　49歳　男性　配偶者無し

製造業の組み立てラインでの作業に従事。以前から健診でγ-GTP値などの高値がみられ、産業医から注意を受けていました。半年ほど前から、月曜日などに欠勤が目立ちはじめ、顔色もすぐれない状態でした。ある日の朝礼時、冷汗を流してその場に倒れ込んだことから、ライン長が産業医に相談を持ちかけました。同僚らは、薄々飲酒が原因であると気づいており、自宅の近所で泥酔しているA氏を幾度か目撃している者もいました。ライン長はその旨を産業医に伝えました。産業医は過去の健診結果を確認した上で、本人との面接の場を設定しました。また、同僚の情報から近くに実兄がいることが判明したため、連絡をとって事情を話した上で協力を求めました。面接は、産業医、ライン長、人事担当、実兄が同席して行われました。あらかじめ決めておいた手順で、ライン長が本人のこれまでに起こした飲酒問題を整理して示し、産業医が断酒の必要性を強調し、一同で専門医療機関の受診をすすめました。人事からは、治療により断酒が出来たら、現在の職場に戻れることが説明されました。A氏は半ば渋々ではあったが、受診を承諾しました。その後、約2ヵ月間の入院治療を経て復職し、1年以上の断酒を続けています。

（事例のポイント）
・介入のタイミングを逃さなかった。
・本人に自らの飲酒問題を明確に直視させた。
・上司、親族の意思統一による協力が得られた。

> **事 例**
>
> **B氏 44歳 男性 営業職**
>
> 体調不良のため出社出来なくなり、アルコール性肝硬変の診断で入院。以前から健診で肝機能検査値が高値のため、毎年のように保健師から注意を受けていましたが、「仕事の関係で断酒は出来ない。節酒を工夫したい」と繰り返し、改善傾向はみられませんでした。産業医が本人に断った上で上司に連絡を取ったこともありましたが、上司の返事は「自分からも注意をする」という程度で、そのままになってしまっていました。復職時に、内科の主治医から断酒を指示されたことが確認出来たため、産業医は専門医療機関の受診を勧めました。時間をかけた説得にもかかわらず、本人は強く拒否し、その間に人事異動で変わった新しい上司も乗り気でなかったため、結局それは実現しませんでした。復職後、保健師は幾度か連絡を試みましたが面接にまでは至りませんでした。半年後、再飲酒による肝障害の増悪のため、B氏はまた入院することになりました。
>
> **(事例のポイント)**
> ・飲酒に関する注意にメリハリが欠けていた。
> ・上司の協力が得られなかった。
> ・復職後、十分なフォローアップが出来なかった。

文 献

1) 廣　尚典：職場におけるアルコール問題とその対応．日本アルコール精神医学会雑誌 8：9-14, 2001.
2) 柳田公佑：お酒の問題 Q & A (改訂版)，労働科学研究所，川崎，1999.
3) 川上憲人：従業員援助プログラム (EAP)．産業精神保健ハンドブック，pp.422-432，中山書店，東京，1998.

(廣　尚典)

第Ⅶ部　アルコール依存症への介入法

Section 5　医療ソーシャルワーカー（MSW）が行う介入

1 医療ソーシャルワーカーの役割

❶ 専門医療機関への橋渡し

「一人のアルコール依存症者がいると最低10人の人達が巻き込まれて悩んでいる」と言われています。単に個人の身体のみならず、こころや生活にも大きな影響を及ぼすのがアルコール依存症であることを考えると、それも納得出来ます。一般病院の医療ソーシャルワーカーには、身近な相談窓口として、ご家族からの相談が多く寄せられます（図1）。

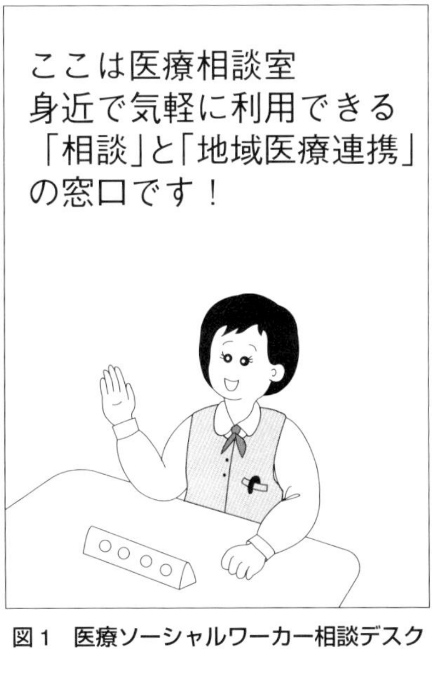

相談室にたどり着くまでには、語り尽くせぬほどの困った経験があったはず…、何とかしたいと思いながらも、病気特有の「否認」や「巻き込まれ」に出口を失ってしまっていたことでしょう。身体に表れた病気の発見は大きなチャンス！　たとえ身体の病気に気づかなくても、困った時が大事なチャンス！

私たちの前にたどりついたアルコール依存症者や家族の誰かに相談しようという「勇気ある一歩」が、着実に方向を見定めて根本的治療へと進む動機付けとなるように支援するのが、私たち一般病院の医療ソーシャルワーカーの仕事です。

図1　医療ソーシャルワーカー相談デスク

> **事 例**
>
> **医療者のだれもが気付かなかった 60 歳の女性の場合**
> 　困りあぐねた姉からの相談。肝硬変で幾度か入退院を繰り返していましたが、実は根底にアルコール問題があり、そのために夫婦や嫁姑などの家族関係にも亀裂が生じて困っているというのです。平凡な主婦であり、彼女のアルコール問題には長らく医療スタッフは誰も気付いていませんでした。
> 　➡アルコール依存症は病気であり、専門医療で回復すること。また専門医療でしか回復しないこと。専門プログラムのある信頼できる機関の内容や当院との連携治療について詳しく説明。娘の協力を得て専門医療機関への導入が実現。併診にて通院治療開始。
> **(事例のポイント)**
> 　一般病院の医療相談室は、秘かな悩みの相談窓口である。「アルコールと健康を考える集い」への参加によるフォローアップで、断酒継続中であることが確認されている。

> **事 例**
>
> **他院から当相談室を経由して専門医療機関へつながった調理師の場合**
> 　肝機能障害で他院への入退院を繰り返し、アルコール依存症との診断で専門医療機関を紹介されましたが、専門医療機関は遠いことを理由に受診を渋ったため、当相談室を紹介され来室しました。
> 　➡専門治療が必要であることを繰り返し説明し、専門医療機関への紹介に成功。その場で連絡を取り、受診を仲介、入院となった。
> **(事例のポイント)**
> 　決心には、複数の機関が同じアプローチを行うのが有効。地域医療連携の例でもある。

2 かかりつけ医や地域関係機関との橋渡し

医療ソーシャルワーカーは下記の事例で述べるような地域連携の要(かなめ)の役割を持っています。

> **事 例**
>
> **一人暮らしの 64 歳男性の場合**
>
> 　肺気腫や慢性下痢にて入退院を繰り返しています。在宅酸素療法が必要な上、間欠的にアルコールを多飲し、療養上の問題ありと民生委員からの相談がありました。医療費も支払いが困難です。
> 　➡呼吸機能障害による身体障害者手帳の取得により医療助成制度を活用し、医療費の負担軽減をはかる。また、在宅療養支援について（介護保険要介護認定の申請を援助し）在宅介護支援センターと連携する。かかりつけ医による療養管理中、アルコール性臓器障害への対応のため、当院消化器科へ紹介あり。アルコール依存症治療を目的として専門医療機関を紹介され、一時は納得されるが受診には至らなかった。
> 　地域での見守り支援が続けられているが、保健師に当院の「アルコールと健康を考える集い」への同行参加を提案し、専門医療機関の医師や断酒会との接近交流を計画中です。
> **（事例のポイント）**
> 　かかりつけ医や地域機関のセーフティネットの見守りと当院との連携の例。
> 　関わりの選択肢は多いほど良い。
> 　ネットワークにより関係者の燃え尽き予防にもなる！

2 医療ソーシャルワーカーの介入の方法

1 「勇気ある一歩」を共に喜ぶ

その背景にあるのは、「決断に遅すぎることは無い！」「人はたとえ目に見えなくても向上の意欲を持っているものだ！」の 2 つの信念です。

それは、当の本人も家族も私たち医療者も、「どうしようもない！」とつい諦めてしまいがちな過酷な状況から立ち直ってこられている方々を知ることにより、強化され培われた信念です。一人の依存症者を回復へと導くきっかけにかかわった経験が、その回復者を通して強い信念となり、次に現れた人々への説得力を高めて、介入の効果につながります。その意味では、回復者が私たち介入者を媒体にして新たな回復者を生み出しているのです。

2 専門医療機関への受診に対して抵抗が強い場合…受診というより、まず「専門医への相談」をすすめます

「アルコール依存症は病気であること」、「治療のノウハウが専門医にあること」、「一人では治らないこと」、「一般病院との連携が進んでいること」、「私自身がそれを信頼していること」などを、その人の理解度に配慮して丁寧に説明します。地域医療のネットワークのなかでの

安心を感じてもらえるように心がけます。

　医療ソーシャルワーカーを紹介した医療者から説明された事柄について再確認しながらその内容を患者に再度伝えて理解を強化し、治療への動機付けを深めます。誰もが同様の考えに基づいていることが決心に大きな影響を持つに違いありません。

❸ 相談しやすい体制づくり・・・低いハードルをたくさん準備して、飛びやすく！

a．積極的な啓発（アルコール問題への取り組みの風土づくり）

　積極的と言っても、大きな労力は不要です。なぜなら、医療機関や関連機関ならすでに情報は届いているはずだからです。たとえば、断酒会、AAからのポスターやパンフレット、また、アルコール問題を考える三重ネットワークの会による「γ-GTP100以上のあなたへ」、三重県アルコール関連疾患研究会の「あなたの飲み方は大丈夫ですか」などのパンフレットなどを目につくところへ掲示することからはじめます。

一口メモ　　情報の発信

◆診察待合室に啓発のパンフレットを置く
◆断酒会、AAなどの啓発ポスターを掲示する
◆分かりやすい相談室案内
◆ホームページでの取り組み紹介
◆誰でも参加できる公開講座の開催

---

b．公開講座の開催

　開催回数は少なくても、定着化させれば、啓発に大きな力を発揮します。院内にこの行事を周知することで、アルコール依存症への取り組みの風土を生みだすことになるのです。

　講座での学習の後に行われる内科と精神科の医師が同席するミーティングは、フォローアップの場として、専門医療機関との併診を成功させるために重要な役割を果たしています。

　また、三重県アルコール関連疾患研究会の自院での開催もきっかけづくりには有効です。
（※注：三重県では、年2回の研究会が病院持ち回りで開催されています）

一口メモ　　市立四日市病院「アルコールと健康を考える集い」の概要

・開催頻度：年3回
・内容：アルコール関連疾患の講義（各科医師の輪番）
　　　　アルコール専門医療機関医師の講義とコメント
　　　　参加者（入院・外来患者、家族、断酒会の回復者、スタッフ）のミーティング
・スタッフ：消化器科医師、看護師、MSW
・協力：アルコール専門医療機関医師、断酒会

---

3 アルコール医療のネットワークとは？
―結び合わせて強くなるネットワーク―

1 院内のネットワーク

　アルコール医療は、生活全体にかかわる支援が必要なことから、従来から、地域ネットワークが必要とされて来ました。そして地域医療連携の象徴である「二人主治医制」を「併診」という形でいち早く実践し、効果をあげてきています。

　著者の勤務する市立四日市病院では、平成 8 年の三重県アルコール関連疾患研究会の発足の呼びかけに応じて、医師、看護師、MSW の 3 者が参加し、研究会のネットワークで学びながら、院内のネットワークづくりを行って来ました。アルコール関連疾患にはセルフケアが必要であるとの観点から、患者・家族参加型の「アルコールと健康を考える集い」を計画しました。消化器科医師と看護師、MSW が核となり、各科の医師を順次講師に招いて、裾野を広げています。アルコール専門医師のいない病院での実践に欠くことの出来ないのが、専門医療機関の医師の協力です。また、断酒会の方々のアドバイスも大きな支えになっています。

2 地域医療ネットワーク

　地域の医療機関や関係機関などにも知られるようになった当院の「アルコールと健康を考える集い」は、当事者と医療者、両者の研修の場であると同時に、患者の断酒継続の拠り所であり、地域医療連携の目に見える実践の場でもあります。受診への抵抗感のより少ない一般病院でのアルコール依存症の早期発見と早期対応は、専門治療への動機付けを深め、専門医療機関との連携を推進します。日常医療では、かかりつけ医との連携を深め、中核的医療機関としての機能を発揮して地域貢献を目指します。

　私たち医療ソーシャルワーカーは、これらの連携を基盤にして、役立つ情報の集積と活用により、スムーズな治療や生活問題の解決を支援します。またさらに、結び合わせて強くなるネットワークの一員として有効な社会資源の開発や創出に向けても、力を尽くしています（図 2）。

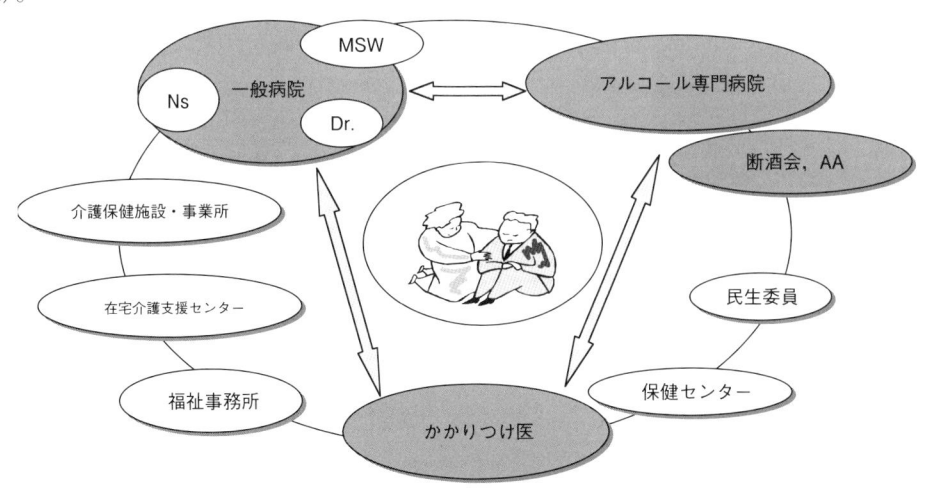

図 2　アルコール医療の地域ネットワーク

（片岡千都子）

Section 6 看護師が行う介入

1 一般病院の看護師の役割

❶ 飲酒歴、飲酒問題の把握
　患者の飲酒習慣について出来るだけ本人と家族から正確に聞くことです。飲酒量、飲酒習慣、断酒・節酒期間の有無を確認します。飲酒については家族からの情報は重要です。大量飲酒者は飲酒量・飲酒習慣を正しく言いません。多くの場合、飲む量は 1/2 か 1/3 くらい少なめに言います。さらに飲酒習慣について、KAST の得点、本人や家族の情報から異常な飲酒行動、離脱症状の有無を判断して、ICD-10 により依存症のチェックを行います。

❷ アルコール性臓器障害のチェックと離脱せん妄の予防
　お酒を飲み続けていると肝臓や膵臓、高血圧や心臓病、食道がん・結腸がん・喉頭がん、大腿骨骨頭壊死、骨折などを起こします。しかし、その病気やケガがお酒によるものとは思っていないことが問題です。アルコールに関する検査値（γ-GTP など）を含む情報を整理し、臓器障害と飲酒との関係を明確にします。医師の診断により、飲酒による臓器障害と決定したら、医師、看護師、医療ソーシャルワーカーと情報を共有し、連携をとりながらかかわって行きます。アルコール性臓器障害の急性期はアルコール離脱せん妄予防のための適切な処置が必要です。

❸ アルコール専門医受診の手助け
　原因がアルコールと考えられる場合は、アルコール専門医との連携の必要性について検討します。この場合、患者及び家族の認識がキーポイントになるので、十分な聞き取りをします。本人の意思と家族の協力があり、アルコール依存症の治療を希望した時は、医療ソーシャルワーカーと連携をとってアルコール専門医へ紹介をします。多くの場合、入院中に紹介状を持って家族とともに専門医療機関へ行くよう援助します。医療ソーシャルワーカーには一般病院とアルコール専門医の連携の要の役割があります。

2 一般病院「外来看護師」の役割

　❶ 外来では、飲酒について心配な人がいつでも飲酒の自己診断が出来るように KAST や CAGE の依存症チェック票を置きます。また、診察時にもアルコールの影響と思われる場合には、医師が KAST でのチェックを行います。そして、問題がある場合、アルコール依存者用管理手帳（三重県アルコール関連疾患研究会発行）を渡し、自己管理の必要性を指導します。同時に、看護師はカルテにアルコール関連であるマークを付けます。外来受診を継続す

るなかで医師、看護師がそのことを見落とさないためです。

❷ 外来での看護師はお酒の臭いをさせてくる患者に注意が必要です。外来受診時に飲酒しているのを見つけたときは、朝酒をしている点、TPO の障害（シラフで受けるべき診察であるにもかかわらず飲んでいる）という点からアルコール依存症の可能性が高いと言えます。

❸ 夜間、救急外来を頻回に利用する患者はアルコール依存症の可能性が高いと言えます。
それは深酒による腹痛等の症状は夜間に多く、お酒が切れて不快な離脱症状が出るのは早朝だからです。一般病院では症状が軽快しない場合、入院となることが多く、原因がお酒によるものとわかれば、入院時点が介入のチャンスとなります。そのため、家族が同行している場合は、とくに家族の悩みを聞き出すようにします。

❹ 家族の理解が得られると、アルコール専門医との連携が比較的スムーズに図れます。
外来を訪れる患者は定期的に受診するので、必然的に人間関係が築かれます。家族のことや職場のことなどさりげない言葉の投げかけでアルコール関連問題をキャッチ出来ます。また、症状や検査データからアルコール性臓器障害の徴候を発見出来ます。その時、飲酒について患者自身が自分の問題としてどのように考えているか把握することはきわめて重要です。アルコール依存症者が持つ否認について知るためです。否認が強いと患者が拒否するため、アルコール専門医への連携が難しくなります。しかし、何度も入退院を繰り返す患者には家族に協力を求め、アルコール専門医へ受診するよう強力に介入します。

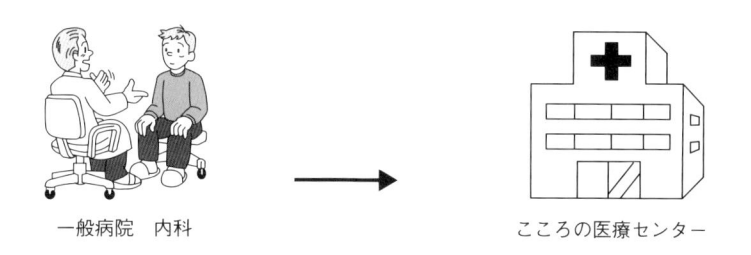

一般病院　内科　　　　　→　　　　こころの医療センター

アルコール依存症者の否認とは、医療者から酒を止めるように言われると"それ程飲酒していない""酒はもう止める""前はよく飲んだけど今はあまり飲んでいない"など、うまい言い訳をしたり、自分を正当化して、自分に酒の問題があると思わない、認めない、認めたくないという言動のことです。

❸ 一般病院「病棟看護師」の役割

❶ アルコール性臓器障害はアルコールを飲み続けることによって生じるものです。何度も何度も入退院を繰り返す患者には、問診と血液データによりアルコール性臓器障害ではないか判断する必要があります。アルコールが原因であれば、一般病院での入院治療は痛んだ臓器の一時的な回復をめざしているにすぎず、酒を飲める身体に戻しているだけで、根本的な治療をしていないことになります。入院が断酒の動機付けに効果的に働くようにするためには、臓器障害の原因がアルコールであることを自覚できるよう十分説明を行い、断酒以外に

無いことを強調します。苦しさを体験した直後の看護介入は、飲酒の継続が臓器障害の悪化につながったという事実を患者に認識させるためには効果的です。このチャンスを逃さず、家族とともに断酒に向けてかかわります。

　主治医がアルコール依存症の診断や介入に消極的な場合には、飲酒との関係で様々な問題が生じている情報を主治医に伝え、断酒治療の必要性を明確にすることです。

　重要なのは、一般病院の医療者がチームとして臓器障害のみにとらわれず、アルコール依存症を心の病気であると認識し、専門医の治療が受けられるよう働きかけることです。

❷ 入院中は、臓器障害に対する治療が開始されますが、同時に断酒することになるので、離脱症状の出現に対処しなくてはなりません。離脱症状はその重症度を知り、対策を立てることが大切です。体温・脈拍・手指振戦・発汗・幻覚・焦燥など19項目の合計点により重症度を判定するための一般病院向けに開発されたCIWA（第Ⅸ部第2項参照）があるので、これを使用すると良いでしょう。断酒後まもなく出現する小離脱症状は吐気・手指の振戦・脂汗・不眠・下痢・こむら返り・頻脈などです。これらの症状が重症の時は、断酒後48時間～72時間後に出現する離脱せん妄が切迫している可能性を示す重要な症状なので見逃してはなりません。同時に、入院直後からのジアセパム（セルシン®）の予防投薬の必要性を医師に尋ねます。

❸ 救急で入院してくる場合は離脱症状が強く、離脱せん妄の意識障害や幻覚障害等の不穏を伴っていることが多く、ベッドからの転落やモニター・血管確保の点滴針・尿管カテーテル等治療のためのルート類を抜いてしまうことがあります。医療者や家族は患者に安心感を与え、静かな環境でゆっくり休めるよう配慮することが大切です。出来る限り家族や親しい人が付き添っていることが必要です。付き添う人がいない時は、意識障害があるので、スタッフが視野に入れておく必要があります。

❹ 入院中に注意しなければならないことは、隠れ飲酒のチェックです。アルコール性臓器障害のある患者は院内飲酒の可能性が十分考えられます。外出・外泊した時に飲酒して帰る患者がいます。病棟で飲酒する患者もいます。病棟での飲酒は特に消灯後、家族がいなくなり、看護師の巡視が終わった時、開放的な気分になって飲んでしまうのです。患者は外出時にうまく酒を仕入れて、いつでも飲めるよう床頭台の奥にしまっています。そのため、看護師は特に外出、外泊後の行動を観察することが大切です。

　入院中に飲酒すれば当然検査データの改善は遅延するので、改善の遅れのある場合も院内飲酒を疑わねばなりません。必要時には血中アルコール濃度の測定を行い、介入のチャンスにすることも効果があります。隠れ飲酒の予防として、飲んでから対応を考えるのではなく、事前の対応策として、入院時に患者との約束事（院内ルール）を取り交わし、守れなかったときはルールに従うように同意を得ておくことが大切です。このルールの中にアルコール専門医療機関の受診を入れておくと専門医への連携につながります。

❺ 市立四日市病院では年3回『アルコールと健康を考える集い』を開催しています。消化器科医師および医療ソーシャルワーカー、病棟・外来看護師の運営で、アルコール問題を抱える患者やその家族、断酒会員が参加して、アルコール問題について研修する会です。三重県立こころの医療センターのアルコール専門医がスーパーバイザーとして出席し、アルコール問題について専門的立場から話をします。当院の各科の医師はテーマに沿った疾患について基

第Ⅶ部　アルコール依存症への介入法

調講演を行います。断酒会メンバーは経験談を語り、アドバイザーになることもあります。看護師はアルコール性臓器障害の患者に集いへの参加を強く促しています。退院後でも、集いに参加するのは、断酒を続けている人たちが断酒に向けての意欲を継続するエネルギーになっています。

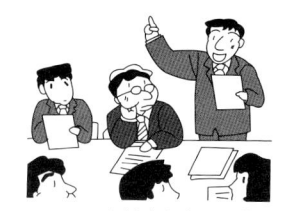

アルコールと健康を考える集い

❻ 断酒を継続していくためには根気が必要です。常に患者の気持ちを十分理解し、かかわっていかなければなりません。その過程においては、再飲酒により治療が中断したり、外来受診に来なくなったりすることがあります。そのようなときは、電話をかけて状況を聞きます。電話で話すことで断酒意欲を引き出せることがあるからです。また、医療スタッフは連携し、同じスタンスでかかわることも大切です。ときには、断酒を継続して社会復帰をしている人が病棟を訪れることがあります。そのときは忙しいときでも出来るだけ話を聞きます。彼らは断酒を続けていること、社会の一員として役割を果たし、頑張っている自分を認めて欲しいと思っているからです。前向きに努力する彼らを心から支援していくことが大切です。

❼ 近年、医療現場での医療の標準化が推し進められています。一般病院のアルコール性臓器障害患者の受け入れ時、特に多量飲酒者の入院初期において、離脱症状への対応に苦慮しているという現状があります。早期からアルコール離脱せん妄の発症を予防するため、セルシン®の使用などを盛り込んだクリティカルパスの検討が望まれます。

4 一般病院で臓器障害患者が断酒出来た事例、出来なかった事例の紹介

> **事 例**
>
> **A 氏　54 歳　男性**
> 　アルコール性肝炎と診断され入院を余儀なくされた。18 歳から飲酒し、毎日 2〜3 合飲み続けて来ました。突然、全身倦怠感と食欲不振で病院を訪れました。血液検査の結果、肝機能が高値でアルコール性肝炎といわれました。毎年、会社の検診で異常を指摘され精密検査を受けるよう言われていました。またそれは飲酒が原因であるとも言われていましたが、放置して飲み続けていました。始めて入院を経験して飲酒が原因でこんなに肝臓を悪くしたと気付き、飲み続けてきたことを反省し、子どものためにも長生きしなければと断酒を決心し、今も断酒を継続しています。
>
> **（事例のポイント）**
> 　入院を契機に、家族・子どもの大切さを自覚出来、断酒。

> **事例**

B氏 53歳 男性
　アルコール性肝障害と診断されながら内科での入退院を繰り返し、入院歴は21回でした。ときには、1年間に7回入退院を繰り返したこともありました。17、8歳頃から飲み始め、飲酒量は1日ビール1ケースを毎日です。肝臓の障害に糖尿病を併発しました。それでも止めることが出来ず、家族も諦めの状態でした。しかし、長女の結婚をきっかけに断酒を決意しました。孫が出来たときみっともない姿を見せたくないとの動機でした。断酒宣言後、酒席は極力控え、頑張っています。このケースは、妻の支援と、アルコール専門医の指導が断酒を継続させています。
（事例のポイント）
　妻の支援と専門医の指導。

> **事例**

C氏 61歳 男性
　断酒が出来ず飲み続けました。"酒なんかいつでも止められる"と言いながら飲み続け、アルコール性肝硬変と診断され、入院歴5回。断酒出来ず、肝硬変末期で多臓器不全となり、苦しみながら亡くなりました。臓器疾患は身体からお酒を止めるように警告を発しているのです。真剣に体のことを考えないと、取り返しがつきません。
　妻は"言っても聞かないので"と言って、お酒を買い与えていました。共依存の関係と思われました。
（事例のポイント）
　否認の打破は断酒に必須。

（小林幸子）

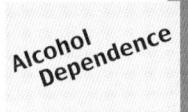

第VIII部 専門医への紹介・内精連携の方法

Section 1 専門医からのアドバイス

1 専門医療機関の選択

　アルコール依存症治療は精神科ならどこでも良いというわけではありません。治療プログラムがある医療機関を選択すべきです。専門医療機関のスタッフとネットワークが組めていると一番好都合ですが、そうでない場合には、患者の居住地域にどんな専門医療機関があるかは、県精神保健福祉センター、保健所に問い合わせるとわかります。その中で、専門病院、専門病棟、専門外来があるところはプログラムがしっかり組まれていると思いますので、選択の優先順位は高く、専門病室のある病院が次の順位と言えます。入院治療にしろ、通院にしろ、アルコール依存症の回復過程は長期のフォローを要するので、「通院」に便利な交通機関や距離が選択の条件になります。専門外来の曜日や受診時に入院可能かどうかを確認し、予約しておくと確実です。離脱せん妄の可能性があるときや飲酒状態で受診せざるを得ないときには、病室を考慮する必要があるからです。
　なお、各地に連携医療のネットワークが少しずつ出来ていますが、その地方の専門医療機関に連絡すると、わかります。

2 紹介時の注意[1]

　専門医療機関への初診時には家族や周囲の人々が同伴するように、指示してください。患者だけでは否認があるので、実際の状況が分からなくて、治療計画が正しく立てられないことや、家族は治療上でも非常に重要な役割を果たすので、同伴が必要なのです。
　シラフの状態で受診するのも非常に重要です。治療への動機付けを行ったり、治療契約を結ぶのに、受診時に飲酒していると非常に困難です。しかし、常時飲酒している患者の場合もあり、飲んでいてもやむをえないこともありますが、飲酒していると診察に応じてくれない病院もあるのでその点も確認しておいた方が良いでしょう。患者の目の前で医師が予約を入れておくのも、専門医療機関のスタッフへの信頼感を患者に示すことになり、受診を促す効果があります。患者が決心したら、予約日は早いほうが良いでしょう。また、返事をもらっ

て来るように指示することも重要です。なぜなら、いったん受診を約束しても、飲酒したり否認の再燃で受診しない場合もあるからです。さらに、紹介することで、見捨てられたと感じたり、拒否されたと反発してしまわないように、返事をもらって来るようにと述べることでこのような患者の恐れを解消することが出来ます。

　患者が入院していれば、入院中に受診させた方が確実です。退院後では、飲酒してしまい、そのままになる可能性が強まります。

　患者が受診を拒否している場合、家族だけの受診でも家族教育を受けられるので、その結果患者が受診に至ることがあります。家族だけの受診も大変有効です。

3 紹介後の課題

　アルコール依存症は再発の可能性の高い疾患ですし、再発しながら回復していく疾患ですので、再飲酒して臓器障害を悪化させ、出戻ることもあります。こんなときには、再発は回復に必要な場合もあると考え、専門医療機関に不信を抱くことなく、再介入して専門医療機関への再受診を勧めてください。

　また、専門治療にうまくつながったようにみえても途中でドロップアウトする可能性があるので、臓器障害治療が必要な場合には「併診」を続けて患者を励まし、賞賛し、勇気付けることは大切です。このように信頼している主治医やスタッフからのエンパワメントは患者の専門治療へのモチベーションを高めます。

4 職場からの紹介・復帰時点での留意点

　職場産業医から直接受診を勧められて受診することが少しずつ増えています。健診結果から臓器障害を疑い、受診させた場合、職場での飲酒問題を治療への動機付けに活用することが出来るし、直面化させることも出来ます。職場が患者の回復に協力的な場合は良いのですが、職場排除のチャンスにしようとする場合には困ります。回復には再発が避けられない点もあるので、その点を理解してもらう必要がありますが、ラストチャンスと追い詰めてしまって折角のチャンスをつぶしてしまうこともあります。

　職場が協力的な場合には、患者の了解を得ながら、職場が断酒をサポートしてくれます。酒席に出ることを強制しない、他の方法で職場交流の機会を作ってくれる、自助グループへ参加することを時間的に配慮して応援してくれるなどがあります。アルコール依存症の人が陥りやすい仕事中毒にならないように注意を喚起してくれたり、定期的な職場診療所の診察や検査でサポートしてくれることも助かります。産業医と専門医が検査結果などの情報を患者に持たせて伝え合うのも有効です。職場復帰の際に、専門医療機関への通院や自助グループ参加の約束を取り付けるのも有効です。

文　献
1) 猪野亜朗:「飲みすぎ」で起こる心と身体の問題徹底チェック. pp 104-108, 東峰書房, 東京, 2001.

（猪野亜朗）

Section 2 内科医・関連スタッフが配慮すべきこと

1 どこに紹介するか

アルコール専門外来やアルコール依存症患者の専用病棟を持った地域の精神科病院へ紹介します。その理由は、アルコールが身体臓器だけでなく、理性や判断力といった高度の精神活動を障害しているからです。紹介先のわからないときは、地域の保健所や精神保健福祉センターに問い合わせると必要な情報が得られます。

2 紹介のタイミング

患者が臓器障害を起こして一般病院へ入院したときが最良のタイミングです。どの患者も飲酒は続けたいと思う反面、今の苦痛・地獄から何とかして脱出したいという気持ちも多少あります。医師は介入することで、患者の回復したいという復元力を利用し、増幅させます。内科治療に伴って病状が改善してきた時点で、アルコール専門医療機関の治療を受ける必要があることを、医師だけでなく看護師も同じ説明をしながら介入します。「一般病院では治らないこころの病気ですが、専門家にかかれば治る病気です。当院から紹介して回復し、元気に社会復帰している仲間や先輩たちがたくさんいますから大丈夫ですよ」と患者が自信と安心感をもてるように温かく励まします。患者が少しでも反応すれば、入院中に外出という形でアルコール専門医療機関へ紹介するとうまく連携出来ます。

もしも患者がためらうときは、その時点で無理強いをせずに、「入院中にゆっくり考えてみてください」といったん、話しを切り上げます。患者が断酒しようという意志のまったくないときに強引な紹介をしても成功しません。

3 紹介時の注意

内科的な臓器障害治療を終了するか、少なくとも維持療法まで導入してからアルコール専門医療機関への転院を考えます。その理由として、アルコール専門医療機関では高度な内科治療が十分出来ない場合があるからです。具体的には、臓器障害（腹水・黄疸・肝性脳症・糖尿病・膵炎・感染症・DIC など）をきちんとコントロールした後に紹介することが重要です。せっかく転院出来ても、内科的に重症化して緊急逆紹介となって、ふりだしに戻るからです。

紹介するとき、医師は診療情報提供書の診断名に「アルコール依存症」あるいは「アルコール有害使用」と書いてください。問題点を共有していることが伝わることで紹介先の医師に積極的な治療姿勢が伝わり、連携が強化されます。

4 紹介後に必要な課題

患者によっては社会復帰後に備えて医療ソーシャルワーカーや地域の保健師・民生委員とも連絡をとっておきます。また、一般病院の外来フォローは一般に頻度が少ないことから、パンフレットを手渡して地域にある断酒会の例会参加を勧めることも考慮しておきます。

5 職場復帰の課題

患者は将来に対して自信を失い、職場復帰に対する不安を持っています。その不安解消に応えるためには医療ソーシャルワーカーの協力も必要となります。最大の問題点は、元の職場や近所には今までと同じ酒好きな仲間がいることです。患者は「飲酒に誘われたらどうしようか」と心配しています。そこで、医療スタッフは飲酒に誘われても飲まないテクニックを伝授する必要があります。最良の対応は「君子危うきに近寄らず」、上手に誘いを断ることです。どうしても出席しなければならない会合の場で酒を勧められたときは、背筋を伸ばして大きく深呼吸（気合いを入れる）してから、主治医の指示とか大事な家族のためといって酒を断るように指導します。

6 併診するときの留意点

内科医とアルコール専門医が情報交換できるノートがあると大変役立ちます。その一例として、著者の病院では三重県アルコール関連疾患研究会の作成した『あなたの飲み方は大丈夫ですか』というアルコール手帳を活用しています。具体的な項目として、飲酒量・血液生化学検査値（GOT、GPT、γ-GTP、Tch、TG、血糖）の記入欄と医療スタッフのコメント欄があります。受診時、患者にいつも持参させ、主治医は数値だけでなく、応援の言葉を記載すると断酒継続の強い励みとなります。それがなくても古い手帳や小さなノートで十分代用できます。

7 回復過程をどう援助するか

患者に対する言葉がけとして「酒を飲まないように」と指導するだけでなく、「元気になれて良かったですね」、「体を大切に」、「体も心も健康になります」、「家族の方も喜んでみえる

でしょう」、「仲間も応援してくれますよ」、「私たちも応援します」と支援することにより、患者対医療スタッフの信頼関係を高いレベルで維持出来ます。

　しかし、内科できちんと断酒指導していくことは診察回数の面からも困難であるので、アルコール専門医療機関や断酒会へ定期的に通院・参加を勧めることが大事です。医療機関が単独で支援するよりも、複数の関連機関・団体が協力することで大きな効果が生まれます。そして、酒害者が回復する経過を内科医と医療スタッフの一人ひとりが体験することで、問題解決・酒害者救済の扉が大きく開かれます。

〔広藤秀雄〕

Section 3 産業医・関連スタッフが配慮すべきこと

1 紹介先と紹介時の注意

　アルコール依存症によって、すでに頻回の欠勤や明らかな問題行動などを引き起こしている例では、精神科（神経科、精神神経科）、特にその中でもアルコール医療を専門とする機関に紹介すべきです。うつ病やパニック障害などの他の精神障害が併存している可能性のある場合には、対応が困難であることから、数多くのアルコール依存症例を扱っている機関を選択することが望ましいでしょう。

　依存が比較的軽度であると判断された場合でも、断酒のためには同様の機関が望ましいのですが、本人が受診を強く拒否したり、近隣に該当する機関が無いなどの理由から、それがかなわないことも多いものです。肝機能障害などの身体疾患あるいは何らかの身体症状が見られる場合で、本人が納得するのであれば、内科などを紹介しても良いでしょうが、アルコール依存症について十分な知識と治療経験を有する医師につなぎたいところです。

　紹介先の医師が、身体面の問題にのみ目を奪われて、アルコール依存症に対しては適切な助言や対応を行わないと、断酒への動機づけが進まないばかりか、安易な節酒勧奨（例えば「飲酒はほどほどに」、「上手な飲み方をしましょう」など）が、かえって飲酒を助長する結果になることさえあります。したがって、精神科以外の診療科に紹介する際には、紹介状に職場での問題行動などを書き留め、これまでの経緯や本人に働きかけた内容（幾度も節酒を試みたが果たせず、検査値が悪化しているなど）と併せて、産業医として断酒が必要であるという判断をしている旨を明記しておくと良いでしょう。

　また、紹介にあたって、職場で本人と産業医、職場関係者（上司や人事担当者）との間でどのような話し合いがなされたかなどの情報も盛り込みたいところです。

　紹介するときのタイミングとしては、本人が飲酒問題を引き起こしたときに、その問題を本人にはっきりと伝え、時間をおかずに受診を勧めたいところです。本人が酩酊の状態でないことが大原則です。

2 職場復帰の課題

　第Ⅱ部第2項で述べたような復職判定のシステムがある事業場では、アルコール依存症の例も、それが適用されることになります。産業医は、主治医の意見をもとに復職に関する判断（復職の可否、復職にあたって就業面で配慮されるべき事項など）を行うことになりますが、書面による情報では不十分な場合には、本人の許可を得た上で、別途主治医に電話で問

い合わせたり、直接会って意見交換をしたりすべきです。

アルコール依存症例の復職には、①毎日の勤務が可能な生活リズムが確立していること、②心身両面で就業に耐えられる健康状態であること、③その時点で断酒しており、以後も断酒を継続する意思が確認出来ることなどの要件を満たすことが必要となります。業務内容(飲酒によって不注意や危険を招く恐れがある車両や機械の運転など)によっては、特に重要です。③は必須要件です。半日勤務などを認める制度を持っている事業場もありますが、現時点ではごく一部であり、一般的には就業時間中は作業に従事出来る健康状態が必要です。

3 職場復帰後の支援

産業保健スタッフは、職場復帰後も、定期的に面接の場を作るなどして本人と接触し、断酒への支援を継続していくことが望まれます。上司をはじめとする職場関係者に対しても、本人の職場再適応状況を確認するとともに、とまどいや対応に苦慮している点などについての相談を受ける機会を持ちたいところです。それによって、職場関係者のアルコール依存症に対する理解が深まり、結果的に本人の職場再適応を支援することにもつながることが多いものです。またその際、治療、断酒によって、以前と変わった点(例えば、顔色がよくなった、表情や動きが溌剌としてきた)などを、上司が本人に伝えることが、さらなる断酒継続の支援となる点も強調するとよいでしょう。

職場復帰当初、上司に要請をする就業面の配慮としては、以下のような事柄があげられます。

・通院の継続が行いやすいように、出張などに関して日程調整を行う。
・仕事上で飲酒する機会を回避できるようにする。
・仕事面で過度のストレスが生じないようにする。
・単独出張を避ける。
・自助グループへの参加が出来るよう勤務を配慮する。

> **一口メモ　注意**
>
> 　前述のような配慮はなされることが望ましいのですが、認められないからといって、それを上司の怠慢や無理解であると非難するのは、必ずしも適当ではありません。どの程度配慮が可能であるかは、職場の様々な事情によって異なるものであり、十分な話し合いを通じて、相互理解の下に決定されるべきです。ただし、決定されたことについては、必ずそれが守られるような仕組みを作っておく必要があります。
> 　また、そこで得られた情報を整理して主治医に伝えることにより、臨床場面での治療に寄与することも可能となります。主治医と産業医の間で情報交換されるべき事項例を、**表1**に示します。

表1　主治医と産業医の情報交換事項例

主治医→産業医	産業医→主治医
・業務上の配慮に関する要望	・業務内容
・通院および治療状況	・行われている業務上の配慮の状況
・本人のストレスに関する事柄	・勤務状況
・断酒状況	・健康診断の結果
・治療経過	・職場における周囲の本人に対する評価
・自助グループ等への参加状況	・自助グループ参加のための勤務考慮
・合併症（併存する精神症状を含む）	・関連情報

（廣　尚典）

総合病院精神科が配慮すること
―離脱症状への対応と専門医への紹介―

　総合病院精神科外来に「直接」訪れる患者は気分障害、神経症が多く、アルコール依存症の受診は少ないが、総合病院にはアルコール性臓器障害で救急受診する人や、消化器内科で入院治療を受ける人の中に、多くのアルコール依存症患者が潜んでいます。これらの患者はアルコール依存症の治療のために入院しているという認識がないため、臓器障害が治れば退院して再飲酒する人々が多くいます。アルコール性臓器障害の患者がアルコール依存症の治療に結び付くために、総合病院精神科医が身体科主治医とアルコール専門医療との橋渡し的な役割を担う必要があると考えています。

　具体的には、総合病院精神科の役割は、アルコール性臓器障害の患者が入院してきたとき、副主治医として、①アルコール離脱振戦せん妄の発症予防と発症したときには速やかに対応すること、②臓器障害の改善後、断酒に向けてアルコール依存症の治療に結び付けること、の2点に要約されます。

　全国の総合病院で精神科を設置している病院はおよそ半数です。また、精神科病床のあるところはさらに少ないのです(精神科有床：精神科無床＝2：3程度)。また、総合病院の精神科医は感情障害、神経症などを主とする外来診療に多大の時間を割かれ、アルコール医療に熱心であるとは限りません。しかし、アルコール依存症に限らず、精神疾患と身体疾患を合併した症例が身体治療を受けることに不利益や抵抗を受けないように主治医をサポートすることこそ総合病院精神科医の役割であり、人間を全人的に診る総合病院には精神科が必置と思います。

1 アルコール離脱せん妄の発症予防と発症したときの速やかな対応

　このことについては、第Ⅸ部第2項の中で、【アルコール離脱せん妄の治療：その1―発症の予防】、【アルコール離脱せん妄の治療　その2―発症したら】に分けて詳しく治療法を述べています。

2 断酒に向けてアルコール依存症の治療に結び付けること

　アルコール依存症者には、アルコールが臓器障害の原因であるとわからない人、わかっていても否認する人、認識しているがこれが自分の生き方だから酒を止めるつもりはないと言う人、自分の意志でアルコールは止められるからアルコール専門医療は受けないと言う人、様々です。内科主治医の中には、臓器障害を治すことが自分の職分であると考えていること

から、臓器障害の治療後に再飲酒するのは患者の責任だと、アルコール依存症の治療には消極的な医師がいます。しかし、①臓器障害はアルコールの多飲が唯一の原因であること、②「アルコール依存症」という診断を告知すること、③その治療には節酒は無効で断酒しかないこと、この3点を告知することは内科主治医にも可能なはずです。そして、④アルコール依存症の専門医療機関で治療を受ける方がより望ましい、とアドバイスし、患者の内省を待ちます。

　アルコール依存症の治療はすなわち、アルコールを止めることでしかありませんが、患者の生活歴、家族歴は千差万別で、その中でアルコールという薬物依存になってしまった人生を傾聴し共感することが、患者とともに苦難な断酒の道のりを歩む唯一の方法ではないかと思います。このように精神科医も裏方として主治医をサポートをしますが、臓器障害で入院した患者には主治医の言葉が重みを持ちます。それゆえ、総合病院の精神科医は内科医を啓発する役割もあります。アルコール依存症の背景にうつ病やパニック障害が隠れていることもあり、またその逆もあります。これらの鑑別も必要です。

　いくらかでもアルコール専門医療を受けてみようか、という気になった患者には、総合病院を退院する前に、外出の形でアルコール専門病院の外来を受診することを勧めています。そこで、総合病院を退院後の治療方針を決定していただきます。「自宅に帰ってから紹介状を持って後日専門病院へ受診を」と思っているうちに再飲酒の誘惑に駆られてしまうからです。少しでもモチベーションのあるうちに専門病院の門をくぐっていただきます。

　「何度断酒に失敗しても、生きている限りは見捨てない、援助していく」という治療者の姿勢が患者に立ち直ろうという気持ちを抱かせます。

　アルコール性臓器障害・アルコール依存症に関しては、たとえ総合病院に精神科医がいなくても、主治医が「アルコール依存症」、「アルコール離脱せん妄」という疾患概念を知っていれば、急性期の精神症状は薬物療法によって切り抜けることが出来ます。臓器障害が治ってからのアルコール依存症治療のための断酒は、明確な病状告知と、主治医―患者の信頼関係に大きくかかわります。臓器を治すだけでなく、臓器を病んだ患者の人生をどう立て直すか、たとえアドバイス出来なくとも心配して見守れる主治医がアルコール依存症を治療に結び付けられるでしょう。

　最後に、アルコール依存症の治療が後手に回らず速やかに運ぶように、私はアルコール症クリティカルパスを提言しています。今まで述べたことを表にしただけですが、身体疾患治療のクリティカルパスと重ね合わせて用いることにより、アルコール依存症治療をスタッフが意識化することを意図しています（**表1**）。

第Ⅷ部　専門医への紹介・内精連携の方法

表1　アルコール依存症クリティカルパス

| カルテ番号： |
| 患者氏名： |

	第1日目	第2～6日目	第7日目	退院の前日
	月　日（　曜日）		月　日（　曜日）	月　日（　曜日）
診察	①主治医から精神科医へ紹介 ②Ns.→精神科医に連絡→精神科医が入院カルテ閲覧→ 精神科医から主治医に紹介を求める 　→ⅰ）主治医から精神科医へ紹介状 　　　精神科カルテを作って精神科医が診察 　→ⅱ）精神科医が主治医に助言（精神科医の診察が不可能な場合） 　　　精神科カルテを作らないで、主治医が患者を指導	精神科医が診察、もしくはカルテ受診	精神科医の診察 断酒の意志確認 家族面談 退院後のアルコール依存症の治療方針の検討 （専門病院受診の紹介状記載と予約）	精神科医の診察 断酒の意志確認 家族面談 退院後の方針の再確認 ①三重県立こころの医療センター 　アルコール専門外来受診結果の確認 ②当院精神科外来での治療 （専門病院を望まない人は少なくとも当院精神科外来につなげる）
検査	①アルコール依存症のスクリーニング検査	①脳波 ②頭部CT検査	①アルコール依存症のスクリーニング検査 ②心理検査	
治療	セルシン®の予防的投与 睡眠薬の必要性の検討	同左 アルコール離脱せん妄が発症した場合、その治療を行う	①セルシン®、睡眠薬の継続投与の適否を確認 ②抗酒薬投与の検討	
連携	主治医から精神科医へ身体疾患の治療方針の伝達 精神科医から主治医へアルコール依存症の治療方針の伝達		主治医⇔精神科医、治療方針の再確認	
教育			患者教育、家族教育	患者教育、家族教育

（山嵜一正）

Section 5 内精連携のネットワーク―三重県の経験を踏まえて―

　連携医療が普及するには、ネットワークが不可欠です。三重県の経験を踏まえてネットワーク作りの要点を述べます。

1 出会いはどうして生まれるか？

　現在ほど、飲酒による臓器障害が多発すると、内科医や産業医は家族や上司や同僚から相談を受けたり、せん妄状態に悩まされます。アルコール依存症についての知識も少しずつですが、医療関係者の間に普及して来ています。
　それにつれて、内科医や産業医が困ったとき、専門医療機関への問い合わせや紹介が増加して来ています。
　このような時、専門医療機関のスタッフはその紹介や SOS や援助の申し出に積極的に答えることだと思います。決して「満床だから無理」「受診する気になるまでは無理です」「断酒する気になるまでは無理です」と断るようなことがないように、最大限応えるべきです。もしも離脱せん妄であれば、対応法、治療法を丁寧に提示してあげるべきです。本書の初期介入の技法（第Ⅶ部参照）を伝えてあげるのも大切です。内科医や産業医に「助けてもらえる」「頼りになる」という印象を持ってもらうことが「最初の出合い」が「継続した出会い」になるには不可欠です。
　また、最近では MSW や PSW が中心になって地域連携室やそれに類するスタッフが病病連携、病診連携を進めています。このようなスタッフの協力によって、医師の紹介はスムースに進んで、出会いが生まれます。もちろん、これらのスタッフがアルコール依存症についての正しい知識を持っていることが前提ですが。
　このような出会いの積み重ねの中で、熱心なネットワークの担い手が登場してくると確信します。

2 出会いから相思相愛の関係に至るにはどうするか？

　まず、専門医療機関では、紹介されたケースが成功するように力を注ぎ、成功させることです。内科医や産業医に「紹介が有効だ」という実感を持ってもらうと、「次に同じような患者が来たら紹介しよう」という気持ちになって、継続した出会いを求めるようになります。
　しかし、上手く成功しないこともよくありますが、こんな場合でもその事例を大切に両サイドからフォローアップすることで共同作業の感覚が生まれてくると思います。そのなかで

希望を共有することも可能になります。

　症例検討のために、専門医療機関から一般病院に出かけていき、医師や看護師、MSW と出会いの場を持つのも可能です。後に述べるように、多くの内科医や産業医はアルコール依存症患者によるトラウマが大きく、治療へのエネルギーは低下しているので、専門スタッフの方から出かけていくのが必要です。

　あるいは、症例を機会にその病院でのアルコール依存症の講演会や研修会を提案して、「やってみましょう」と応えてくれたら、連携は一歩前進です。このような機会は一般病院のスタッフには非常に役立つことだと確信を持ってください。事実、一般病院では困っているのですから。

　このようにして、相互に顔の見える関係、援助し合う関係、信頼し合う関係、相思相愛の関係が徐々に出来てきます。

3 内科スタッフは躊躇している。プロポーズは、専門スタッフの側から

　内科スタッフはアルコール依存症や酩酊患者から様々なトラウマを受けています。スタッフは夜間救急外来などで酩酊状態の患者にお付き合いしてトラウマを受けネガティブになっていることが多い。酩酊時の対応の頻度は専門医療機関よりも多いかもしれません。酩酊状態の患者が専門医療機関を訪れるとしても、断酒の必要性は認めていて止めることが出来ないだけの患者が多いでしょう。

　一般病院では、止める気持ちのない否認の強い患者さんを対象にして苦労していると考えられます。内科スタッフがこのようなトラウマを持ったままでは積極的な介入や連携が出来るはずがありません。「見て見ぬ振り」「そこそこのお付き合い」「付き合うべきだが、好きになりきれないなあ」というのが、トラウマの結果として当然でしょう。そのような内科スタッフの心情を十分理解してあげる必要があります。また、精神科の敷居が低くなったとはいえ、患者や家族に説得するとき、勇気も要するでしょう。

　内科スタッフを様々に癒してあげる必要があるのです。決して内科スタッフは不真面目でも、不熱心でもないのです。むしろ逆です。どうして良いか分からない中で、嫌な思いを患者さんから受けているだけなのです。しかし、相思相愛の条件が十分あることは三重県の経験で証明済みです。

　このような事情から、連携、関係作りには、内科スタッフではなく、専門スタッフのイニシアティブが必要なのです。

4 内科スタッフに連携の魅力、専門治療の魅力をどう伝えるか

　1で述べたように、「専門治療で治る」「専門医療機関と連携していれば、役立つ」という思いを内科スタッフに強めてもらうことです。そのような機会が増えていくことが大切です。

　さらに、連携の有力な仲人役には自助グループ（断酒会、AA）があります。自助グループ

には回復して社会生活を送っている人々がたくさんいます。

　内科スタッフは嫌な体験をするばかりで、「アルコール依存症の回復のイメージ」を持つことなく患者に接しています。これでは、積極的な連携は不可能です。そこで、回復した患者や家族から体験を聞く機会を作ってあげるべきだと思います。病院の研究会に招いたり、自助グループに参加して体験を聞くことで、介入が如何に重要な仕事であり、意義深い仕事であるかという役割意識を持つに至るのです。

5 相思相愛の関係で、何をしながら関係を深め、維持していくか

　内科スタッフや専門スタッフが集まり情緒的な交流も含めてトラウマを癒しあい、心身両面の疾患であるアルコール依存症について、酩酊時の対応法、その後の初期介入法を相互に学びあうことが必要です。アルコール依存症に関する知識の普及で、随分内科の臨床現場も変わって来ています。三重県では離脱時のセルシン®の予防投与が普及して、せん妄は一般病院で相当予防できるようになっています。また、専門医療機関からはどんな困難な患者でも回復の可能性があることを症例で提示することも重要です。こうして初めて内科スタッフの連携へのエネルギーが沸いてきます。自助グループの会員とのつながりも役立つでしょう。
　ネットワークは両者が持続的なメリットを得ることによって、機能し続けるものです。
　離脱症状などの緊急時に専門医療機関が対応して援助する。内科的緊急時に内科が専門医療機関を援助する。このような相互メリットはネットワークに不可欠です。
　また、アルコール依存症の連携医療は「否認を持つ患者への介入」という手間ヒマかかる作業を要しますので、情報提供料以上の保険点数化をして経済的利益を与えるべきです。介入には相当の時間とエネルギーが必要ですし、無駄な治療費を浪費することが無くなるのですから。
　三重県のネットワークの最大の仲人役は三重大学の肝臓研究班の班長です。この研究班の班長の強力な仲介がなければ、ネットワークの持続や拡がりはなかったでしょう。
　アルコール性臓器障害の臨床や臨床研究に当たっている班長・リーダーが大きな鍵を握っていると言えるでしょう。彼らが社会的使命を果たしてくれることが大切だと考えます。
　特にB型、C型肝炎は予防可能になってきているので、アルコール性肝障害が今後予防も含めて大きな課題になってくるはずですから、是非、研究班として取り組んで欲しいものです。その意味で、石井裕正慶應義塾大学教授を中心に慈恵医科大学、順天堂大学が合同で始めた東京アルコール臨床懇話会はその社会的使命に応えたものとして、今後の発展が期待されています。

6 最小限のエネルギーで最大限の効果を挙げるネットワークを

　アルコール依存症の連携医療の推進には多大のエネルギーを要しますが、効率よくこれを推進して行く工夫が必要です。三重県では研究会を「各地の病院を巡回する方式」を採用す

ることで、特定の幹事やメンバーに負担がかからないように、費用もかからないようにしています。特定の熱心な医師だけの連携では、ともすれば院内の他のスタッフから白い目で見られることにもなります。病院スタッフ全体を丸ごと変えることは熱心なスタッフの孤立を防ぐためにも、また、介入にはスタッフ全体が同じ方針で対応する必要性からも重要です。医師、看護婦、MSW が全体として取り組めるように、クリティカルパスで標準化することも役立ちます。ネットワークには全職種を参加可能にすべきです。また、全職種が簡便に使用可能なマニュアルやリーフレットなども必要ですが、全国規模で使用可能なものを学会などで作成すべきと考えます。

　内科医や産業医や関連スタッフが患者や家族に対する役割意識を持つことが出来、仕事に対する満足感を持つことが出来ることが連携医療のネットワークを支えて行くエネルギーになると考えます。

　ネットワークはその地域の条件を生かしながら、作り上げていくものです。現在の三重県方式としては、「臨床現場を変える」「チーム医療を育てる」「継続して取り組む」を柱にして三重県アルコール関連疾患研究会が病院現場を巡回して年2回開催され続けています。

7 開業医との連携は今後の大きな課題

　一般病院に入院してくるアルコール性臓器障害の患者はアルコール依存症が相当進行している患者と言えます。早期治療を考えるとさらに遡って開業医の役割意識を高める必要があります。大量飲酒者へのブリーフ・インターベンションを含めて、開業医にアプローチするには別途方法を考えて行く必要があると考えます。

文　献
1) 猪野亜朗, 遠藤太久郎, 広藤秀雄, ほか：三重県アルコール関連疾患研究会と連携医療の推進. 日本アルコール・薬物医学会誌 36（6）：567-585, 2001.

（猪野亜朗）

第IX部 アルコール依存症の治療

Section 1 アルコール依存症者の臓器障害治療

　アルコール依存症患者の大部分は、肝臓病のみならず、膵臓病、心臓病、脳・神経疾患、糖尿病など全身のすべての臓器に及ぶ疾患を有すると言って過言ではありません[1]。これらのアルコールに起因する臓器障害に対する治療の骨子はあくまでも断酒ですが、断酒が不可能な例では、各臓器障害の治療を行いつつ断酒指導を行わざるを得ません。

　アルコールによる臓器障害としては、肝臓病、膵臓病、食道静脈瘤、胃潰瘍、心臓病、脳・神経疾患、糖尿病などがあり、順次、治療法について概説します。

1 肝臓病

　飲酒により引き起こされた肝臓病については、第Ⅲ部第2項で詳細に述べられており、ここでは、主に、アルコールで招来された肝臓病の末期である肝硬変や重症アルコール性肝炎の治療について述べることにします。

　肝硬変にまで進展している例では、肝の機能は著明に低下し、黄疸、浮腫・腹水、肝性脳症、出血傾向などを認める非代償性の肝硬変とこれらの症状を認めず、自覚症状も軽微な代償性肝硬変では治療法は大きく異なります。非代償性、代償性を問わず、断酒するのは当然ですが、先述の肝不全症状のどれか一つでも有する場合には、まず、肝不全に対する治療が必要です。肝不全症状を有する場合には、内科医と精神科医が連携して治療を行うことが重要です。

　アルコール依存症患者においては、十分に食事摂取がなされていないことが多く、低栄養と肝機能の低下による低アルブミン血症に加えて、肝硬変に伴う門脈圧亢進症により、腹水、浮腫を認める例では、安静とともに塩分制限（5g/日以下）を厳重に守らなくてはなりません。通常、このような治療を行うにもかかわらず、症状が悪化したり、一週間程度治療を行っても利尿効果が得られない場合には、速やかに、スピロノラクトン（アルダクトンA®）、フロセミド（ラシックス®）などの利尿剤の投与を考慮すべきです。血清アルブミン値が2.5/dl以下と低値を示す場合には、アルブミン製剤の輸注が必要です。浮腫、腹水が軽減しても、

なお血清アルブミン値が 3.5 g/dl 以下と低栄養状態が持続する場合には、経口的にリーバクト®などのアミノ酸製剤などを投与し栄養状態の改善を図ります。

アルコール依存症患者の肝性脳症の診断には、注意を要します。酩酊状態で来院した場合には、肝性脳症と診断されずに、単に「酔っぱらい」として見過ごされる場合があります。多幸状態を示したり、呂律がまわらなかったり、失見当識などを認めるいわゆる肝性脳症Ⅱ度の状態で来院した場合には特に診断に注意を要します。診断には、羽ばたき振戦の確認や緊急検査でのアンモニア値、血清 BTR 値（分岐鎖アミノ酸/チロシン比）、血清アミノ酸分析、脳波検査などが有用です。肝性脳症と診断された場合には、通常、絶食とし補正アミノ酸製剤の点滴（アミノレバン®など 500 ml を 2 時間で点滴）、ラクツロース®製剤の投与（経口で 60〜90 ml/日 分3，または倍量希釈剤の注腸など）、下剤による便秘の解消（改善）などを行って、脳症の改善を図ります。脳症が改善し、経口摂取が可能となれば、低蛋白食（蛋白量，1 日 40 g/日）より開始し、血清アンモニア値などを参考として、徐々に摂取蛋白量を増やすなど栄養価を高める必要があります。

肝での凝固因子の合成障害や脾の機能亢進による血小板の減少のため出血傾向を認める場合には、消化管出血などの大出血に注意が必要です。アルコール性肝硬変患者では、肝臓以外の病変として出血性胃炎や胃潰瘍、食道静脈瘤など合併しますので、消化管からの大量出血は致命的となります。凝固能の低下に対しては、プロトロンビン活性やヘパプラスチンテストなどの測定を行い、低値であれば、新鮮凍結血漿などを投与し、出血の予防を行うべきです。消化管出血などの際、血小板数の減少を認める場合（通常 5 万/mm^{3}以下）、血小板の輸注などを要しますが、待機的状況であれば、部分的脾動脈塞栓術や摘脾術の適応などを検討すべきです。

黄疸の出現は（血清ビリルビン値 3 mg/dl 以上）、末期症状と考えられ、予後不良の徴候です。断酒と安静、肝庇護剤などにより、減黄効果が得られる場合には、肝機能の改善が期待できます。断酒を徹底することは、予後を改善するにはきわめて重要であり、再飲酒が致死的となることを理解させるべきです。

代償性の肝硬変であっても肝性糖尿病や食道静脈瘤などの合併症を有している場合があります。ことに、アルコール性肝硬変患者では、食道静脈瘤の有無の確認は重要であり、上部消化管内視鏡検査は必須です。食道静脈瘤の診断を的確に行い、治療を必要とする例では内視鏡的静脈瘤硬化療法や結紮術を施行すべきです。このような治療を行い、静脈瘤の治療を行った例でも飲酒者では再発率が高いことに留意をすべきです。

大量飲酒を契機として発生する重症アルコール性肝炎は、"acute on chronic"と呼称される病態であり、劇症肝炎類似の病像を呈し、予後は極めて不良です。進行性の黄疸とともに凝固検査の異常（プロトロンビン活性 40％以下）、肝性脳症を伴う場合には、重症アルコール性肝炎を考慮すべきであり、劇症肝炎の管理と同様の専門医の治療が必要です。すなわち、消化管出血の予防、肝性脳症の治療、多臓器障害や DIC（播種性血管内凝固症候群）への対策、血漿交換などによる肝不全因子の除去や肝性因子の補充などの治療を要します。本症では、発生を予防することがきわめて重要です。多量飲酒者が種々のストレスや精神的因子などにより、大量飲酒に陥った際には、重症アルコール性肝炎の発症に注意すべきであり、その発生予防は、肝不全の出現前に、とにかく、断酒させることが重要です。

2 アルコールと膵炎

臨床的には、アルコール性急性膵炎と慢性膵炎に分けられます。

全国集計によると、アルコール性急性膵炎の頻度は急性膵炎全体のうち約40％を占めていて、最も高頻度です。アルコール性急性膵炎の発症機序は、膵液中の蛋白濃度が上昇して、膵管内に蛋白栓が形成され、さらに、これが核となって膵石が形成され、膵管が閉塞するなどの機序により、膵内の酵素が活性化され、自己消化されるためと考えられています。急性膵炎は、重症度により、軽症、中等症、重症に分けられます。軽症ないし中等症は、急性膵炎の80～90％を占め、病変は膵局所にとどまります。治療として断酒とともに、急性期は絶食とし、蛋白分解酵素阻害剤（FOY®などの投与）、補液などを行うことによってほとんどの例は軽快します。しかしながら、重症膵炎においては、発症直後より高度の上腹部痛、ショック（血圧80 mmHg以下）、呼吸不全、腎不全をきたし、さらに感染、多臓器不全、DICなどを併発し、予後はきわめて不良であり、早期に重症度を判定することが重要です。重症膵炎と診断された場合には、速やかに専門医の治療が必要です。治療は、急性膵炎としての治療を行うとともに、重症感染症、多臓器障害、DICの発現を早期に察知し、これらに対する速やかな対応が予後を左右します。アルコール性慢性膵炎は、急性膵炎発作を繰り返しながら、あるいは持続的に膵障害が進行し、膵の外・内分泌機能が進行性に低下していく疾患です。慢性膵炎の成因をみると、男性の慢性膵炎の70％以上がアルコール性で、女性では10％以下と低率です。発生機序としては、アルコールによる膵腺房細胞に対する直接的な障害説と、腺房や導管のアルコールによる機能障害の結果、膵液の組成が変化し、蛋白栓が生じ、細膵管閉塞を招来し、膵管内圧が上昇して腺房細胞の障害をきたすとする説の2つの機序が有力視されています。診断の詳細は、慢性膵炎の臨床診断基準を参照してください。治療法として最も重要なものは、断酒であり、早期に必ず行わなければなりません。この他、腹痛をはじめとする症状の緩和、再燃の予防と膵炎の進行の阻止、膵内・外分泌障害に対する補充療法などが必要となります。飲酒により急性再燃が惹起され、重篤な症状を呈する例では、重症急性膵炎に準じた治療を行います。

3 アルコールと心臓病

アルコール性心筋症は、通常10年以上の大量飲酒後に動悸、息切れ、不整脈などの症状を呈した場合に考慮すべき疾患です[3]。一般に拡張型心筋症類似の病態を呈します。速やかな断酒が最も有効な治療法であることは言うまでもありません。病初期であれば断酒が心筋障害の進行を食い止め、心機能を改善することが期待出来ます。しかし、心筋障害が高度となった場合には、断酒による心機能の改善はもはや望めません。心不全症状を呈する例では、通常の心不全と同様に断酒を絶対に守らせた上で、安静、食塩制限を行い、症状により専門医の指導の下、利尿剤、アンジオテンシン変換酵素阻害剤、強心剤などを投与します。一般に、早期に診断され、断酒が守られれば予後は良好です。しかし、飲酒が継続されればその

予後は不良であり、心不全、不整脈などが死亡原因となります。

4 中枢神経疾患

アルコール依存症では、中枢神経疾患としてしばしば不十分な食事摂取によるビタミン類などの摂取不足による欠乏症を発症する場合があります[4]。ビタミン B_1 欠乏による Wernicke-Korsakoff 脳症、ニコチン酸欠乏によるペラグラ脳症などがよく知られています。一方、アルコールの毒性によるものと考えられるアルコール性小脳変性症、Marchiafava-Bignami 病があります。これらの疾患は、アルコール摂取時に十分に食事を摂ることが重要ですが、発症を見た場合には可能な限り早期に断酒させるとともに、欠乏したビタミンを大量に静脈内投与を行うことが予後の改善に繋がります。しかし、低ナトリウム血症に対する急速補正によると考えられる橋中心髄鞘崩壊症のように急速な電解質補正により発症する疾患も存在することに留意すべきです。

文　献
1) 高木　敏, 猪野亜朗：こんなにあるお酒が原因の病気. アルコール依存症　治療・回復の手引き. pp.11-38, 小学館, 東京, 2002.
2) 日本膵臓病学会慢性膵炎臨床診断基準検討委員会：慢性膵炎臨床診断基準. 膵臓　10：xxii, p.23, 1995.
3) 飯田啓治, 渡辺重之, 久賀圭祐, ほか：アルコール関連疾患, 臓器障害　心疾患. 日本臨牀 55：141-147, 1997.
4) 柴田興一, 岩田　誠：アルコール関連疾患, 臓器障害　中枢神経疾患. 日本臨牀 55：127-131, 1997.

〈高瀬幸次郎〉

Section 2 総合病院におけるアルコール離脱症状の治療

アルコール性臓器障害の患者が総合病院に入院した時、臓器障害の治療だけではなく、疾病の否認や断酒、節酒の拒否、外出しての飲酒、また病棟内で入院規則を守れないなど様々な問題行動で本来の治療が難渋することがあります。なかでも、アルコール離脱せん妄の対処には精神病院なら慣れていますが、一般病院では女性看護師しかいなくて離脱せん妄の起りやすい夜間の興奮、暴力などに困ります。救急入院して3日目の夜、突然妙なことを口走り、不穏な状態で徘徊するようなことは珍しくありません。

しかし、アルコール離脱せん妄という病態を知っていれば、主に薬物療法でその発症を未然に防ぎ身体治療をスムーズに行うことが出来ます。また、離脱症状を起こすほどのアルコール依存症の場合、身体状態もかなり悪いことが多いですから、一般病院で対処できるに越したことはありません。また、離脱せん妄は3日前後で消退しますから、精神病院への転院を手配することに時間を割くよりも即刻薬物療法をする方がすみやかに治療出来ます。

1 アルコール離脱症状とは

アルコール依存症者では、アルコールの血中濃度が低下したときに生ずる中枢神経系全体の過剰興奮状態をアルコール離脱症状（withdrawal symptom）と呼びます。断酒や節酒をし始めた時もありますが、しばしば遭遇するのはアルコール性臓器障害で入院してアルコールが飲めなくなった人です。

一般に離脱症状はその出現の時間経過から早期症状群（小離脱）と後期症状群（大離脱）に分類され、これらは時間の経過とともに変化する連続した症状群と考えられます（図1）[3]。離脱症状の重篤度評価尺度にはCIWA（Clinical Institute Withdrawal Assessment Scale for Alcohol）（表1）[4]が用いられます。

1 早期症状群

アルコール離脱後数時間後に始まり、20時間頃にピークを持つもので、イライラ感、不安、抑うつ気分などの情緒不安定、頻脈、発汗、微熱などの自律神経症状、強い睡眠障害、吐き気、嘔吐、食思不振、下痢などの消化器症状、手指、眼瞼、躯幹の振戦、一過性の幻覚（幻視、幻聴が多い）、痙攣発作などです。軽い見当識障害が出現して困惑状態が見られることもあります。

2 後期症状群（いわゆる振戦せん妄）

アルコール離脱後72～96時間に多く見られ、通常3～4日続きます。粗大な振戦、精神運動興奮、幻覚、意識変容、自律神経機能亢進を主症状とします。表面的には対応可能なことが多いですが、注意散漫で落ち着きがなく、ときには激しく興奮し、見当識障害を伴います。

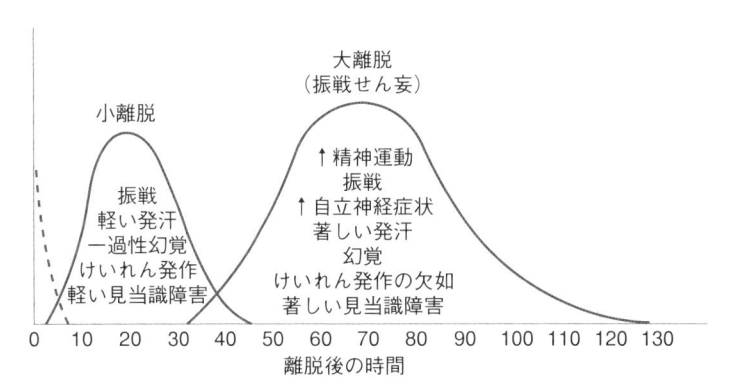

図1 小（早期）離脱症候と大離脱症候（振戦せん妄）の臨床症状（Victor & Wolfe, 1973）
（今道裕之，1986[3]）より）

幻覚は幻聴よりも幻視が多く、小動物や虫が出現することが多く、それらが身体の上にはい上がってくる感覚を伴うことがあります。また、壁のしみが人の顔に見えるなど錯視が出現することもあります[1)5)]。

2 アルコール離脱せん妄の治療：その1─発症の予防

初期治療として病態に即した補液と、ウェルニッケ・コルサコフ症候群やペラグラ脳症を予防する目的でビタミンB_1、B_6、B_{12}、ニコチン酸、葉酸などを十分に投与します。

離脱せん妄は「予防が最大の治療」です。

離脱せん妄の発現予防には、入院までの飲酒状態や食事摂取の有無、最終飲酒の日時などの情報を本人のみならず家族からも情報を聴取しておくことと、入院直後の早期離脱症状を見逃さないことが重要です。大酒家は飲酒量を過少申告しますので注意が必要です。

まず、アルコールに対して交叉耐性のあるベンゾジアゼピン系薬剤（ジアゼパム）を入院初日から投与してアルコールと置き換え、強い離脱症状の発現を予防します。

著者の病院では、大量飲酒歴のあるアルコール性臓器障害の患者が入院してきたときにはすぐに精神科に紹介していただくように消化器内科医・病棟と約束しています。CIWAの点数が高いとき、離脱せん妄はアルコールが切れて2～3日目の夜間に発症することが多いのです。せん妄患者が看護の手薄な夜間に興奮して暴れられると大変困るので、ジアゼパム（セルシン®、ホリゾン®）を食後に、眠前にジアゼパムとフルニトラゼパム（ロヒプノール®、サイレース®）を入院初日から投与します。

表1 CIWA (Clinical Institute Withdrawal Assessment Scale)

①体温（腋窩） 　1：37.0〜37.5℃ 　2：37.6〜38.0℃ 　3：81.1℃以上	⑪幻覚 　0：なし 　1：幻聴、体感幻覚、幻視のうち一つ 　2：幻聴、幻視が同時に存在しない 　3：幻聴、幻視が同時に存在する
②脈拍数 　1：90〜95 　2：90〜100 　3：101〜105 　4：106〜110 　5：111〜120 　6：121以上	⑫見当識障害（今日は何日ですか、ここはどこですか） 　0：日、場所ともわかる 　2：2日以内の間違い 　3：何日かわからない 　4：場所がわからない
③呼吸数 　1：20〜23 　2：24以上	⑬検者に対する態度 　0：親しげである 　2：親しげに見えるが、ぼんやりしている 　4：周期的に疎通不能になる 　6：まったく疎通不能である
④拡張期血圧 　1：95〜100 　2：101〜103 　3：104〜106 　4：107〜109 　5：110〜112 　6：113以上	⑭不安 　0：なし 　2：不安そうに見える 　4：中等度不安、警戒 　6：明らかな不安、パニック
⑤悪心・嘔吐（気分が悪いですか、吐きましたか） 　0：なし 　1：悪心のみ 　4：胸やけを伴う間欠性嘔吐 　6：悪心、胸やけ、嘔吐	⑮焦燥 　0：正常 　2：幾分亢進している 　4：そわそわして落ち着きが無い 　6：絶えず歩いたり、のたうちまわっている
⑥手指振戦（上肢伸展、指間開大時） 　0：なし 　2：不明瞭であるが、触診により確認出来る 　4：上肢伸展時、中等度認められる 　6：上肢伸展せずとも高度に認められる	⑯思考障害（観念奔逸など） 　0：障害なし 　2：浮かんでくる考えを統御出来ない時がある 　4：絶えず不愉快な考えに悩まされる 　6：いろいろな考えが無関係にすぐ浮かぶ
⑦発汗 　0：視診上確認出来ない 　2：わずかに確認出来る、または手掌発汗 　4：ビーズ様発汗 　6：多量発汗	⑰痙攣 　0：なし 　6：あり
⑧感覚障害 　0：なし 　2：むずむず感、しびれ感 　4：間欠性体感幻覚 　6：持続性体感幻覚 　（虫這い様感覚は④に含まれる）	⑱頭痛（頭が締め付けられるような感じがする） 　0：なし 　2：軽度 　4：中等度 　6：高度
⑨聴覚障害（音に対する異常反応、対話性幻聴） 　0：なし 　2：音に対する過敏性の増大 　4：間欠性幼聴（存在しない音が聞こえる） 　6：持続性幻聴（対話性幻聴など）	⑲顔面紅潮 　0：なし 　1：軽度 　2：高度
⑩視覚障害（光恐怖、幻視） 　0：なし 　2：過敏性の増大（光を嫌う） 　4：間欠性幻視 　6：持続性幻視	20点未満＝軽度離脱症状 20〜24点＝中等度離脱症状 25点以上＝重度離脱症状

（鈴木康夫，1993[4]）より）

1 経口投与の可能な患者
a．入院初日
①セルシン®（5 mg）：3錠
　　　　分3　朝昼夕食後
②ロヒプノール®（2 mg）：1錠
　　セルシン®（5 mg）：1錠
　　　　分1　眠前
　　　　　　　各7日間

b．7日以降
①セルシン®（2 mg）：3錠
　　　　分3　朝昼夕食後
②ロヒプノール®（2 mg）：1錠
　　　　分1　眠前
　　　　　　　各7日間

2 経口投与出来ないが、インフォームドコンセントが出来る患者
セルシン®（10 mg）1Aを21時頃に、呼吸状態を観察しながら、緩徐に静脈内投与します。

3 入院初日に経口投与できず、十分なインフォームドコンセントが得られない患者
セルシン®（10 mg）1A＋5％ブドウ糖（100 ml）1本を午後8時～9時に1時間かけて呼吸状態に注意しながら点滴で投与（入院初日から1週間、定期的に投与）しています。

24時頃もなお不眠ならば、さらにセルシン®（10 mg）1Aを呼吸状態の観察をしながら緩徐に静脈内投与します。

3 アルコール離脱せん妄の治療：その2─発症したら

アルコール離脱せん妄が発症してしまった場合は、「サイレース®（2 mg）2A＋5％ブドウ糖（100 ml）1A」を、呼吸状態を観察しながら、全開で点滴し、入眠すれば即座に点滴を止めます。大抵サイレース®1～3 mg程度で入眠出来ます。再び覚醒するならば、サイレース®の点滴を再開します。普通、アルコール離脱せん妄が幾晩も続くことは少なく、深い眠りとともに、回復し意識清明となります。

興奮が激しい場合は一般病床での対処が困難な場合もありますが、精神科病床に転院・転科を手配する前に一般病床で手早く治療するほうが奏効する場合が多いのです。

セルシン®、サイレース®ともに呼吸抑制作用があるので、全身状態も考えて使用しなければなりません。全身状態が重篤な場合は鎮静をかけないことも選択肢の一つです。また、既に酩酊時にはこれらの薬剤を投与することは控えるべきです。なお鎮静が得られない場合はハロペリドール（セレネース®、ハロステン®）を使用することもあります。メジャートランキライザーを使用する場合はフェノチアジン系薬剤は離脱症状に対する鎮静効果がなく禁忌とされています。

アルコール依存症者は暗示性が亢進しており、容易に錯覚や幻覚をきたしやすい特徴があ

り、夜間、特に暗闇にするとその危険性が増します。したがって、出来るだけ部屋を明るくし、本人にとって信頼のおける近親者が付き添うことが望ましく、注射などの処置を行う場合も十分に時間をかけ丁寧に説明することが大切です。

また、アルコール離脱せん妄を起こす可能性は、アルコール性臓器障害で入院した患者だけとは限りません。骨折や心筋梗塞で突然の入院後、アルコール離脱せん妄を起こした症例を経験しています。

せん妄状態様の意識障害が10日以上も持続する場合は、離脱せん妄ではなくウェルニッケ・コルサコフ症候群やペラグラ脳症、あるいは使用している向精神薬による作用、肝性脳症、時には硬膜下血腫による意識障害も鑑別に入れなければなりません[1,2,5,6]。

文　献

1) 髙木　敏：アルコール退薬症状群とその管理．アルコール臨床ハンドブック．斉藤　学，髙木　敏編，pp.203-220，金剛出版，東京，1982.
2) 猪野亜朗：アルコール依存症の回復過程を教育．アルコール性臓器障害と依存症の治療マニュアル．pp.202-208，星和書店，東京，1996.
3) 今道裕之：離脱症状の頻度と経過．アルコール依存症―関連疾患の臨床と治療―．pp.129-130，創造出版，東京，1986.
4) 鈴木康夫：アルコール依存症と意識障害―アルコール離脱症状を中心にして．臨床精神医学　22(7)：961-968，1993.
5) 斎藤利和，加藤元一郎，小宮山徳太郎：離脱症状の診断と治療．アルコール・薬物関連障害の診断・治療ガイドライン．白石克之，樋口　進，和田　清編集，pp.87-92，じほう，東京，2003.
6) 菊池和枝：アルコール離脱に関連して起こるせん妄．せん妄　すぐに見つけて！すぐに対応！．ナーシング・フォーカス・シリーズ．一瀬邦弘，太田喜久子，堀口直史監修，pp.73-77，照林社，東京，2002.

（山嵜一正）

Section 3 アルコール依存症には、断酒指導を

　そんなにお酒が好きならちょっとくらい良いのでは？　と思ったことのある人はいませんか。「少しくらい飲ませてあげても良いですか。好きなのですから。」家族にそう言われて絶句したことはありませんか？

❶ 依存症とはコントロールして飲むことは出来ない病気です

　肝機能障害や胃・十二指腸潰瘍、膵炎・糖尿病などのある人は、飲むと体が悪くなるばかりです。決して好きだから飲んでいるとは言えません。イライラする神経をなだめて「普通」でいるために致し方なく飲んでいるのです。病気によって飲まされているという方が正確かもしれません。

　依存症とはコントロールして飲むことは出来ない病気です。一度依存症になると少しだけ飲むということは出来ないのです。「一杯の酒が命取り」です。一杯だけのつもりでもその一杯では終わらずに次々と飲んで連続飲酒にはまってしまうからです。

❷ 少しくらいはどのくらい？―飲酒した量を忘れてしまうのです

　このような人たちに「少しくらいなら良いですよ」と言うのは、以前と同じように飲むことを許可するに等しいのです。「少し」で止められる依存症の人はいません。

　依存症の患者さんに「1日にどのくらい飲みますか？」と聞くと、ありえないくらい少しの分量を答えることがあります。離脱症状があって間違いなく依存症であってもほんの少ししか飲んでいないというのです。ある程度は飲んできたはずなのに、本人が答える量は家族などから聞いた"現実に飲んだ量"よりはるかに少ないのです。

　病院に来る前に、具合が悪くなりすぎて本当に少ししか飲めなくなっている人もいます。酔ってしまってから飲んだ量は計算に入っていないこともあります。飲む量を決めているので、それ以上は「ちょっと飲みすぎただけ」と切り捨ててしまう人もいます。

　ブラックアウトなどの記憶障害のために、本当に少し飲んだだけだと思っていることもあります。酔い続けていれば忘れていることが多いとしても不思議ではありません。

❸ お酒を飲んではいけないのですか？―「知らない」こともあるのです

　肝障害・糖尿病・胃潰瘍・高血圧などアルコールが影響する病気にかかっていても、患者さんは断酒の必要性を知らないことがあります。

　「飲んではいけない」と言われたけれど、まさかまったく飲まないことだとは思わなかったと言う人もいます。「断酒するように」と言われたので、お酒を止めてビールにしたという人もいます。

　また、飲酒によって病気を治せると思っている人もいます。例えば、飲酒で痛みが治ることを「病気が治る」と考えているのです。一般の人は専門家とは知識の量が違います。言わずもがなと思わずに、断酒の必要性を明確に伝えましょう。

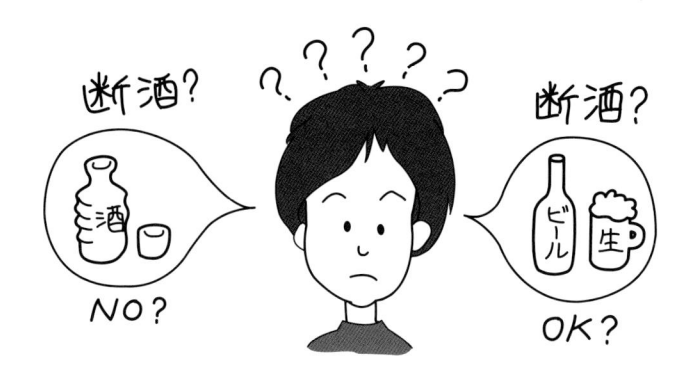

❹ **お酒のことは聞かれなかった？──家族からも積極的に聞きましょう**

　患者さんや家族に聞いてみると、お酒のことは聞かれたことがないと言う人がいます。言わなかったけれど、聞いてくれたら言いたいことはいろいろあったのに、と言うのです。内科の先生に「どうしてうちの主人にお酒を止めるように言ってくれないのですか？」と聞いたら、「そんなに飲んでいたとは知らなかった」と言われたという話も時々耳にします。

　家庭の実情は本人が説明しなければ主治医には伝わりません。飲酒について患者本人に率直に聞きましょう。家族からも積極的に情報を集めてください。

❺ **どうせお酒は止められない？──主治医は断酒を勧めましょう**

　主治医として断酒を勧めても、「どうせ止められない」という答えが返ってくることがあります。本人ばかりか、家族もそう言って諦めきっているように見えます。

　アルコール依存症は進行性の病です。家族も巻き込まれ疲れ切ってしまう病気なのです。家族が疲れ切って、何もする気にならなくなっていると、どんな介入も受け付けないことはしばしば経験する悲しい事実です。一方、本人は依存症が悪化すると記銘力障害が進行し判断力も失ってしまいます。飲酒のために自分が窮地に陥っていることさえ理解出来なくなってしまうのです。

　こんな風になる前に断酒を勧めてください。断酒を勧めて実行出来なければ自助グループや専門医療機関を紹介しましょう。

❻ **仕事をしているのだから大丈夫というのですが**

　依存症の人は仕事もできない怠け者というのは大間違いです。病気のために仕事も家族も失ってしまうまでは、たいていの依存症の人はむしろ働き過ぎの仕事人間です。仕事以外に楽しみがない、趣味といえば寝る前の一杯だけという人も珍しくありません。

❼ **うちの人は、暴力はふるいませんが**

　依存症者は暴力的とは限りません。離脱症状でイライラしても、八つ当たりせずに我慢している人もいますし、それほど暴力的で無い人もいます。

❽ **もともと無口な人でしたが**

　依存症の人は自分のペースで飲みたいために人を遠ざけることがあります。また、前頭葉機能が障害されると会話を楽しむことが出来なくなります。アルコールのせいで抑うつ的になることもあります。反応が少なくなっていれば一度は断酒に挑戦してみましょう。

❾ 結婚したときからこんな風に飲んでいましたが

　大量に飲む人は習慣飲酒から 5〜6 年で依存症になることがあります。若年者や女性はもっと短期間で依存症になります。

　今まで大丈夫だったからといって、これからも同じように飲み続けることが出来るとは限りません。依存症は進行性の病気です。あるいは、結婚する前から依存症になっていたかもしれません。性格だと思っていることのいくらかは、依存症の症状かもしれません。

〔後藤　恵〕

Section 4 動機付け面接法―アルコール依存症患者を治療または断酒へ動機付ける方法―

１ 動機が見つからない！

アルコール依存症者の家族や関係者が困ってしまうのは、本人の治療への「動機付け」が難しいことではないでしょうか。病院でも「動機が無い」と受け付けてもらえず、途方に暮れてしまった経験をお持ちの関係者はたくさんおられるのではないでしょうか。

動機付け面接法（Motivational Interviewing）は、患者さんの動機を引き出す面接の方法です。従来は、問題があっても理解しない人や無視する人を「否認」しているといって、「直面化」をすすめてきました。

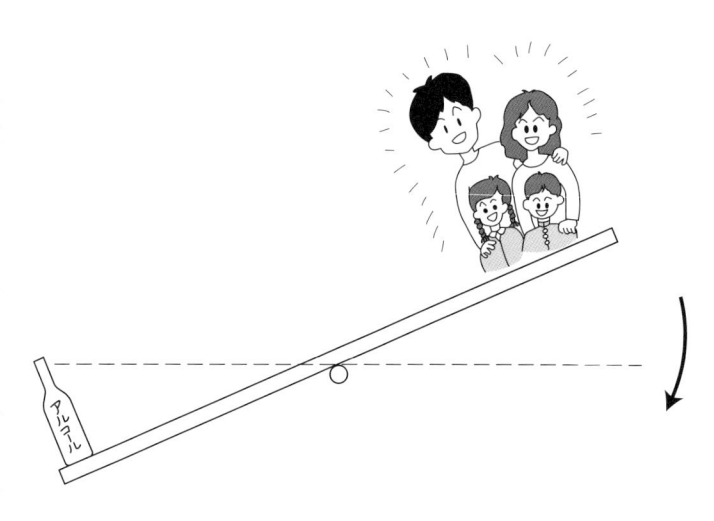

Miller は直面化しようとして説得すれば「抵抗」が生じるのは当然であるといいます[1]。自由を脅かされると感じれば人は抵抗するというのです。

２ 動機を形成するには

動機付け面接法は両価的感情（飲みたい気持ちと飲みたくない気持ち）に働きかけて、断酒の方向に気持ちを傾ける方法です。理論的には患者中心主義で、かつ指示的な治療法であると言えます。治療者は本人の価値観や生き方などを最大限尊重しながら、断酒の動機を形成する共同作業のパートナーになります。

別の言い方をすれば、動機付け面接法ではソフトな直面化が目的です。「抵抗」を避けるための方法です。直面化させることで動機を形成するのではなく、本人が自分の問題を分析し理解を深め（＝自分で直面化し）、断酒を決意するように援助します。

３ 変化の５段階―状態としての動機

Prochaska と DiClemente は行動が変化するのに５段階の状態を通過する必要があると提唱しました[2]。次の５段階を通りすぎることで動機が形成され、断酒を決意し継続するのです。それぞれの段階は、①前熟考期、②熟考期、③決断期、④実行期、⑤維持期と呼ばれます[2]。

前熟考期には情報を収集し、意識的に飲酒の結果を見直します。周囲への影響を再評価するのです。熟考期には健康・仕事・家族の幸せなど、自分にとって価値あるものを飲酒のせいで失なったことに気が付くでしょう。「気付き」が決断を促します。自分の責任で断酒を選ぶのです。実行期には飲酒欲求をコントロールし断酒を継続するような習慣を身に付けます。

維持期には再飲酒を防止する方法を学びます。自信と達成感が得られます。

1 動機付け面接法の5原則（図1）[2]

1 共感を表現しましょう

暖かい思いやりを持って患者の言葉を聞き、意見を尊重しながら耳を傾けましょう。意見を聞くことは賛成とは違います。患者の意見を要約して丁寧に繰り返しましょう。（～と思うのですね。～とそう感じたのですね。～と考えたのですね）などといいます。「あなたは～ですね」と確認すると援助者の意見では無いことが伝わります。しかし、その内容を大切に扱うことで、援助者は患者を理解しようとしている味方であり、批判したり責めたり裁いたりするつもりではないということを伝えます。

1. 共感を表現する
2. 「なりたかった自分」と「実際の自分」の違いを調べる
3. 論議はさける
4. 抵抗にさからわない
5. 自己効能感を育てる

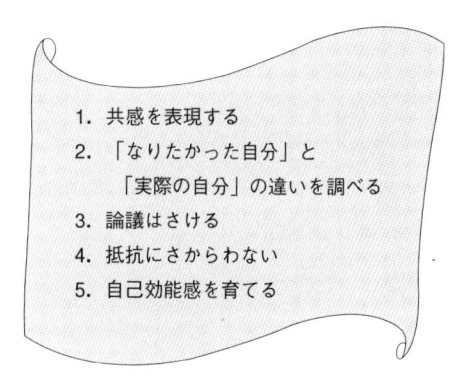

図1　動機付け面接法の5原則

開かれた質問（一口メモ）は効果的な技法です。患者が自分で考えて話をするからです。

受容と尊敬は患者さんの自己評価を高めて、自由に断酒を決意させる方向へ導きます。

両価的感情（飲みたい気持ちと飲みたくない気持ち）は当然のことと考えられます。

> **一口メモ　開かれた質問**
>
> なぜ？　どうして？　どのように？　など、はい―いいえでは答えられない質問

2 「なりたかった自分」と「実際の自分」の違いを調べてみましょう

患者が陥っている不愉快な現実を自分で正確に理解する必要があります。ここではなりたかった自分（なれたはずの自分）と現実の自分を比較しましょう。患者自身に理想と現実を調べてもらうのです。援助者はただ質問をするだけです。

例えば、飲酒のために支払った費用を計算してみます。酒屋や居酒屋に払った金額、事故やケンカの後始末にかかった費用、医療費、修理代などを計算すると自動車や家が買えるくらい使っています。結婚式や新築家屋のための貯金を使い果たした人もいます。普段は見過ごしていること、考えないようにしていることに注目すれば、失ったものをはっきりさせることが出来るのです。

大切なのは飲酒の結果に対する「気付き」です。健康・仕事の成功・家族の幸せなど、人生のなかで価値あるものを飲酒のために失ったことが認識できると、断酒の動機は作られ始

めるのです。

❸ 論議は避けましょう―直面化―否認の罠に落ち込みます

動機付け面接法の目的はソフトな直面化です。直接的な論議は強い抵抗を引き起こします。抵抗が生じるかどうかは援助者の態度にかかっているのです。抵抗が強いと治療は失敗に終わる確率が高くなります。動機付け面接法は抵抗を呼び起こすアプローチを避けるための面接法です。もし抵抗にあったら、戦略を変える時だと考えてください。

❹ 抵抗にさからわず、抵抗とともに進みましょう

抵抗が生じたら患者さんの言葉を捉えて、断酒の方向へ導きましょう。視点を変えたり、見過ごされているところに焦点を当てたり、思考の枠組みを変えたりすると良いでしょう。今までと違う情報や視点を提供し、押しつけずに目標を達成する方法を提案します。

動機付け面接法では援助者は質問をし、問題を本人に返します。すべての問題に解決法を与えるのは援助者の仕事ではありません。抵抗にさからわず、抵抗とともに進みましょう！そうして問題の解決に本人を巻き込んで行くのです。

事例

Y氏
部下の本音を聞き出すのに酒席は欠かせないと言います。自分は断酒するつもりであるが、部下のために飲酒して話し合うのが管理職のつとめだというのです。そこで、酒席以外で上手に部下から本音を聞きだしたことを思い出してもらいました。自分の能力に自信を深めたようでした。
（事例のポイント）
酒席の必要性を否定せず、目的に着目して酒席以外での成功例を探しました。

❺ 自己効能感（自信・達成感）を育てましょう

自己効能感とは、断酒を実行する自分の能力に自信を持つことです。信じることと希望は重要な鍵です。援助者が患者の回復を信じて待つことにも強力な効果があります。

自己効能感を育てるために個人の責任を強調しましょう。「あなたのことはあなたにしかできない、誰もあなたに替わって断酒することは出来ない」と伝えましょう。「もしあなたが望むなら私はあなたを手伝うことが出来る」と言いましょう。

断酒に成功している人に会うことも大切です。モデルを見つけることが出来るからです。一つの方法で成功しないときは他の方法を試しましょう。

❷ 動機付け面接法の実践的応用（表1、図2）

動機付け面接法では患者の現状を客観的に分析し、変化の方向性を探ります。変化したい

第Ⅸ部　アルコール依存症の治療

表1　動機付け面接法の実践的応用

	依存症者の状態 感情・思考・認知	家族の役割 出来ること	援助職のすべきこと
前熟考期	問題はないと考えている 問題に気付いていない 問題の原因は家族や仕事にあると考えている 問題と飲酒の関連がわからない 飲酒の問題であると知らない ＜情報の不足＞	イネイブリングを止める 家族療法を受ける 保健所や専門医療機関と連絡を取る 心配な気持ちを伝える ＜情報の提供と共有＞	面接 検査 情報収集 情報分析 病気とリスクの説明 情報のフィードバック 問題に気付くよう飲酒日記を勧める ＜情報の提供と理解の促進＞
熟考期	問題はあるが大したことではない 病気ではあるが、依存症ではない ＜理解の不足＞ ＜両価的感情＞ 止めたい気持ちはある どうせ止められない 止められるかも 止めると良いことがあるかも	問題を正しく知らせる 客観的に状況を説明 写真などの証拠を収集 ビデオやテープも有効 認知行動療法を学ぶ ＜関係の強化―連携プレイ＞ 突き放しはしない 心配な気持ちを伝える 治療には協力することを繰り返し伝える	断酒の利益と飲酒の損失を比較 ＊検査結果 ＊仕事の失敗 ＊家族への迷惑 　個人的・具体的な情報が効果的 ＜動機を形成＞ 励ます・ほめる 決断を促す 決定的要素を探し当てる
決断期	問題を正確に理解 断酒の可能性に気付く ＜断酒を決意＞	切迫している問題を提起 ＜機会を捉える＞ 決断を促し、喜ぶ	機会を捉える 決意をほめる 実行を促す ＜専門医療機関への紹介状を書く＞
実行期	断酒開始・行動する 通院・入院 自助グループ 新しい習慣を身に付ける ＜人生の方向転換＞	励ます ほめる 家族教室参加 アラノン参加、家族例会参加 ＜一緒に努力する＞	情報の提供 目標の設定 優先順位の決定 危険な状態への対策 ＜脱落の予防＞ 励ます・ほめる
維持期	自助グループ・友人 通院・抗酒剤 飲酒欲求のコントロール ＜生き方を変える＞ ドライドランクに気を付ける 7つの指針・12ステップの実践 スポンサーを見付ける 自分の考えを使わない 第一のものは第一に	境界線をひく アサーションを学ぶ スリップの予想と覚悟 ＜境界線をひく＞ 依存しない 家族関係を創る 自分の幸せに責任を持つ	今までの失敗を分析 再燃の対策と予防策 危険な状況の分析 ＜自己効能感を育てる＞ なぜ成功しているか分析してほめる スリップにつながる問題点を指摘する 解決はまかせる

点を探して動機に結び付け、自分の意志で変化するよう励まします。変化のプロセスはゆっくりしたものです。特に動機を形にするところは時間がかかります。粘り強く可能性を追求しましょう。少しの変化でも発見して評価しましょう。認められることは自信につながるからです。

❶ 動機を構築する

a．前熟考期

従来は「否認と抵抗」といわれた段階です。動機付け面接法では、断酒の必要性について情報がなく、確信できない状態であると考えます。飲酒の結果で困った経験が少ないため、飲酒を十分にコントロール出来ると考えているのです。ここでは、飲酒のために周囲がどんなに困っているかもっと気付くことが必要です。家族はイネイブリングを止めましょう。

この段階は援助者にとってもっとも困難な時期です。短期的に見れば介入が成功する確率は大変低いからです。ここでの戦略は疑問を提起して、将来の変化に種を播くことです。中立的なあっさりした態度で情報を提供します。価値判断は控えましょう。

b．熟考期

問題と解決の可能性に対する気付きの段階です。飲酒と断酒の利益と損失を比較することで断酒を決心する第一歩が始まるのです。血液検査の結果・仕事の失敗・家族の気持ちなど、個人的・具体的な情報が効果的です。人生の重要な価値や目標の達成を、飲酒が妨げていることを認識出来るように情報を提供します。この段階の究極の目的は、断酒する明確な理由

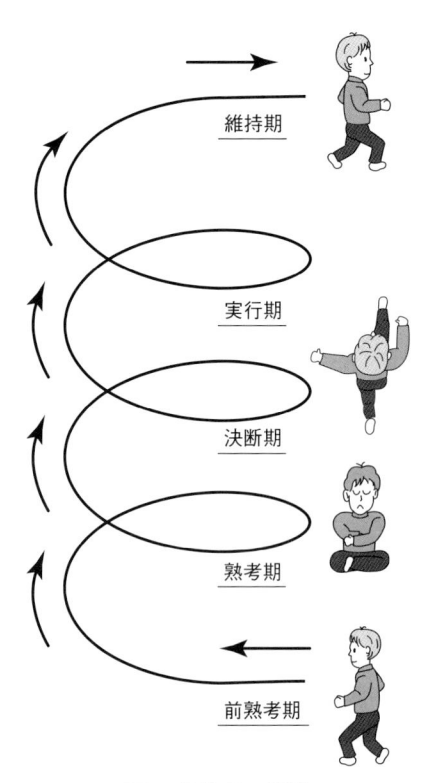

図2　変化の5段階

を見い出して、決断期へと導くことです。

c．決断期

断酒の準備をします。両価的感情もまだあるはずです。目標の設定や優先順位の決定には熟練した援助職のサポートが必要です。断酒するのに困難な状況や、これに対処する方法を考えておきましょう。

❷ 自己の責任において断酒を実行する

d．実行期

断酒を実行します。そのために、入院する人もいます。断酒を確かなものにするための行動や技術が重要です。断酒のために時間とエネルギーを投入する時期です。飲酒欲求のコントロールや、習慣的飲酒を止める方法を、考えて実行します。飲酒欲求を最小限にするために、環境を変える（転居・転職・離職・友人を変えるなど）のも良い戦略です。

e．維持期

断酒継続していますが、両価的感情は依然として存在しています。スリップ（再飲酒）のリスクを減らすことが最も大切です。援助者はリスクにつながる問題点を指摘して解決法を提案するにとどめます。自己効能感を育てるために選択と実行は本人に任せましょう。決定の責任を取るのは援助者ではなく、本人です。

❸ 再燃（スリップ）と動機付け面接法[3]

断酒していてもスリップ（再飲酒）はあります。数回の失敗は普通のことです。

飲酒は習慣です。アルコール依存症を、高血圧や糖尿病のような生活習慣病の一種と考えれば、失敗のあることはわかります。ところが、本人も家族も白黒思考の持ち主が多いので、一度の失敗で天国から地獄へ堕ちたような反応をすることが見受けられます。

援助者は慌てず騒がず、失敗から学ぶように援助しましょう。スリップにはその人の固有の問題が含まれているものです。初期には依存症という病気を理解していないために安易に試し飲みをしたり、些細なことで腹を立てて飲んだりします。次には、断酒が続くと治ったと思って飲む人がいます。「処方薬を止めれば一人前」という、浅薄な考えから、不眠や抑うつ感をコントロール出来ずに再飲酒に至る例が少なくありません。その後では仕事のしすぎ、家族関係の行き詰まり、健康上の悩みなどが原因になります。

変化の5段階は元々は禁煙プロセスの研究から始まりました。禁煙の場合でも通常4回は失敗を繰り返し、5段階を通過しながら最終的な禁煙に至るのです。断酒の場合は4～7回という研究もあります。また、初期では再燃すると前熟考期に戻りますが、失敗から学ぶことが出来るように援助すれば、熟考期や決断期からやり直すことも出来るのです。

援助職は失敗は成功の母であることを説明し、今まで出来たことを評価して自己効能感を育てましょう。家族はイネイブリングに陥らないよう注意しましょう。

3 短期介入の効果的原則—FRAMES（図3）[4]

F（Feedback）　アセスメントで得られた情報（検査の結果・飲酒量の程度・財政的影響など）は正確に返しましょう。情報がないと、現実を正しく認識することは出来ません。情報

を共有することから問題意識も共有出来るようになるのです。断酒したいと考えるには、飲酒のために重要な人生の目標が妨害されていることを理解しなくてはなりません。

R（Resposibility） 断酒を選択する自己責任を強調しましょう。自分の人生に責任を取れるのは自分しかいないことを認識出来るように援助しましょう。

A（Advice） 明確な助言が必要です。「断酒」などが有効です。内科医の助言で断酒を選ぶ人もいます。紹介する時には「専門的な治療が必要です」と言いましょう。

M（Menu） いくつかの選択肢を用意してください。個人的なニーズに合わせて選べることが重要です。自由に選んだ方法は、熱意を持って追求するので成功する確率も高いのです。

E（Empathy） 共感を態度に表しましょう。受容と尊敬は心を開く鍵です。

S（Self-efficacy） 自己効能感を育てましょう。自己信頼感と希望は成功の秘訣です。

Feed back
Responsibility
Advice
Menu
Empathy
Self-efficacy

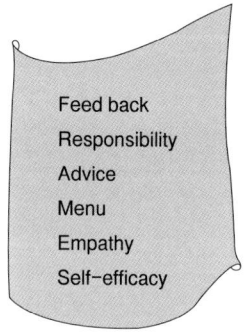

図3　FRAMES

一口メモ　重要：動機付け面接法の禁忌！！

次のような場合は動機づけ面接法を適用することは出来ません。
①生命の危険がある重症者の場合は生命の維持が最優先されます。
②精神障害や薬物（アルコールも含む）の強い影響下にあって、自分で考えたり、意志を表明したり出来ない状態にある人では、病気の治療や薬物の除去が優先されます。場合によっては強制入院が必要かもしれません。専門医療機関への転院を条件に内科に入院して治療する必要があるかもしれません。

文　献

1) Miller WR, Rollinick S：Principles of motivational interviewing. Motivational interviewing, pp.51-63, The Guilford Press, London/New York, 1991.
2) Miller WR, Rollinick S：What motivates people to change. Motivational interviewing, pp.14-29, The Guilford Press, London/New York, 1991.
3) Sutton S：Can "stages of change" provide guidance in the treatment of addiction? A critical examination of Prochaska and DiClemente's model. Psychological treatments and the addictions, pp.189-205, Cambridge university press, Cambridge, 1996.
4) Miller WR, Rollinick S：Brief intervention；Morepieces of the puzzle. Motivational interviewing, pp.30-35, The Guilford Press, London/New York, 1991.

（後藤　恵）

Section 5 アルコール依存症専門治療の実際

入院治療は、久里浜方式と言われるプログラムが全国的に標準化されているので、それをもとに述べます。

1 標準的な治療法

① 開放治療
原則として、閉じ込めて酒を飲まないようにするのではなく、いつでも飲めるが、飲まないという開放された環境の中で、断酒して行くことを学びます。ただし、院内飲酒した場合や他の精神症状が出現したときは、別です。

② 離脱の治療と臓器障害の治療
入院時、離脱症状があれば、その治療から始めます。臓器障害の治療も並行して行われます。

③ 心理教育治療
講義を通じてアルコール依存症という病気を理解し、断酒に必要な知識を学びます。学校のように思って抵抗感を持つ人もいますが、スライドを見たり、体験を聞くのですから、気楽に参加できるし、発言はパスも出来ることも付け加えてください。

④ 自助グループ（断酒会、AA）への橋渡し
入院中に外泊して地域の断酒会やAAに参加して、退院後にもつながるように励まします。同じ病気で苦しんできた仲間の集まりだし、断酒している人の話しが聞けるから、大いに役立ちます。

⑤ 抗酒剤の服用
ノックビン®を入院中から服用する習慣を身に着けます。薬の説明も聞け、納得の上で処方されることを伝えてください。

⑥ 認知行動療法
患者の認知の歪みを自覚させ、飲酒問題への正しい理解と、断酒のためのスキルを身につけてもらいます。

⑦ 家族への心理教育治療
アルコール依存症の病気の理解やイネイブリングの気付きや病気の回復過程やそれに必要な家族の役割を講義やミーティングで学びます。家族が変わると、患者も断酒が成功しやすいし、家族も楽になります。

⑧ 入院期間
原則的に3ヵ月間ですが、1ヵ月など個別に応じたコースもあります。

専門医療機関の治療プログラムの骨格は基本的には同じですが、専門医療機関によって多少のバリエーションはあります。上記の治療プログラム以外には、次のようなものがあります。

2 追加的な治療法

① 内観療法[2]
集中内観法は1週間遮断された空間の中で、過去を振り返り、母、父、妻、世話になった人を順に年齢を区切って「してもらったこと、して返したこと、迷惑をかけたこと」の3点を中心に調べて、新たな人間関係を築く方法です。

② アサーショントレーニング法[3]
さわやかな自己主張、相手の話をうまく聞くコミュニケーションの改善トレーニングです。

③ 退院前インターベンション法[4]
患者が否認に気付き、家族からエンパワメントされるように、退院前に家族から患者に手紙を書き、患者と治療者の前で家族が情緒を込めて読み、患者から家族へ返事を書く治療法。ピカードの3原則（第Ⅶ部第1項参照）に沿って家族が手紙を書くように指導します。

3 紹介先の専門治療内容を知っておく

紹介先を患者に説明するとき、紹介先の治療内容や治療様式を知っておくのは役立つでしょう。

入院治療施設には、アルコール専門病院、アルコール専門病棟、アルコール専門病室、混合病室と各種あるので、どの施設を選択するかは重要です。出来るだけ、プログラムが整ってるところが良いでしょう。詳細は精神保健福祉センター、保健所に問い合わせると、判明しますが、アスクヒューマンケア（Tel 03-3249-2551）発行の"アディクション"も役立ちます。生命保険の入院給付金はアルコール依存症が支給対象疾患になっている場合もありますが、そうでない場合には肝臓障害などの臓器障害があれば給付されます。

アルコール依存症の外来治療も最近では増えています。専門クリニックも各地に誕生していますし、入院施設のある病院にもアルコール専門外来が誕生して、外来だけでも断酒を軌道に乗せることが可能になっています。外来治療にも専門的な治療プログラムが用意されています。

専門医療機関で、入院か外来かを患者に自己選択してもらうことになります。外来治療が無理と思われる患者は、①臓器障害が重症である。②通院が距離的に無理である。③通院をサポートする人が周囲にいない等です。いずれにしても、内科医、産業医、関連スタッフが専門医療機関を紹介するときには、"入院を勧める"よりも"受診を勧める"のが妥当です。

入院の場合、退院後の通院が重要ですし、外来治療も初期プログラムが終了した後も定期的な通院が重要です。特に、自助グループへの参加がない場合、専門医療機関や一般病院が

フォローアップを続け、回復過程が順調に進行していくよう、援助を続ける必要があります。併診している場合は、断酒4原則が実行されているか一般病院でも確認したり、励ましてください。

　内科医、産業医、関連スタッフが、専門医療機関の見学や、専門スタッフとの交流の経験があると紹介するときに、非常に役立ちます。

文　献
1) 高木　敏，斉藤　学：アルコール臨床ハンドブック．pp193-272，金剛出版，東京，1982.
2) 洲脇　實：アルコール依存症の内観療法．薬物・アルコール依存の臨床，pp.119-135，金剛出版，東京，1986.
3) 平木典子：考え方をアサーティブにする．アサーティブな表現．アサーショントレーニング─さわやかな〈自己表現〉のために─．pp.78-124，金子書房，東京，1993.
4) 猪野亜朗：ASTWAとBDIMを通して共依存の実像に迫る─アルコール依存症の場合─．共依存とアディクション，清水新二編，pp127-181，倍風館，東京，2001.

（猪野亜朗）

Section 6 断酒継続のポイント

専門治療の中では、「断酒4原則」[1)2)]と呼んでいますが、断酒を決心した患者には次の4点を実行するように求めています。

1 通院

第Ⅸ部第4項で述べたように、患者が変化した段階に応じて通院の課題は変化します。初診時は普通「熟考期」の段階です。家族の協力で、飲酒問題を患者とともに探索しながら、決心を促します。退院時点でも「熟考期」段階にいる患者はいます。このような患者はスリップを繰り返しながらでも通院の持続を中心にして気付きのチャンスを待ったり、チャンスを作り「決心期」の段階に到達するのを期待します。「断酒の決心」が固まったら、専門スタッフは患者が実行期の課題を習得して行けるように援助します。「初心に帰る」ことは、実行期でも維持段階でも重要です。通院の中で「初心に帰る」ことの重要性を繰り返し強調し、断酒へのモチベーションが減弱していくことを防ぎます。また、実行期や維持期には慢性離脱症状（第Ⅸ部第7項参照）が出没して回復を危うくすることがありますので、それをチェックし対処して行きます。また、抗酒剤の投与や自助グループ参加など回復に必要な作業が順調に進んでいるかをチェックします。

アルコール依存症は否認の病気ですが、いったん否認が消失しても否認が再燃することがあります。長い回復状態が続いていても否認の再燃があるので「維持の段階」の取り組みとして通院を続けることは非常に重要です。専門医療療機関への通院でなく、一般病院スタッフや職場産業医がフォローアップするときにも通院や面接を継続することは重要です。

通院は患者が自助グループに安定してつながっていても、5年程度は通院間隔を広げながらでも続けるべきです。自助グループにつながっていない場合は、通院はずっと続け、援助し続けるべきです。順調に進んでいるように見えても、「否認の再燃」「気づきの後退」がライフサイクルの変化の中で必ず起こるからです。

2 自助グループ（断酒会、AA；Alcoholics Anonymous）

自助グループ参加、なかでも夫婦揃っての参加は回復のプロセスを最も確実にします。自助グループでは参加者が順次に自分の酒害体験を語ります。「言いっ放し、聞きっぱなし」で発言を批判することは無いことを原則としています。互いに平等の関係で、特に初心者の体験発表には耳を傾けます。古い会員は新しい会員が入りやすいように迎え入れることに配慮

しています。自助グループには2つの組織があります。断酒会は夫婦で参加出来ます。名前を名乗る点、役員が決められている点などの特徴があります。そして家族だけのミーティング（家族会）、単身者だけのミーティング（シングルの会）、女性だけのミーティング（アメシストの集い）も開かれています。AAは本人と家族が別々のミーティングを持っています。名前を名乗ることはせず、匿名ですので、「無名のアルコール依存症者の会」とも言います。ステップミーティングといって12のステップに沿ってミーティングが持たれます。家族はアラノンとして別のミーティングを持っています。

　仲間が出来、例会やミーティングへの参加が楽しくなってくるには、一定の参加期間を経てからです。その間を持ちこたえるには、治療によるしっかりとした動機付けが必要ですし、その間の家族や仲間の支えが必要です。

　自助グループには、専門医療機関からだけでなく、一般病院や産業医の紹介でも直接参加することが出来ます。

　各地にある自助グループへの連絡方法は各県の精神保健福祉センターに問い合わせるとわかります。また、全日本断酒連盟（Tel. 03-3953-0921）やAA（Tel. 03-3590-5377）に連絡を入れると各地の状況がわかります。

3 抗酒剤

　抗酒剤は、エチルアルコールの代謝の過程にあるアセトアルデヒド脱水素酵素の働きを阻害して、毒性の強いアセトアルデヒドが4〜5時間体内を巡るようにします。要するに、アルコールに弱い学生がイッキ飲みをして、急性アルコール中毒になり救急車で運ばれるような現象を薬の力で作り出すのです。抗酒剤を服用して飲酒すると、アセトアルデヒドの蓄積のために、吐き気、動悸、顔面紅潮、呼吸困難、血圧低下のショック状態等が出現します。このような作用があることを教育して、飲酒への恐怖感を高めて、飲酒欲求を抑え、飲酒行動に走らないようにするのです。知識による教育だけでなく、実際に抗酒剤を服用した後で飲酒した人の苦しかった体験を聞かせるのも効果的です。このような教育をしても、実際に飲酒してみてどうなるかテストする患者は時々出現します。その結果、抗酒剤を継続して断酒が軌道に乗るか、抗酒剤の服用を止めるかどちらかの道をたどることになります。

　抗酒剤服用後には飲酒のリスクはあるので、上記の状態の出現が危険を及ぼす心臓疾患等がある場合には、他の断酒の方法を優先させて、それが不成功に終わった時に限り、飲酒時のリスクと断酒の利点を総合判断して、インフォームド・コンセントの上で、活用すべきでしょう。

　抗酒剤には次の2種類があります。いずれもインフォームド・コンセントの上で処方します。

❶ ノックビン®（ディスルフィラム）

　粉薬です。効果が十分に発揮されるのに服用を始めてから2〜3日を要しますが、十分な血中濃度を得られると、飲み忘れても1週間程度効果が持続しているので、この間に飲酒すると大変な状況となります。1日1回夕食前か後に250 mgを服用します。分量が少ないの

で、乳糖などの増量剤を加えます。この量ならば、精神症状を生じる副作用は出現しないという研究報告があります。維持量としては1日1回200 mgを処方します。薬疹を生じることや肝機能を悪化させることがまれにあります。

❷ シアナマイド®（シアナミド）

水薬です。効果は服用直後に現れますが、効果の持続は1日余りです。1日1回朝食前後に10 ccを服用します、高齢者は5 ccとしますが、心臓疾患などのある高齢患者には飲酒時の負担を考慮して、さらに少量にする必要があります。パッチテストを活用してシアナミドの量を決めるのも良いことです（第Ⅳ部第2項参照）。効果はダイナマイトのように激烈に現れます。副作用としては薬疹が5人に1人くらいの頻度で生じます。また、肝障害の副作用が遷延する場合があることが最近報告されています。その他の副作用が生じることは少ないです。

いずれも服用してこそ効果が発揮されますが、断酒へのモチベーションが不十分だったり、飲酒欲求が高まると、家族が見ていないときに薬を吐き捨てたり、様々な方法で拒薬します。それゆえ、家族や周囲の人と患者が「契約」して、服用を確認してもらうこと（薬が確実に体内に入ったことを家族が確認する管理投薬）を実施することが重要です。

ノックビン®の場合には、家族の見ている前で服薬すれば家族が薬包紙にサインをし、その薬包紙を通院時に持参し、スタッフが確認するのも一つの方法です。きちんと服用を確認することは非常に重要です。シアナマイド®の場合にも同様に管理投薬をしますが、冷蔵庫に保管すると、中身を水と入れ替える拒薬はたびたび出現しますので、薬ビンを家族が管理するように指示します。

もしも抗酒剤を服用していて飲酒した場合、急性アルコール中毒のような状態になりますので、循環機能と呼吸機能の管理をする必要があります。誤嚥にも注意する必要があります。4〜5時間後には別の代謝系で代謝されて元の状態に回復します。

この薬は万能薬ではありません。この薬だけでは効果は一過性です。あくまでも否認への気付きや断酒へのモチベーションが重要です。「気付き」「癒され」「新生」の3つの要素が重要であり、抗酒剤は回復のプロセスを補強するものです。

4 断酒宣言

断酒初期には酒席を避けることが安全ですが、酒席を避け続けて生活することは困難です。酒席に出るときに断酒宣言が出来なければ、飲酒の無理強いに屈したり、飲酒欲求が刺激されて自ら飲酒行動に走ることになりやすいものです。患者には断酒宣言の必要性を強調すべきです。アルコール依存症者にとって、酒は「ゼロか百か」なのです。「アルコール依存症者を殺すにはワンカップ1本で十分」と言うように、ちょっとの飲酒が再発へのスタートになるのです。断酒宣言だけでなく、断り方の技術を教育することも重要です。断るときには、相手の目を見つめながら、きっぱりと明白に、ためらわないで断るように教育します。道路交通法の改正後、飲酒運転は厳罰になったので、「車で来ているので」という断り方は非常に

有効です．言い訳やあいまいな対応をせず、アルコール以外の飲み物を積極的に注文します。しつこくすすめる人には「すすめないでください」と、毅然として相手の行動を制止することで強い意思を示し、それでも迫ってくる場合はその場を離れるよう指導します。酒席はストレス、プレッシャーになり、喪失感を感じたり、飲酒欲求を高める場合があり、その場をしのいでも、酒席の後一人で飲酒することもあるので、回避するのが一番安全ですが、どうしても参加の必要な時は早目に退散するのが安全です。

文　献
1) 猪野亜朗：断酒が始まったとき知っておくこと．あなたが変わる　家族が変わる．pp.69-108, アスクヒューマンケア，東京，1992．
2) 猪野亜朗：断酒継続のための四つの実践を勧める．アルコール性臓器障害と依存症の治療マニュアル─急増する飲酒問題への正しい対処法─．pp.209-216, 星和書店，東京，1996．

（猪野亜朗）

Section 7 断酒後に残る脳機能障害への注意

　アルコールの影響は「肝臓」だけではなく、「脳」にも及んでいます。しかも、脳機能障害は断酒後もしばらく続いているので、アルコール依存症からの回復にも重大な障壁になるのです。

　Gorski[1]は、断酒後1週間で急性離脱症状が消失した後にも続く脳機能障害を PAW（Post Acute Withdrawal）と指摘していますが、著者はこれを慢性離脱症状と呼んでいます。慢性離脱症状は、断酒とともに急速に改善する場合と、よくなったり悪くなったりしながら波状的に改善していく場合、なかなか改善していかない場合があります。患者はこのような慢性離脱症状を克服しながら、本来の心と体を取り戻す必要があります。

❶ 思考・判断の障害

　クリアに物事が考えられません。また、集中して考えることが困難な状態が出現します。物事の原因と結果の関係を明白に関係づけることが出来ず、判断力が落ちる場合があります。断酒初期には治療教育が重要ですが、このような脳の機能低下が教育効果を低めてしまいます。ですから、1人で困難な課題に挑戦したり、複雑な問題に解決を求めず、治療スタッフに相談したり、家族とも十分話し合った上で決定するように指導する必要があります。

❷ 記憶の障害

　特に最近の出来事の記憶が苦手になります。断酒初期には30分前の出来事も記憶から消えることがあります。アルコール依存症の勉強をしたり、人の話を聞いてお酒の問題に気付くことがあっても記憶として残らないので、ノートに記録することは重要です。家族からのメッセージも手紙のように何度も繰り返し読めるようにすることも有効です。最近の研究によると、飲酒によってもたらされる記憶中枢の海馬の萎縮は、断酒によって徐々に改善はしますが、断酒6ヵ月でもまだ十分に回復していないと報告されています。

❸ 気分障害（うつ状態になったり、ハイな軽躁状態になる）

　「断酒後うつ病」と呼ばれる状態はよく見られます。元気がなくなったり、意欲の乏しい状態になり、家の中に閉じこもる状態が続くこともあります。憂鬱気分が続くと「これ以上悪くなることはない」、「もうどうなってもよい」というやけくそ思考、自滅思考となって飲酒に走る場合があります。このようなうつ気分は、断酒継続とともに徐々に回復していく場合も多いのですが、薬物治療を必要とする場合もあります。

　一方ハイな軽躁状態がしばらく続いて、元気がよすぎることもあります。そして、気分の不安定な状態が続く場合があります。ハイな高揚した気分のときには「少しくらい飲んでも大丈夫」と楽天的になって、飲酒に走りやすくなります。断酒初期、専門医の援助が必要な大きな理由に、このような気分障害の問題があります。

❹ ストレスへの過剰反応

　ささいなことで「瞬間湯沸し器」のように怒りが爆発することも多く、周囲の人々はなぜ

怒っているのか理由がわからず困ります。家族が「こんなことなら飲んでいた頃の方が良かった」と扱いにくさを表現することがあります。そして、怒りにまかせて飲んでしまうことがあります。飲んでいない酔っ払い（ドライドランク）といわれる所以です。衝動のコントロールがうまく出来ない状態です。しかし、断酒が続いていくとこのような状態もなくなり、人格円満になることはしばしば見られます。

5 目と体の協調運動の障害

断酒が始まっても体の動きは円滑ではありません。ソフトボールでバットを振っても上手くボールに当たらず、本人も驚きます。また、車の運転ミスや仕事中の事故につながる危険もあるので、用心しながら慣らしていく必要があります。

6 睡眠障害

就眠困難、途中覚醒、早朝覚醒、浅眠が生じたり、逆に寝てばかりいる過眠状態が出現します。このような睡眠障害があると「飲むと寝られる」というおなじみの思考が起こりやすく、再飲酒のきっかけになる場合があります。不眠や疲労はマイナス思考や瞬間湯沸し器の点火を起したり、飲んでしまう原因にもなりやすいのです。

　以上の症状が消失していくには、時間をかける必要があります。ようやく安定するには断酒後1年を要します。1年を過ぎても、強いストレスがかかると、飲酒の危機となりますので、援助が必要です。

　断酒後3年を経て、安定期に入ります。安定期でも断酒のために自助グループ参加や通院の「維持期の課題」を続ける必要があります。

文　献

1) Gorski TT：Recovery and partial recovery. In Staying Sober, pp.83-102, Herald House/Independence Press, Missouri, 1996.
2) 今道祐之：アルコール依存症—関連疾患の臨床と治療—．第2版，pp.109-162，創造出版，東京，1996.

（猪野亜朗）

Section 8 家族の治療と回復

病気の本人ではなく家族が通院するのはなぜでしょうか。
病気ではない家族だからこそ依存症という病気が理解出来るのです。
傷付いた家族メンバーは立ち直るために治療を受ける必要があるのです。
内科医にもこのことを是非知っていて欲しいものです！

❶ まず家族から始めましょう！

アルコール依存症者と暮らしていると家族は少しずつ巻き込まれていきます。本人が病気になるにつれて、家庭が破壊されないようにその役割を変えていくのです。気が付くと家族は本人と同じくらいしっかりと病気の罠にからめとられています。

けれども方法があります。気が付いた家族メンバーから始めるのです。必要なのはアルコール依存症という病気に対する情報です。依存症者に対する思い込みを客観的な知識に変え正しい対応を身に付ければ、病気を克服して幸せな家庭を取り戻すことが出来るのです[1]。

❷ 家族療法

家族療法は、家族を対象にした治療法です。誰が悪いというような犯人探しをせずに家族というシステムの歪みが問題であると考えます。登場しないメンバーを参加させる工夫があります。また重要な問題を抱えているメンバーが登場しなくても、相談に来たメンバーを通して家族のシステムを変え、問題を解決するという方法もあります。

依存症の本人はなかなか治療に登場しません。病気であるとは知らないからです。ここに家族療法を導入する理由があります。動機が見つからない人にも、家族を通じて動機付けすることが出来るのです。

家族メンバーの行動パターンを変えることは、相当なインパクトがあります。問題があっても解決出来ない家族はなんらかの悪循環に陥っているものです。家族全体で病気を支えるシステムをつくりあげて来ているのです。そこで、一人でも行動を変える人が現れるとシステムは崩壊しはじめます。病気を維持するシステムが破壊されて、依存症のメンバーが登場するように戦略を練りましょう。

❸ 家族の癒し

依存症者の家族は疲れています。体力的にも疲労していますが、何より精神的に参っています。日常的に本人の罵詈雑言に傷付けられています。周囲の人からも責められたり、理解のない非難を浴びたりして、追いつめられているのです。

家族の苦しみを受けとめてくれるのは、苦しみを分かち合うことのできる同じ立場の家族です。専門医療機関や自助グループの家族会に参加するよう勧めてください。

家族会の中では隠しごとをせずに正直に話が出来ます。他所では出来ない話が理解され受け入れられるので家族の気持ちも癒されます。話し始めたら止まらなかったという人もいます。他の家族の話を聞いているだけでも共感出来るので癒されるでしょう。

家族も参加出来る自助グループやセミナーに出かけることも大切です。そこでは回復している依存症者に会うことが出来ます。直接に話を聞くと回復が信じられ、希望を持てるようになるでしょう。

❹ 家族の巻き込まれ

家族は依存症という病気に巻き込まれています。考え方や行動の仕方が依存症の人に似てくるのです。例えば家族は待てません。長い間つらい思いをして来たので、すぐに良くなって欲しいと思ってしまうのです。入院したらすっかり良くなってかえって来ると期待しています。人は簡単には変わらないことを忘れているのです。あるいはどうせ良くなるはずが無いと考えます。さんざん努力したので、これ以上どうにかなるとは信じられないのです。疑い深くなっているのです。

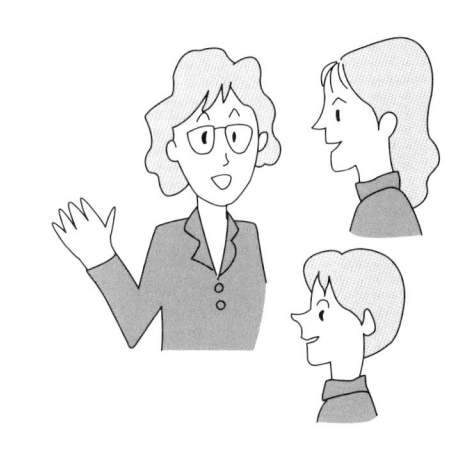

依存症者の無理難題を聞いて来たので、他人に無理を言う人もいます。自分が苦しいので、人に頼めるかどうか考える余裕がありません。「自分だったらこのくらいは平気」と自分を基準にすることもあります。無理しすぎていておかしいと気が付けば良いのですが、気付かずに人を巻き込んでしまうことがあります[2]。

> **事 例**
>
> **Sさん**
> 夫が依存症になるにつれて、友人との約束を破るようになりました。以前はテニスやゴルフが好きで良く出かけていました。でも夫が急に暴れたり、倒れたり、怪我をしたりするので、そのたびに病院へ付き添っていたのです。友人には夫の依存症を隠していたので、本当のことが言えず嘘ばかりついていました。友人は何かおかしいと思ったそうですが、そのうち誰も誘ってくれなくなりました。ドタキャン続きでは当然ですよね。
>
> **(事例のポイント)**
> 家族の感じ方・考え方も破壊され、非常識な行動をとるようになります。

❺ 家族の回復

家族はすっかり巻き込まれ自分が見えなくなっています。依存症に対する誤解から、治してあげようと「飲ませない」努力をし続け、裏切られ続けて、行き詰まっています。

正しい知識は家族をこの泥沼から掬い上げてくれます。「飲む飲まないが問題」で、「誰かのせいで飲む」と思っているから、飲むたびに動揺し、憎むのです。しかし、病気であれば、誰も責めたり、憎んだりせずに済みます。自己嫌悪に陥ることもありません。「家族に病気の責任はない」のです。

回復の始まりです。依存症者が飲むことは肺炎の患者が咳をするようなものです。心配は

するとしても、家族に責任はありません。家族が治せるものでもありません。咳をするからと責めてみても無意味です。家族が自分には治せないのだと理解すると、本人の"何とかしてくれるはずだ"という期待もなくなります。諦めざるを得なくなるのです。

　愛があるからこそ本人に自己責任を求めるという姿勢は家族を安堵させます。病気を治すかどうか、飲酒を止めるかどうか決めるのは本人だからです。

　巻き込まれていたと気が付くと、飲酒の言いわけや理由付けに動揺しなくなります。「飲む飲まない」で争わず、「酔い」にかかわらず、家族の義務を果たすようになります。すると生活が落ち着いて、感情的に安定し、冷静に判断出来るようになるでしょう。ちょうど知恵の輪が解けるように家族全体が動き始めるのです。

　本人が治療を望めば連れて行けるように専門医療機関に相談に行きましょう。自助グループに誘うのも良い方法です。こうして家族全体の回復が進みます[2]。

❻ 認知行動療法で気持ちを楽にしましょう！

　認知行動療法はうつ状態の人のために開発された治療法です。感情をコントロールして暗い気持ちを楽にする方法です。認知行動療法では、自動的に頭に浮かび、暗い感情を引き出す考えを＜自動思考＞と呼びます。自動思考を分析し、合理的思考に置き換えることが出来るようになると、暗い感情がいつの間にか消えて行くのです。

　依存症患者のいる家庭は、飲酒をめぐってつらい気持ちや悲しい気持ちなど暗い感情に支配されています。ところが依存症の人は暗い気持ちに反応してさらに飲みます。飲み続ければ話し合いどころではなく、家族が心配していることさえ理解出来なくなってしまいます。

　認知行動療法によって暗い感情を軽減し、飲酒しないで家族相互に話し合える土台を創りましょう。例えば飲んでいる本人を見て「約束したのに」「私を愛していないんだわ」「嫌がらせのつもりに違いないわ」などの自動思考があると憎しみ・怒り・恨みが吹き上げて来ます。しかし、「飲むのは病気のせいだわ」「私にはとめられない」「私が悪い訳ではない」と合理的に考えれば心配や悲しみは残りますが、憎しみなどの感情は消えて行きます[3]。

❼ アサーショントレーニングでお互いに理解を深めましょう！

　アサーショントレーニングとは「さわやかな自己主張の練習」という意味です。

　依存症者と家族は互いに相手を主語にして話しています。「あなたは飲まないと約束をしたのに」、「おまえが、～していないから、オレは飲んだのだ」という具合です。

　自分のことを決めつけられると人は不愉快になって反発したり、叱られたと考えて言い訳をしたりします。すると、言い訳や自己弁護が行き交うだけで、お互いの思いは伝わりません。相手が理解のない冷たい人としか思えず、自分が正しいことを証明しよう、相手を説得しようとします。すると正しいか、間違いか、勝つか、負けるかに焦点が移り、ますます気持ちは離れてゆくのです。

　アサーショントレーニングは自分を主語に話すことを薦めています。自分の感情に責任を持って積極的に表現し、相手の発言は境界線（一口メモ）に気を付けて傾聴します。こうすると、歪んだコミュニケーションパターンが改善されます。相手のせいに出来ない依存症者は飲酒の理由づけが少なくなります。すると酒量が減ります。家族も自分のせいにされないので、落ち着いて話すことが出来ます。依存症は進行性の病気です。依存症者の脳の機能が保たれているうちに話し合うことが必要です[4]。

> **一口メモ　境界線**
>
> 自分と他人（家族）を分けておくための線。自分のことに責任を取り、他人に干渉しないことが大切です。自分に必要な領域を守るための境界です。

❽ 入院中の家族の役割―家族教育プログラムに参加しましょう

　入院は効果的な治療法です。患者さんがお酒のない環境で学習したり、仲間と自助グループへ出かけたり出来ます。しかし、家族の理解と協力がなければ効果が半減してしまいます。

　面会は家族と本人の関係を観察して決めます。家族に会うと飲酒欲求がたかまる場合があるのです。恨みや憎しみのために傷付けるようなことを言い合う場合があります。家族の期待が重すぎる場合もあります。期待に応えられない自分がいやになります。今までは家族の面倒をみて来たので、面会に来ても家族のことを心配し、愚痴を聞く人もいます。どのケースも家族の面会がきっかけで飲み始める可能性があります。

　本人も家族も入院中は医療スタッフに相談し、スタッフの指示に従うことが大切です。相談せずに行動すると、いつの間にか以前の行動パターンにはまりこみ、病気のシステムに戻ってしまうからです。

　家族教育プログラムには必ず参加するよう勧めてください。依存症の基礎知識や家族の対応について学ぶことが出来ます。入院治療の効果を十分なものにするためには、家族は適切な対応の仕方を身に付けなくてはなりません。また、つらい気持ちを分かち合える家族同士で話し合うと、こころが落ち着き、希望が持てるものです。

　退院前には退院前インターベンション法（BDIM）を実行しておくと良いでしょう（第Ⅸ部第5項参照）。退院後は家族と本人が援助者なしで向かい合わなければなりません。断酒の目標を明確にしておくことがお互いの役に立ちます。BDIM でお互いのポジティヴな方向性を共有することは励みにもなり、家族と本人に勇気を与えてくれるでしょう[5]。

❾ 退院後の治療と家族の役割―自助グループに通いましょう

　退院が決まると家族もほっとします。これで治ったと考える家族も少なくありません。けれど、大変なのはこれからです。入院中は集団の力に守られて断酒出来る人も、退院後再飲酒することがあります。特に住居も仕事も友人も、入院前とまったく同じ環境に戻る場合は断酒継続が困難です。なぜなら、依存症者は環境に対して条件反射的に飲酒するからです。これは行動薬理学的に実証されているよく知られた事実です。

　自助グループは退院後にこそ大切です。家族が自助グループの参加に理解がないと、本人が通い続けることは困難です。そもそも通いたくない人も多いのです。

　退院したらすぐに働いて欲しいと言う家族は多いでしょう。けれど、記憶障害や身体疾患のために、以前と同じようには働けないことがあるのです。以前の職場に戻れる場合はともかくとして、新しく職を探すのはしばらく待つほうが良いこともあります。またアルコール依存症の人は「仕事依存症」の傾向がありますので、働きすぎには注意です。

もう一つよく見かける失敗は、自助グループより家族を大切にして欲しいというものです。家族をおいて毎晩出かけるのはおかしいというのです。しかし、自助グループでは断酒継続の方法ばかりでなく、家族への感謝や償いの仕方も学ぶことが出来ます。

　退院後には自助グループがことのほか重要です。断酒後2～3年までの間、自助グループに参加している人の断酒率は統計的に高いことが各種の調査研究で実証されています。

文　献

1) 今道裕之：家族グループ療法（家族教室）．アルコール依存症，第2版，pp.184-186，創造出版，東京，1995．
2) 猪野亜朗，高木　敏：家族のこころの健康管理．「飲み過ぎ」で起こる心と体の問題徹底チェック，pp.127-129，東峰書房，東京，2001．
3) 猪野亜朗，高木　敏：有効な「認知行動療法」「アサーティブトレーニング」．「飲み過ぎ」で起こる心と体の問題徹底チェック，pp.130-132，東峰書房，東京，2001．
4) 平木典子：考え方をアサーティブにする，アサーティブな表現．アサーショントレーニング—さわやかな＜自己表現＞のために—，pp.78-124，金子書房，東京，1993．
5) 猪野亜朗：共依存の実像—ASTWA，BDIMを通して見る．共依存とアディクション．清水新二編，pp.127-181，培風館，東京，2001．

〔後藤　恵〕

Section 9　精神保健福祉関連機関、自助グループ、社会資源の活用

❶ アルコール依存症からの回復には、なぜ医療機関だけでなく、関係機関や社会資源を活用した方が良いのか？

　私たちは誰でも、結構小さい時から飲酒問題に触れる機会があったのではないでしょうか。それは、晩酌で酔って気分が良さそうだったり、不機嫌だったりする親の姿であり、宴席で飲み過ぎて嘔吐する人の姿を見かけたときであり、あるいは「あの人は酒さえ飲まなければ、良い人なのに…」という近所の噂話に触れたときであるかもしれません。そのように、私たちは早い時期から飲酒問題に触れているのです。ただ、このように体験してきた飲酒問題は、医療の世界とは何のつながりもない問題であり、大部分は私たちの記憶から失われていくものです。

　しかし、ある時期から飲酒問題は医療の世界の問題になってしまうのです。それは、急性アルコール中毒で救急車で搬送されることになったときであり、人間ドックで肝障害を指摘されて精密検査を受けることになったときであり、あるいは何らかの理由で飲酒出来なくなり、離脱症状が出現したときであったりする訳です。

　そして、そのなかの一定の人たちがアルコール専門医療機関に現れる頃には、（あるいはそのずっと前から）医療の世界の問題プラスαの問題をぶら下げてしまっています。この段階では、医療の問題はその人のアルコール関連問題の一部にしかすぎず、プラスαの方が重いアルコール関連問題になっているのです。図1に示したように多くの問題があり、このうちの一つを抱えただけでもシラフの時には頭が痛くなるものです。ましてや、人間関係が破綻してしまう場合も多い訳ですから、一人で問題を背負ってしまうことになり、酒に逃避するしか方法が無くなってしまうのです。

　したがって、アルコール依存症からの回復にはアルコール関連問題の解決、またはそれに対応出来る力を付けることが必要になる訳です。残念ながら、アルコール関連問題の多くは病院ではどうすることも出来ない場合があります。その場合でも、一人でも多くの味方を見付けてあげること、利用出来る機関や資源をとにかく活用すること、そういう援助がきわめて重要となります。専門医療機関では、精神医学ソーシャルワーカー（PSW；psychiatric social worker）が中心となってアルコール関連問題を抱える患者の支援をしています。例えば、職場との調整役であったり、家族関係の再構築であったり、破産申立てのお手伝いであったりするのです。もっともっと味方が必要であることは、アルコール関連問題の多様さから理解いただけるものと思います。また、アルコール関連問題が未解決のまま断酒生活を送ることは、非常なストレスの中に身を置くこととなり、再発の危険にさらされます。このことからも、アルコール依存症からの回復には、医療の世界だけでなく様々な機関の援助が必要だということがわかっていただけると思います。

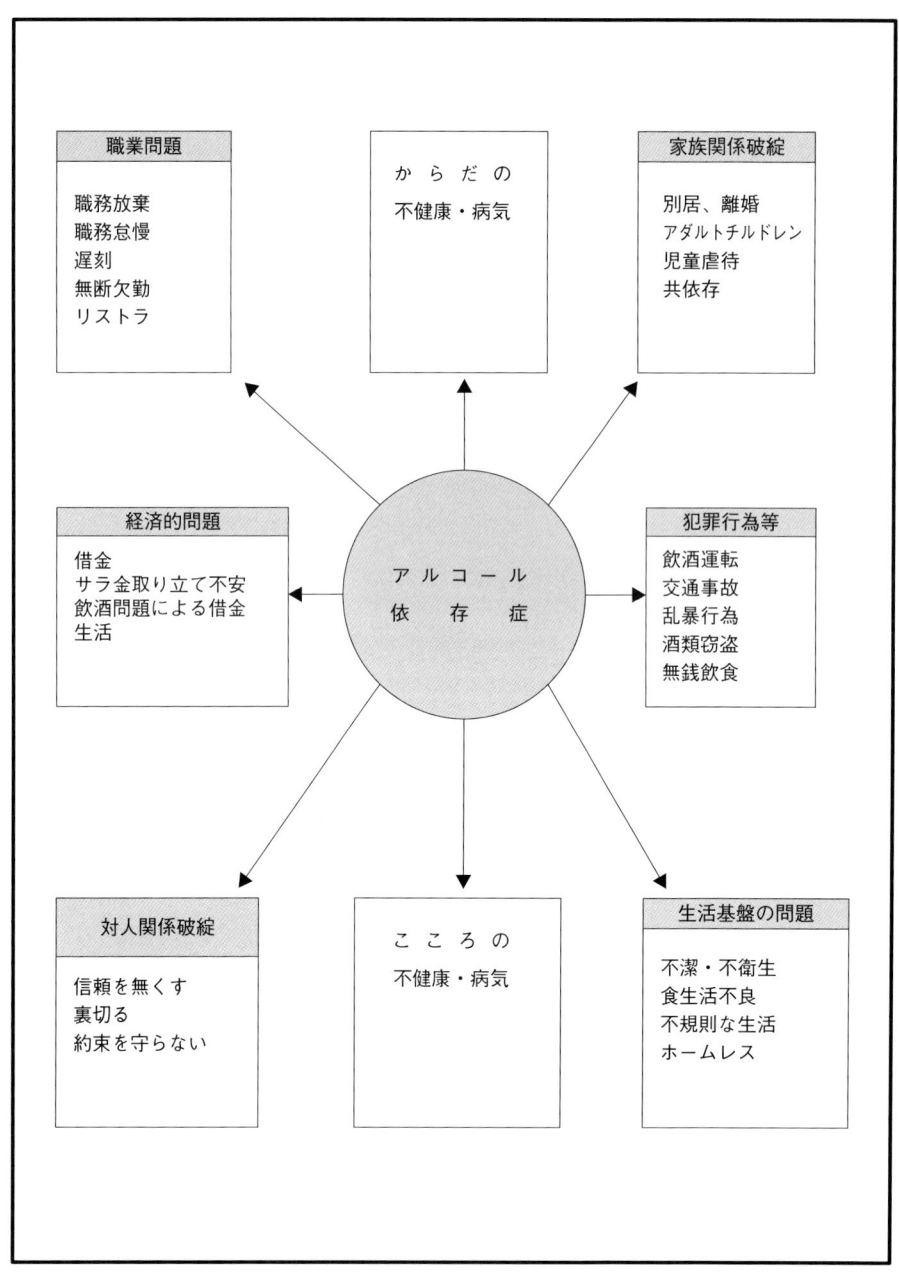

図1 アルコール関連問題

職業問題
- 職務放棄
- 職務怠慢
- 遅刻
- 無断欠勤
- リストラ

からだの不健康・病気

家族関係破綻
- 別居、離婚
- アダルトチルドレン
- 児童虐待
- 共依存

経済的問題
- 借金
- サラ金取り立て不安
- 飲酒問題による借金
- 生活

アルコール依存症

犯罪行為等
- 飲酒運転
- 交通事故
- 乱暴行為
- 酒類窃盗
- 無銭飲食

対人関係破綻
- 信頼を無くす
- 裏切る
- 約束を守らない

こころの不健康・病気

生活基盤の問題
- 不潔・不衛生
- 食生活不良
- 不規則な生活
- ホームレス

2 関連機関や社会資源にはどんなものがあるのか？どう役立つのか？

　次に述べる機関が、どのような機関であるかは皆様ご承知のとおりですので、ここでは私共がどのように連携してきたか、どのような役割を担ってもらってきたかを述べておきます。

地域差は結構あると思いますが、参考にしてください。

❶ 保健所

今も精神保健福祉の第一線の機関です。アルコールの問題でも患者や家族を支える役割を担ってくれます。酒害教室や家族教室を開催していたり、患者を地域ぐるみで支える必要がある場合にはケアマネージメントをしてくれます。もちろん、訪問援助活動や市町村への技術支援なども重要な役割となっています。

❷ 市町村（保健、福祉）

精神保健福祉業務の委譲により、今後の活躍が期待されています。単身者等へのホームヘルプサービスなどは既に始まっており、身近なところで援助をする基本的な役割を担ってくれるところです。

これまでにも福祉事務所担当者やホームヘルパーが単身者の抗酒剤服用の確認をしてくれたり、断酒生活を励ましてくれたり、病院との連絡調整をしてくれています。

民生委員などに協力を依頼する場合にも窓口になってくれます。

❸ 精神保健福祉センター

アルコール専門医療機関がない県においては、力強い味方になってくれるのではないでしょうか。家族や本人へのアドバイスをしてくれるはずです。

また、精神障害者家族会や精神保健ボランティアの育成などを行っており、身近な味方を見つけてくれることでしょう。

ここへ連絡すると、地域の関連機関や社会資源の情報を得ることが出来ますので、是非、活用しましょう。

❹ 精神障害者関係施設（社会復帰施設、作業所、グループホームなど）

アルコール依存症者を受け入れてくれる施設はまだ多くはないと思いますが、全国的に精神障害者関係施設は増えており、アルコール依存症者を受け入れる社会復帰施設等も増えて来ると思われます。

アルコールの影響で単身生活が困難な人や回復までに時間を要する人などには、施設活用が極めて有効であると考えます。

❺ 自助グループ

第Ⅸ部第10項で述べられていますが、自助グループこそ断酒生活の友となるでしょう。自助グループ活用者の断酒率が高いことがそれを証明しています。

関係者の皆様も患者を自助グループに紹介する前に、患者と一緒に断酒会の例会や、AAのオープンミーティングに参加してみてください。

3 内科医や産業医は、どのように活用すれば良いのか？

皆様が社会資源を直接的に活用することはあまり多くはないでしょう。しかし、何とか専門医療機関につなげたい、このまま内科医だけで診ていくことは出来ないというような場合、次のことを念頭に置いてください。

専門医療機関につなげたい人が皆専門医療機関を受診してくれればそんな良いことはあり

ませんが、現実にはそんなことはありません。本人が強い否認を有している、本人も家族も専門治療を望まない、または自分の力で断酒してみると言い張る、引き続きこの病院（内科）で診てほしいと言うなどの場合があるでしょう。そんな時に参考にしてください。

❶ 情報を与えておきましょう。

まず、本書に述べられているアルコール依存症とはどういう病気かを伝えておきましょう。内科治療は可能だが、その根底にあるアルコール依存症の治療なしには内科治療はむなしいものになってしまいます。「意志の問題ではないけれども、嫌なことがあると飲酒欲求がわくなどと思ったら、この病院を訪ねてください。」

ここに、こういう、あなたを助けてくれる所がある、という情報を伝えておきましょう。

❷ 家族が問題を感じている時は、家族だけでもよい

本人の否認は強くても家族が問題を感じている場合は結構あります。家族だけでも専門医療機関や保健所、精神保健福祉センターへ相談に行くように勧めてみましょう。

それだけでも、その患者を知っている機関が一つ増えるのです。今すぐ受診につながらなくても家族が対応方法を学ぶだけでも十分に変化のきっかけになり得るのです。

❸ 了解を得られれば、新たな支援者を作っておく

専門医療機関が精神病院ゆえに抵抗が強い場合があります。内科医の偏見の原因もここに一つの理由があります。「あなたはまだあそこ（専門医療機関を指す）へ行くほどではない」という話をよく聞きますが、どうやら私共へ来る方はとんでもない方ばかりらしい？（早期発見、早期治療はまだ先の話なの？）先生方でさえそうであれば、患者はなおさらでしょう。

そんな方には、身近な支援者を用意しましょう。「君の町に知り合いの保健師がいる。連絡しておくから困ったら相談するように」「保健所に家へ行ってもらうように話をしておくから、よく相談にのってもらいなさい」などとした方が対応が楽なのではないでしょうか。医療関係者の誰もが忙しい毎日です。少しの工夫で楽をしてみましょう。

❹ 自助グループの協力は非常に有効

自助グループでは、総合病院等を訪問して直接患者さんと会って専門治療の必要性等を伝えてくれる場合があります。彼らの言葉には、自己の経験から来る重みがあり、大きな助けになります。

自助グループの方々も、きっと内科医の皆様から声が掛かることを望んでいます。前にも述べましたが、近くの例会に出席され、まず名刺交換をしてみてはいかがでしょうか。そのうえで、その患者さんに合う介入方法を話し合ってみましょう。

❺ 始めてみませんか—アルコールミーティング—

一般病院でのグループ活動は思っている以上に容易で、効果的です。自分だけではない、他にも同じ病気の人がいるのだという集団心理は良い方向に導いてくれます。

ただ、若干の時間と手間は必要です。でも、何度も同じ治療に時間とエネルギーを費やすよりよほど有益だと思います。

4 連携における専門医療機関の精神医学ソーシャルワーカー（PSW）の役割とは？

　今でもよく小耳に挟む話があります。「専門病院と言われる所ほど敷居が高い。家族や関係者が苦労して、どうにか専門病院につないだのに、断酒意欲だけを問題にされる。断酒する気になったら来てくださいなどと言って帰される」。

　私どものセンターでは、アルコール外来の新患の紹介患者率は75％に達し、来院されるまでに何らかの初期介入を受けた患者が大部分です。このため、断酒意欲を持って来院される方が大部分ですが、中には家族に無理やり連れて来られたとか、「命を助けてくれた先生が行けというなら行くが、わしは断酒するつもりはない」という人もおられます。否認の病気である訳ですから、全国の専門病院を訪れる方の中にはこのような人はたくさんおられるでしょう。そのような方に上記のような対応をしたらどうなるでしょうか。二度と来院しないか、最悪の底つきをしてから来院することになるか、のいずれかでしょう。その意味では、来院時のインテークはきわめて重要な意味を持つことになります。

　新患が来院した時に、どの専門病院でもまず面談するのはPSWです。もちろん予診としてですが、アルコール外来の予診は単にそれにとどまるものではないと思っています。初期介入がうまくいって来院された方も、あまりうまくいかないまま来院された方も、そしてまったく介入を受けずに来院された方にも、診療場面につながるように初期あるいは二次介入を行う役目を担っています。偏見の否認に凝り固まった方にも、現実認識を否認されている方にも、各々にあった介入方法があります。それらを駆使して、予診を取りながら介入していきます。そんなに難しいことではありません。否認の病気なのに、それを乗り越えて良くここへ辿り着いたと評価してあげることで良いのです。まず、PSWの第一の役割は、内科医や産業医の先生方が苦労して専門医療機関につないでいただいた患者を歓迎し評価してあげ、良い形で治療場面につなげることです。

　もちろん、ここに至る前にも役割があります。内科医や医療ソーシャルワーカー（MSW）、産業医や産業保健師から介入の方法や困難例の対応、転院の受け入れに関すること、来院時の注意事項の案内など連携における窓口的な役割です。是非、遠慮なく、専門医療機関のPSWに一報してみてください。誠意を持って対応してくれるものと確信しております。

　また、三重県の総合病院では、アルコールミーティングという名称でグループ介入の方法を取り入れている病院もあります。専門医が出張講演をしたりしておりますが、産業医会の勉強会や企業の社員研修などにも要請を受けることがあります。あなたの地域でも、このようなことにも支援してくれる専門医療機関はあると思います。要請されてみてはいかがでしょうか。

　次に、治療にうまくつながった場合でも、外来用のクリティカルパスなどを使いながら治療にとどまれるように援助します。本人に限らず家族を含めて治療継続を援助します。回復には長い時間を要します。身体的に回復すれば否認は再燃します。その区切りや曲がり角など要所を押さえ、援助の手を差し伸べる役割を担っています。

　当然うまくいかない場合もありますが、ダメだったと諦める必要はありません。アルコール問題を有する限り、次のチャンスは容易にやって来ます。関係者も「こいつには何を言っ

ても無駄だ！」と否認してしまう場合がありますが、必ず次のチャンスがあると信じ、その時を待てば、意外に本人から助けを求めてくることもあるのです。その時に諦めてしまっていたり、「もうおまえのことは知らない」と思っていると、そのチャンスさえ逃してしまうことになるのです。その心構えを持って、情報交換や介入時期の検討を進めましょう。一機関で悩みを抱え込むと否認に取り込まれてしまいます。

　患者は回復期に入ると、現実に直面することになります。図1に示したアルコール関連問題は、ほんの一つを抱えるだけでも容易に解決出来るものではありません。また、患者は乗り越えられない現実に直面すると再飲酒の誘惑に駆られます。そんな時に、アドバイスしてくれたり、お手伝いしてくれたりする存在が必要なのです。

　ソーシャルワーカーは言うまでもなく生活上の問題をお手伝いする役割を担っています。言い方を変えれば、常に患者の味方なのです。常に受容的な姿勢で、常に彼らの視点で、自己決定を援助する。その意味では病院の中でも特異な存在なのです。精神医療の世界でも、患者との関係では枠を設けて対応することの重要性が言われますが、ことアルコールに関してはどれだけ大きな枠で対応できるかにかかっていると言っても良いでしょう。それは彼らの性格特徴にもよるものですが、枠に縛られることより人間関係を優先してあげることが大切なのです。そのことがスピリチュアルな対応だと私は考えております。

　私たちは、彼らの断酒応援団になり得るのです。

（森本良一）

Section 10　自助グループ（断酒会、AA；Alcoholics Anonymous）

　自助グループとは、専門家を交えずに、同じ問題を抱える（例えばアルコール依存症）当事者だけでつくられる集団です。

❶ 集団精神療法の歴史
　歴史的には、20世紀初めにボストンの内科医 Joseph Pratt が行った治療グループが最初であるとされています。対象は当時治療法の無かった結核の患者でした。彼は医学的観点から結核について教育し、グループ内で相互に援助し合う雰囲気を創り出したと言われています。最近では、がんの患者に集団精神療法を施行すると免疫細胞の活性化が認められるなどの研究も行われています。

❷ 自助グループと癒し
　自助グループでは、苦しみを理解し合える"仲間"の中でしか味わえない、安心や共感が得られます。正直に話すことが出来るのも、受け入れられるという安心感があればこそでしょう。グループを安心できる場所にするためには、傾聴・発言・秘密の厳守などのルールを守らなくてはなりません。
　その場に慣れて、居心地がよいと感じられるようになるまで通うことが大切です。帰属感が得られ、孤独が癒されます。

❸ 自助グループでは何をするのでしょう？
　グループでは自分の話をします。過去の飲酒にまつわる苦い経験を話すのです。初めは自分の話が出来ない人も、他人の話を聞くうちに話せるようになります。理解され、受け入れられると思えば正直に話すことが出来るようになるのです。すると、過去の自分を正確に見つめ直す機会が得られます。
　また、断酒している現在の生活について話します。飲酒せずに生きる方法を探すのです。毎日こうした話をすることで、断酒の必要性を確認し、飲まない人生を歩み続けます。
　いつも飲酒していた時間をグループのなかで過ごすことは、実際的で安全な方法です。飲み友だちの誘惑からも守られるのです。
　グループのなかでは、自分より回復している先輩を見ることが出来ます。"先行く仲間"に会うことで、自分も回復出来ると信じることが出来るようになります。さらに人生の目標となる人が見つかることもあります。あんな風に生きられたらいいな、と思える先輩に出会える機会があるのはすばらしいことではないでしょうか。

❹ 自助グループの知恵―認知行動療法
　自助グループには言い伝えられている様々な知恵があります。「今日一日」、「一日断酒」、「第一のものを第一に」、「自分の考えを使わない」、「ゆっくりやろう、でもやろう」、「変えられるものを変えてゆく勇気」など認知行動療法的にも優れた知恵が伝えられています。

[今日一日]、[一日断酒]

依存症者は現在に生きることの出来ない人です。過去の成功や未来の夢に囚われて、現実逃避（飲酒）を習慣にして来ました。断酒を始める頃には、「これでもう一生飲めない」と未来のことを考えて、「今日は最後だから飲む。明日からは止めよう」と思います。これでは断酒出来ません。いつまでも「明日から止めよう」と考えながら飲み続けます。そこで自助グループでは「今日一日」[1]、「一日断酒」[2]と提案します。「明日はわからないけれど、今日は飲まないでおこう」と考えると、飲まない日が重ねられ、断酒が継続出来るのです。

[第一のものを第一に]

依存症の人は「仕事依存症」の人が多く、あれもこれもと抱え込みすぎて、優先順位を付けることが出来ません。断酒して新しい生き方を身に付けるには、物事の優先順位を付けられるようになることが大切です。特に断酒初期のころは何よりも飲まないことを優先させなくてはなりません。しかし多くの依存症者は仕事や世間体を優先させて再飲酒してしまいます。この時期には断酒が第一であることを強調するために使われます。後には自分の古い生き方を変えるために用います[3]。

[自分の考え＜自動思考＞を使わない]

依存症の人は長い間一人で戦ってきました。人を頼らず、何でも自分で解決してきた人が多いのです。その結果依存症の罠にはまってしまい、怒りや恨み、憎しみにつながりやすい自動思考を身に付けてきています。自分の考え方で行動すると、感情的なもつれから知らない間に再飲酒の危険がしのびよって来るのです。そこで自助グループでは、自分の考え方＜自動思考＞に固執せず、断酒して新しい生き方を手に入れた先輩の考え＜合理的思考＞を参考に、生き方を変えることを奨めます[4]。

[気楽にやろう、でもやろう]

依存症者は完璧主義者です。うまくいかないとすぐに投げ出します。断酒を決意しても、一杯飲んだら「失敗した」と倒れるまで飲んだりします。完全に出来ないと思うと「やってみる」ことが出来ません。「一生飲まないのは無理だと思うから断酒はしない」というのです。そこで自助グループでは難しく考えないで、とにかくやってみる（例えば断酒してみる）ことを奨めるのです[5]。

[平安の祈り]

『神様、私にお与えください、
　変えられないものを受け入れる落ち着きを
　変えられるものを変えて行く勇気を
　そしてその二つのものを見分ける賢さを！』

依存症者はコントロール欲求の強い人たちです。自分のことばかりでなく家族や職場も、思い通りにならなければ気が済みません。そのためにいつも自己不全感に脅かされ、苦しい思いをしています。「平安の祈り」は自分に責任を持ち、他人の問題に干渉しない生き方を選ぶのに役に立ちます。苦しまずに生きることが出来るようになります[6]。

5 自助グループの歴史と特徴

a．AA（Alcoholics Anonymous；無名のアルコール依存症者の会）（図1）

1935年、アメリカ東部で2人のアルコール依存症者が出会い、語り合ったことから始まっ

第Ⅸ部　アルコール依存症の治療

表1　AAの12ステップ[7)8)]

1. われわれはアルコールに対して無力であり、生きていくことがどうにもならなくなったことを認めた。
2. われわれは自分より偉大な力が、われわれを正気に戻してくれると信じるようになった。
3. われわれの意志と命の方向を変え、自分で理解している神、ハイヤー・パワーの配慮に委ねる決心をした。
4. 探し求め、恐れることなく、生き方の棚卸し表を作った。
5. 神に対し、自分自身に対し、もう一人の人間に対し、自分の誤りの正確な本質ををを認めた。
6. これらの性格上の欠点をををすべ取り除くことを神に委ねる心の準備が、完全に出来た。
7. 自分の短所を変えて下さい、と謙虚に神に求めた。
8. われわれが傷つけたすべての人の表を作り、そのすべての人たちに埋め合わせをする気持ちになった。
9. その人たち、または他の人びとを傷付けない限り、機会あるたびに直接埋め合わせをした。
10. 自分の生き方の棚卸しを実行し続け、誤った時はただちに認めた。
11. 自分で理解している神との意識的触れ合いを深めるために、神の意志を知り、それだけを行っていく力を、祈りと黙想によって求めた。
12. これらのステップを経た結果、霊的に目覚め、この話をアルコホーリックに伝え、また自分のあらゆることに、この原理を実践するように努力した。

どんな宗教の人にも合うように工夫された、回復のための方法論です。実際にはスポンサーや仲間と一緒に学習し新しい生き方を身につけます。

表2　全日本断酒連盟による指針と規範[2)]

[断酒新生指針]

1. 酒に対して無力であり、自分一人の力だけではどうにもならなかったことを認める。
2. 断酒例会に出席し、自分を率直に語る。
3. 酒害体験を掘り起こし、過去の過ちを率直に認める。また、仲間たちの話を謙虚に聞き自己洞察を深める。
4. お互いの人格の触れ合い、心の結び付きが断酒を可能にすることを認め、仲間たちとの信頼を深める。
5. 自分を改革する努力をし、新しい人生を創る。
6. 家族はもとより、迷惑をかけた人たちに償いをする。
7. 断酒の歓びを酒害に悩む人たちに伝える。

[断酒規範]

1. 断酒会は酒害者による酒害者のための自助集団である。
2. 断酒会は酒を止めたい人なら誰でも入会出来る。
3. 断酒会員は姓名を名乗ることを原則とする。
4. 断酒会員としての活動は、原則として無償である。
5. 断酒例会はあらゆる条件を超えて平等であり、支配者はいない。
6. 断酒例会は体験談に終始する。
7. 断酒例会は家族の出席を重視する。
8. 断酒会は酒害相談はもとより、啓発活動を通して社会に貢献する。
9. 断酒会は会費によって運営される。ただし、補助金、善意の寄付金等は受け取ることが出来る。
10. 断酒会は政治・宗教・商業活動に利用されない。

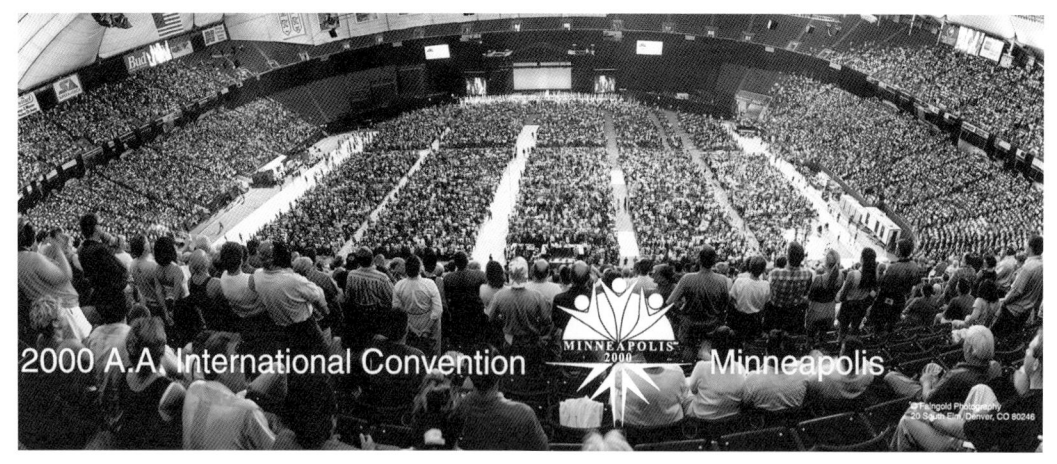

図1　2000 A. A. International Convention

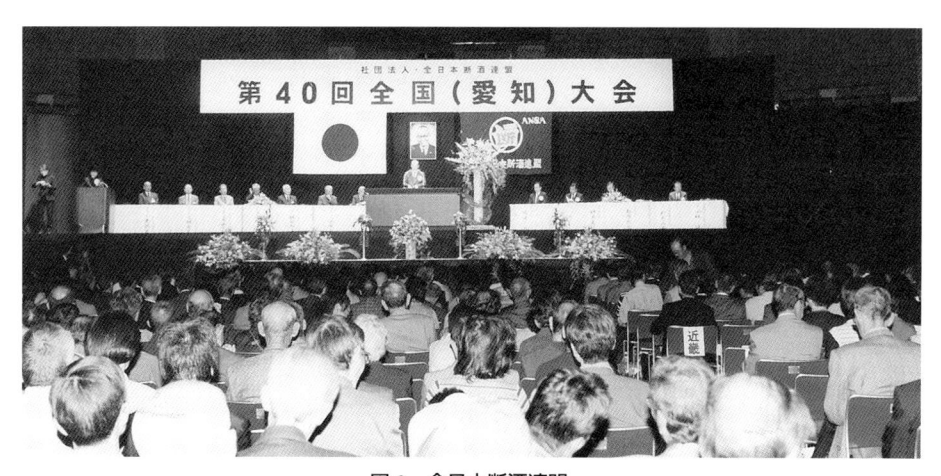

図2　全日本断酒連盟
(2003年10月，第40回全国大会；於名古屋)

たと言われています。

　AAでは依存症者が集まって、自己の体験を正直に話す集まり（meeting）を開きます。話すことと聞くことで、現在を大切にした、飲まない生き方を続けることが出来るのです。お互いのプライバシーを守って個人の秘密を語り合えるようにアノニマスネームを使います。本名を名乗るのも自由です[6]。

　回復には12のステップが使われています。個人の考えによらず、理念によって一体性を守り個人の回復を進めるためです（**表1**）。

　AAには相互援助のためにスポンサーシップという制度があります。断酒歴2年以上になり12ステップを実践した人は、スポンサーとしてスポンシーの面倒を見ることが奨められます。スポンサーはスポンシーの"先行く仲間"として、提案（助言）をしたり相談に乗ったりします。一緒にミーティングに行くこともあります。この制度の目的は仲間同士の分か

> **ワンロメモ　重要：参加のルールを説明しましょう—言いっぱなし、聞きっぱなし、秘密は守る**
>
> 言いたいことだけを言い、聞きたいことだけを聞く、聞いたことは秘密という意味です。最初は聞きたくないことばかり聞いてしまい疲れることがあります。

ち合いです。スポンサーを経験することは、誰より自分の回復の役に立つのです[9)10)]。

b．断酒会

1958年にAAをお手本にして、日本人によって作られた自助グループです。1963年には全国的な組織・全日本断酒連盟となりました。酒害体験を語るという点ではAAと同じですが、名前や住所を明らかにして、責任のあるかかわりを求められます。夫婦（家族）単位の参加が基本ですので、家族が牽引力になれるという特徴があります（表2）。逆に言えば、本人のために家族が協力する体制が取りやすいとも言えます。家族だけの家族例会のある断酒会もあります。また、単身者のための「シングル」、女性のための「アメシストの集い」というミーティングも行われています。

6 自助グループ導入のコツ

a．そんなものに頼らなくてもやめられる、という人には

「そうですね。では、まずお一人でやってみてください」と言ってあっさりひきさがります。次回の面接の予約は必ず入れて、結果について話し合いましょう。入院中であれば、「では入院中だけいろいろ参加して見てください。お役に立ちそうなら、その後も参加するのはどうですか？」などと勧めます。経験しておけば退院後も参加しやすいものです。

b．何回くらい通うと、自助グループの良さがわかるのでしょう？

1度や2度では役に立つかどうかわからず、面倒だし、効果もなさそうだと止めてしまう人もいるようです。専門的には少なくとも6回くらいは通うと良いといわれています。参加するときに「印象に残ったことや疑問があったら聞かせてください」などと言っておくと、一生懸命聞いてくるので、その後の展開の役に立ちます。ただし、「秘密は持ち出さない」という規則があるので、他人のうわさ話にならないように、その人が考えたこと感じたことに焦点を当てて聞きます。その人と気の合いそうな人を紹介して、連れて行ってもらうのも良いでしょう。

c．お酒の話ばかりで、かえって飲みたくなってしまうという人には

お酒をやめる気持ちのはっきりしない時期、なんでも飲む理由にしてしまう時期には、こういう人が多いかもしれません。実際、行き帰りに飲酒している人もいないわけではありません。メンバーの資格は「酒を止めたいという願い」によるので、止めているとは限らないのです。しかし、止められずに苦しんでいる人は、止めている人に苦しんでいた時を思い出させてくれる大切なメンバーです。止められないつらさを正直に話したり、正直に話せないことに苦しんだりしている人も、排除しないのが自助グループです。自分の行ける場所を見つけるまで、またはスポンサーを見つけるまで、「お酒をやめる文化」になじむまで通うと良

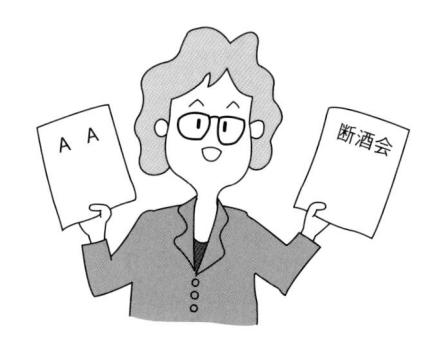

いのです。ただし、連続飲酒に入ってしまった場合は入院して断酒をしないと、自助グループだけでは止まらないこともあります。

d．宗教みたいでいやだ、神様なんか信じられないという人には

あなたは、今までお酒を頼りに生きてこられましたね。誰にも頼ることなく人生の重荷を一人で背負って来られたのは、さぞ大変だったことでしょう。ですから、あなたにはお酒が必要だったのですね。世の中の辛いことをお酒とともに飲み干して来られたのでしょうね。いわばお酒が神様だったのではありませんか？　でも、今はお酒があなたを裏切って、かえってあなたの人生をもっとつらいものにしているように見えるのですが。いかがですか？（ここで賛成が得られたら）今まで信じていたお酒に裏切られたのですから、今度は自助グループを信じてみませんか？　とりあえず3ヵ月（1年とか3年とか）だけ通ってみてください。効果がなければその時にはつぎの手段を考えましょう。

e．何を話したらいいかわからない、という人に

名前と自分の問題が言えれば十分です。初めてでわからないと言ってもかまいませんし、どこそこの、なにがしという職員に行ってみたらと勧められたので嫌々来たと言っても良いのです。勧められた理由がわからないと言ってみたらどうですか？　ということも出来ます。

正直に話すという経験はときに新鮮な感動を与えます。お酒を飲んだ、いや飲んでないとお酒にまつわる嘘やごまかしが日常になってきた本人にとって、嘘をつかないということがいかに楽で、気の休まることか経験してもらうのも良いようです。発言したくない時には、「今日は話を聞きに来ました」、「今日は発言はパスします」と言って座っているだけでも良いのです。

⑦ 断酒を続けることは生き方を変えること

断酒は治療の目標ではなく、入り口です。断酒をするのは歪んでしまった人生のレールを元のまっすぐなレールにもどすためだからです。新しい人生を手に入れることが出来ないとしたら、断酒を続ける意味が見い出せません。つまり、断酒を続けることは生き方そのものを変えることなのです。

もちろん、お酒を止めるだけでそのほかはまったく変える必要のない人もいます。しかし、家庭や職場で少なからず迷惑をかけているような場合には、ただお酒を止めるだけでは不十分です。今までの生き方を反省し、考え方や行動を改める必要があるのです。迷惑をかけたことを理解して率直に謝る気持ちが大切です。可能であれば、償いをして初めて許され受け入れてもらえるということもあるでしょう。

そのためには自助グループで人の話を聞き、自分の過去を思い起こす必要があります。また12ステップ・7つの指針などで自分を変えてゆく努力も大切です。そうすれば、この病気になってよかったという、"先行く仲間"の声が理解出来るでしょう。

文　献

1) AA：今日を新たに．AA日本出版局訳編．pp.141-161, p.366, サトウ印書館, 東京, 1999.
2) 全日本断酒連盟：断酒必携・指針と規範．pp.1-96, 全断連, 東京, 1991.
3) AA：First things first. Living sober, pp.32-33, AA World Services Inc, New York, 1997.
4) AA：Letting go of old ideas. Living sober, pp.18-19, AA World Services Inc, New York, 1999.
5) AA：Easy dose it. Living sober, pp.44-47, AA World Services Inc, New York, 1997.
6) AA：Using the serenity prayer. Living sober, pp.71-74, AA World Services Inc, New York, 1997.
7) AA：44のQ&A. AA日本出版局訳編, pp.16-19, サトウ印書館, 東京, 1987.
8) AA：アルコーリスクアノニマス．AA日本出版局訳編．pp.84-154, 博進堂, 東京, 2002.
9) AA：スポンサーシップQ&A. AA日本出版局編, pp.4-14, サトウ印書館, 東京, 2000.
10) AA：Availing Yourself of a Sponsor. Living sober, pp.26-30, AA World Services Inc, New York, 1997.

〈後藤　恵〉

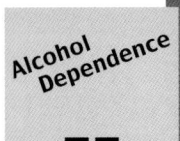

第X部 アルコール有害使用という病気の理解

Alcohol Dependence

Section 1 アルコール有害使用と臓器障害

アルコール依存症までには至っていないが，身体的，あるいは精神的な害を生じる飲酒パターンがあるときに，アルコール有害使用と診断を下します。

表1 「アルコール有害使用」（WHOによるICD-10）の診断と診断ガイドラインとその解説

診断	健康に害を及ぼすアルコールの使用パターン。その障害は身体的なもの（自らの注射によって肝炎になる場合のように）であったり，精神的なもの（例えば，大量飲酒後の二次的なうつ病障害のエピソード）であったりする。
診断ガイドライン	診断には使用者の精神的あるいは身体的な健康に実際に害が起きていることが必要である。有害使用パターンはしばしば他人から批判され，またしばしば様々な種類の社会的に不運な結果に結び付く。アルコールの使用パターンやアルコールが，他人あるいはその文化から容認されないものであっても，あるいは逮捕や夫婦関係の破綻のような社会的に不幸な結果に結び付いたものであっても，それだけでは有害使用の証拠にはならない。 　急性中毒，あるいは「二日酔い」だけでは，有害使用とコードするに必要な健康への害の十分な証拠とはならない。 　有害使用という診断は，依存症候群，精神病性障害，他のアルコールに関連した障害がある場合は，下すべきではない。
解説	身体的な健康への害，精神的な健康への害をもたらすような飲み方があれば，アルコール有害使用と診断されます。 　身体的な健康への害の説明として，「自らの注射によって肝炎になる場合のように」と例示されていますが，これは麻薬や覚せい剤の注射を仲間内で回し打ちすることで，C型肝炎を罹患したり，エイズを罹患する場合に，麻薬や覚せい剤の有害使用（依存症に至っていないという条件が付きますが）と言うように，アルコールの自己投与（飲酒）によって身体的な健康への害として様々な臓器障害が生じる場合を，アルコール有害使用（依存症に至っていないという条件が付きます）と言います。また，精神的な健康への害は，アルコールの自己投与（飲酒）によって次第にうつ状態を呈する場合や，錯乱の引き金になる場合などであり，これらもアルコール有害使用と言います。 　飲酒が，上記のような健康への害を生じていなければ，将来飲酒運転で事故を起こすとか，将来離婚や失業をもたらすような「問題飲酒」であっても，「アルコール有害使用」という診断は下しません。それゆえ，アルコール依存症とアルコール有害使用に該当しないけれども，「問題飲酒者」と呼ばれたり，「プレアルコホリック」と呼ばれる人がいることになります（第Ⅳ部第1項，第Ⅴ部第5項参照）。

第Ⅹ部　アルコール有害使用という病気の理解

　アルコール有害使用と類似の概念には，プレアルコホリズムや，DSM-Ⅳ（米国精神医学会による精神疾患の分類と診断の手引き，第 4 版）が定義したアルコール乱用の概念がありますが，これらはアルコール有害使用よりもより社会文化的問題を含めた概念です。アルコール有害使用の診断，ガイドラインとその解説を表 1 にまとめました。

1 内科医は臓器障害の悪化で、アルコール有害使用に気付く

　内科医が，アルコール有害使用に最も関与するのは，臓器障害がアルコールの影響で悪化する場合です。つまり，「アルコール有害使用」のレベルは，依存症と比べると軽症であり，また，アルコール依存症の「予備軍」と言えます。
　第Ⅹ部第 3 項で述べる対処法で治せますので，内科医・関連スタッフは取り組むべき課題です。

2 生活習慣病との関係

　アルコール有害使用と臓器障害の関係は、最近では特に生活習慣病として強く認識されています。糖尿病・慢性膵炎・慢性胃炎・消化性潰瘍・高血圧・心不全・末梢神経障害・貧血・痛風・がん、などの増悪の際に、アルコールの関与が有るか無いかでは大きくその経過が変わってきます。いずれの疾患においてもアルコールは直接の増悪因子ですし、精神に作用して回復の努力をしようとするエネルギーを奪います。これらの臓器障害を軽快させるためには、まずアルコール飲用の習慣を止めさせることが第一歩になります。生活習慣病以外でも、飲酒習慣の改善で軽快する疾患は多いものです。

3 アルコール性慢性疾患指導のための参考資料

1 糖尿病
　一般に、アルコール関連の糖尿病の治療では重篤例を除き、厳格な糖尿病治療の指導をするよりも断酒教育を優先すべきです。その根拠は、まず網膜症（失明）や腎障害などの合併症の頻度が一般患者より低いからです。さらに糖尿病を持ちながら飲酒が続く例では、非飲酒者に比べて 5 年生存率がきわめて不良です。これは糖尿病の薬を漫然と服用したり、インスリン注射はするが後は酒びたりという例が多く、そのため低血糖発作を起こしていながらも飲酒で隠蔽される危険があるからです。3 つ目の理由としては、断酒を継続することによって、膵の外分泌機能と同様に糖尿病も改善する例が存在するからです。断酒が軌道に乗った時期の患者にとっては、糖尿病も落ち着き、自己コントロールが可能であると自覚出来ることは、大きな自信になります。

❷ 慢性膵炎

大量飲酒の後の腹痛では、膵炎も疑う必要があります。急性膵炎の成因調査では、アルコール性が4割弱と最も多くを占めました。また慢性膵炎でのアルコール性の割合は、全体の約6割とさらに多くなります。膵炎の症状として腹痛を起こすものの多くは、すでに膵組織に線維化があるので、慢性膵炎の急性増悪と考えられます。腹部エコーやCT検査により膵炎の診断は容易になりましたが、アルコール依存症者で膵炎の存在を指摘される頻度が1.4%～5.8%と低いという矛盾があります。一つには、膵炎が大量飲酒開始後10～15年で発症するなど、アルコール依存症が発生する20年以上の経過よりも早い時期の病態であり、そのためにアルコール性膵炎はほとんど一般病院で治療されているためと考えられます。もう一つの理由は、飲み続けていると腹痛が無くなることで、つまり膵臓組織が荒廃して膵外分泌機能が低下するため痛みが軽くなるのです。断酒すると膵外分泌機能の低下は数週間で半数近くが改善します。

❸ 消化管機能障害

消化管の入り口は文字通り「口」ですが、多量飲酒者の人の歯は著しく損なわれており、いわゆる年齢以上の老け顔の特徴があります。アルコールは胃で20%、小腸で80%吸収されます。食事をしないで飲酒すると胃からの吸収が速く、腸内への移行も速いので、急激に血中アルコール濃度が上昇して悪酔いしやすくなります。胃の手術の後に、酩酊がひどくなり依存症への進行が加速するのはこのためです。飲酒していると潰瘍性病変の治癒が遅れ、再発増悪する傾向も出てきます。また大量飲酒に伴って一般に下痢・軟便の傾向も見られますが、羞恥心からか相談されることは稀ですし、一般臨床医も下痢と飲酒の関係をあまり指摘しません。

肝硬変（門脈圧亢進症）による食道静脈瘤は良く知られていますが、直腸にも逆流短絡路があるため、難治性の痔の問題に悩む人もいます。

また、胆道系の異常として、アルコール性肝障害や黄疸に伴う二次的な胆石症の問題があります。飲酒者では男性一般と比べてかなり胆石症の頻度が高いので、胆石症の指摘を最初に受けた場合には、原因としての飲酒の状況を聴取すべきです。

❹ 肝機能障害

アルコール性肝障害の自覚症状は、早期ではほとんどないため、肝機能障害の数値とその変化に関連付けて、本人にアルコールによる障害として認知させる作業が必要になります。

断酒後、肝機能検査成績の経過をみると、通常GOTやGPTなどは1～2週間で速やかに改善しますが、γ-GTP値は正常化するまで1ヵ月以上かかります。γ-GTP値は、約1割の人では酒を飲んでも上昇しないこと（遺伝的な要因のためか）を覚えておく必要もあります。

次にアルコールの飲みすぎによる脂肪肝の問題があります。検診で腹部エコーやCT検査を利用して4割程度の頻度で指摘されています。毎日の純アルコール量が60～80g以上であれば脂肪肝が発生し、断酒すれば元に戻る傾向があります。

また「肝硬変」は目安として、毎日100～120gの純アルコール量を15年以上飲酒していると、肝内に線維が増加して出現する変化です。飲酒量と肝硬変の発生には個人差がありますが、男女差が明確にあることを忘れてはいけません。女性は男性より少ない飲酒量でしか

もほぼ半分の短期間で、肝硬変に到達します。

5 高血圧

多量飲酒者では高血圧を伴うことが指摘されています。アルコールが血圧を上げる作用は数日から数週間の短期で現れます。多量飲酒者では一般に脳出血のリスクが高く、アルコールによる血圧上昇と血液凝固抑制作用によると考えられています。一方、脳梗塞の原因となる血管病変にもアルコールが関与しています。まず多量飲酒者やときどき飲みすぎる人では、心房細動を起こすとそのため心房内に血栓が生じ、脳に運ばれて脳塞栓を起こすことが知られています。また大量飲酒の後は血小板の凝集能が逆に亢進した状態になるので、比較的若い人でも大量飲酒後に脳血栓を起こしやすい状態になるケースもあります。

6 心機能障害

アルコール性心筋症は30～50歳代に多く、飲酒歴が10年以上で出現します。その初期の症状は、飲酒後の動悸や胸部不快などです。原因は頻度順に心房細動や心房粗動、心室性期外収縮などによるものですが、休日のアルコール多飲後の症状は、holiday heart syndrome と呼ばれます。アルコール性心筋症はこれら不整脈の症状のほか、うっ血性心不全を生じたり、心室細動によると思われる突然死の遠因になったりします。心不全の徴候がなくても、早期から検査上の異常所見は存在します。心筋そのものがアルコールやアセドアルデヒドによって慢性に障害されるために不整脈の発生（心電図）や、心臓の血液を送るポンプ機能の障害のため心陰影拡大（胸部X線）や心筋収縮能低下（心エコー）が見られます。断酒でこれらの異常所見は改善傾向を示します。

7 末梢神経障害

アルコール性末梢神経障害（ニューロパチー）は、アルコール依存症患者の中で意外に多い頻度を占めます。1日あたり日本酒として3合（アルコール換算で60～70g）以上で10年を越える習慣的飲酒者の調査では、その1/3に神経障害の症状を認めています。神経障害の原因としては、アルコール自体の神経毒性よりも、食事の摂取や吸収障害に起因するビタミン欠乏障害の可能性が高いと考えられます。したがって治療としては、断酒、適正な食事摂取、ビタミンB群とニコチン酸の投与を行い、長期に関与する必要があります。

8 造血機能障害（貧血・免疫機能）

骨髄細胞は慢性的にアルコールやアセトアルデヒドに曝され、そして栄養障害を受けるため、代表的な血液障害として、大球性貧血・顆粒球減少・血小板減少・免疫能低下などを生じます。貧血の有無にかかわらず、アルコール習慣飲酒者の約9割に平均赤血球容積（MCV）が増加していますので、γ-GTPと同様に、アルコール性臓器障害の指標とすることも出来ます。リンパ球の抑制に加えて、肝臓や脾臓など網内系の障害も生じるため、免疫機能は低下し、膿瘍や肺炎・結核などに罹患しやすく重症化することになります。

9 腎・尿路障害

飲酒量が増えれば血中の尿酸も上昇することが確認されています。特に最近は酒類にビールの占める割合が増えており、この傾向は助長されています。問題なのは、高尿酸血症は、酒に強くて短時間に大量に飲める人に多く見られます。時間あたりの細胞内エネルギー（ATP）の多量の消費によって、尿酸の合成システムが活性化されるからです。高尿酸血症からの痛風発作の患者を詳しく問診すれば、連日の飲酒や大量飲酒あるいはイッキ飲みなどの

問題飲酒スタイルが明らかになる可能性があります。無症状でも高尿酸血症を指摘し、生活スタイルを見直させることにより、腎結石・腎不全への予防効果もあります。また内服薬による治療はこの段階では始めるべきではありません。特に大量飲酒者で、痛風の症状の無い人には、血清尿酸値の数値を示しながら、断酒のみで正常化することを体験させることが必要です。そのことにより、飲酒状態での身体異常の意味を再認識する時間をとることが出来ます。

❿ 肺機能障害

多量飲酒者は、ほとんどタバコとの重複依存状態になっています。アルコールとタバコの相乗作用による発がん危険率上昇の問題もありますが、日常的には肺炎や気管支炎など感染症の繰り返しの方にこの重複依存の問題があります。また免疫能の低下から、結核などの高リスク群でもあり、結核の既往のある患者では、飲酒の継続により再発や非定型抗酸菌症・真菌症を併発することがあります。

⓫ がん

多量飲酒者は、がんの高リスク群として、保健指導からこぼれ落ちないように留意する必要があります。

口腔がん、咽頭がん、食道がんは多量飲酒者に発生しやすいことが良く知られています。これらは一般に、濃いアルコール飲料を飲む人に多く、喫煙の関与でも pack-year（1日の喫煙本数÷20×喫煙年数）が50以上になるとがんの発生率が高くなる傾向があります。食道がんについては、アルコール依存症での内視鏡検査の成績では、一般の集団検診と比較すると100倍以上の発生率（3.6%）でがん病変が発見されることがわかってきました。

肝がんの発がんへのアルコールの関与は発がん因子そのものより助長因子であろうと考えられています。アルコール依存症で肝がんになった人では、C型肝炎ウイルス感染合併者が59%、B型肝炎ウイルス感染合併者が9%を占めていて、肝炎ウイルスに感染しているものが多く認められます。C型肝炎ウイルス感染者では、大量飲酒をすればウイルス量が増え、逆に断酒すれば減少することが明らかになっていますが、その機序についてはまだ不明ですが、断酒により発がんの抑制効果をある程度期待出来ることを、患者本人に知らせておく必要があります。

〔遠藤太久郎〕

Section 2　産業医とアルコール有害使用

　アルコール有害使用とは、アルコール依存症には至っていないものの、アルコールの影響で何らかの健康障害がすでに生じている場合を指しますが、健康診断での把握という点からみると、各種検査によって推定出来るものと、それに加えて詳細な既往歴の聴取が必要なものがあります。

　高血圧や糖尿病などの健康障害を持ち、飲酒がそれにある程度関与していると考えられる例は、非常に多く見られます。しかしながら、飲酒がその健康障害の主因であるか否かの判断は、必ずしも容易ではありません。

　高血圧、糖尿病、高脂血症および肥満は、「死の四重奏」と呼ばれ、これら4つが同時に併存していると、虚血性心疾患や脳血管疾患の発症率が高まることが指摘されています。健康診断において、「死の四重奏」に該当する例に対しては、労災保険給付により、無料で二次健診が提供される制度が2001年より施行されています。二次健診では、特殊保健指導が行われることになっていますが、その際に詳細な面接を実施することによって、その主因が過量飲酒にあることが明らかになることも多いものです。

　その他、肝障害以外に注意すべき健康障害としては、膵炎、不整脈、胃腸障害、神経疾患、口腔内疾患などがあげられます。

　各種検査値については、一時点ではなく、経年変化を追うことによって、アルコールの関与がより把握しやすくなります。例えば、ここ5年間で、γ-GTP値が漸増し、血中脂質や血糖値にも変化が生じていることが確認出来た例では、その情報をもとに問診を丁寧に行うことによって、より的確に飲酒の影響を推定出来ることがあります。

　アルコール有害使用者にも、多くの場合問題飲酒に対する否認の傾向が認められます。彼らの多くは、飲酒頻度を問うと、「毎日」とか「ほぼ毎日」などと回答し、大きく偽ることはむしろ少ないと言えます。しかし一方で、1回の飲酒量については少なめに答えることが多く、全体量としても、実際の飲酒量に比べ少なく申告しがちです。

　仕事上で明らかな飲酒問題を引き起こしていない例もあり、二日酔いなどのために業務に支障をきたすことがあっても、頻度がそれほど高くなかったり、程度が比較的軽度であるために、あまり問題視されていない場合も多く見られます。そうした状況下では、産業保健スタッフが問題意識を持っていても、周囲に本人の飲酒について切迫した危機感や強い問題意識が見られないため、介入に当たっての十分な協力が得られず、通り一遍の断酒あるいは節酒の指導となってしまって、効果が上がらないことになります。

　アルコール有害使用に対して、産業保健スタッフが早期に適切な介入を進められるためには、知識や技術の習得に加えて、問題飲酒に寛容な職場風土を変革することが重要になってきます（第XI部第1項参照）。

（廣　尚典）

Section 3 アルコール有害使用とプレアルコホリズム

　久里浜病院では平成4年から、何らかのアルコール関連問題を持っているが依存症とは診断できない者を「プレアルコホリック」と呼んで外来治療を行っています。また、数年前から内科による1週間の入院治療プログラムの提供も開始しました。プレアルコホリックに対する予備的な予後調査では、簡単な外来治療プログラムにもかかわらず、飲酒状況やアルコール関連問題の改善度は非常に高いことがわかりました[1]。これは、依存の進行が低い時期での介入（早期介入）が効を奏しているためであると思われます。

　この概念によれば、アルコール関連問題は、プレアルコホリズムとアルコール依存症に分けることが出来ます。プレアルコホリズムを有する人をプレアルコホリック、アルコール依存症を有する人をアルコール依存症者と呼びます。以上の分け方は、実践的な分け方ですが、国際的に認められているわけではありません。国際的な基準として最も有名なのは、世界保健機関（WHO）が策定した国際疾病分類（International Classification of Diseases；ICD）です。現在はその第10版（ICD-10）が使われており、精神および行動の障害に関する診断ガイドラインも提唱されています[2]。このガイドラインに従えば、アルコール関連問題は、有害使用（harmful use）とアルコール依存症（alcohol dependence syndrome）に分けることが出来ます。上記プレアルコホリズムはICD-10の有害使用、アルコール依存症はICD-10のアルコール依存症に相当しますが、実は少し違うところがあります。

　ここではまず、プレアルコホリズムの概要および外来治療の実際について簡単に説明します。さらに、プレアルコホリズムとICD-10による有害使用との相違点についてまとめます。

1 プレアルコホリズムの概要[1)3)]

　プレアルコホリズムはわが国の日常臨床の中から生まれてきた概念です。プレアルコホリズムは現在の状態像を示しているにすぎず、将来アルコール依存症に発展することを必ずしも意味していません。彼らを指導・治療面でアルコール依存症と別に扱う方が現実的でしかも効率がよい、との考えがその根底にあります。プレアルコホリズムの診断ガイドラインを**表1**に示しました。このガイドラインは、少し古いですが、1979年に策定されたわが国独自のアルコール依存症の診断基準をもとに作成されています[3]。また、臨床場面で遭遇するプレアルコホリズムの類型を**表2**にまとめました。精神科の臨床場面では、複雑酩酊型がもっとも多いですが、一般臨床はもちろん地域、職域ですと、むしろ臓器障害型がもっとも多い可能性があります。

第X部　アルコール有害使用という病気の理解

表1　プレアルコホリズムの診断ガイドライン

> 以下の3つの条件をすべて満たす。
> 1) 何らかのアルコール関連問題を有する。
> 2) 今までに連続飲酒を経験したことが無い。
> 3) 今までに離脱症状を経験したことが無い。

表2　プレアルコホリズムの臨床類型

類型	類型の内容
複雑酩酊	臨床で経験するプレアルコホリック事例で最も頻度が高い型である。問題は複雑酩酊時に彼らが示す飲酒行動や社会的問題にある。この酔い方は「体質的」と捉えられるもので、対象者には生涯断酒を勧めるべきである。
臓器障害型	ほぼ毎日大量飲酒している者がほとんどを占めている。しかし、家庭・社会生活に大きな破綻はない。問題の中心は、肝臓障害、膵臓障害、糖尿病等の身体合併症である。
大量飲酒型	大量飲酒や二日酔いなどが問題の中心であり、身体合併症やその他の関連問題はほとんど目立たないタイプである。
精神障害合併型	うつ病や神経症の者が、症状を軽減させるために飲酒することがある。酩酊による一時的な症状の改善が、依存を進行させるとともに、うつ病などを悪化させる。患者はこのような悪循環に陥っていることが多い。
人間関係障害型	飲酒により人間関係、特に夫婦の関係に障害を引き起こすのがこの型のおもな問題である。飲酒量は必ずしも多くない。治療は単に教育にとどまらず、夫婦合同面接などの家族調整が必要なことが多い。

2 プレアルコホリックに対する外来治療と治療転帰[1)2)]

1 外来治療

　プレアルコホリックに対する治療方針ですが、複雑酩酊以外は基本的に生涯断酒を求めません。もし仮に治療者がそれを求めても、彼らの多くは納得しないでしょう。当面の治療目標を、当初の6ヵ月断酒におきます。プレアルコホリックの治療を開始した頃には、いきなりの減酒を目標にしたこともありました。しかし、多くは失敗に終わったので、後に断酒からスタートする方式に変えました。この6ヵ月には特に根拠はなく、臨床経験から生まれて来たものです。プログラムを行った印象では、アルコール依存症に比べて、依存のレベルが低い分だけ、断酒の達成が容易に見えます。簡単な指導とミーティングだけで、飲酒行動の修正が可能な場合が多く、アルコール依存症と異なり、プレアルコホリックに対しては必ずしも専門治療を必要としません。プレアルコホリックに対する外来治療の概要を**表3**にまとめました。

2 治療転帰

　簡単な介入にもかかわらず、プレアルコホリックの治療予後は良好でした。初期の予備的調査によると、平均15ヵ月の追跡期間で、50%の者は断酒を継続していました。飲酒を再

表3　プレアルコホリズムの外来治療

> 1) 治療方針
>   少なくとも6ヵ月の断酒をまず行う。6ヵ月を過ぎた時点で治療者と本人が話し合い、その後の飲酒について決める。ただし、複雑酩酊型については、基本的に生涯断酒をその目標とする。
> 2) 治療方法
>   外来での、ミーティングと教育をセットにした1回2時間からなるプログラム。通院間隔は対象者の状況に応じて異なり、毎週から数ヵ月に1回と幅広い。断酒の初期には抗酒剤を使うこともある。自助グループへの参加は勧めていない。

表4　ICD-10による「有害使用」[2]

> 有害使用とは、身体的ないしは精神的に健康に害を及ぼすアルコールの使用パターンをさす。
>   精神作用物質では一般的に、有害使用による害は、身体的なものであったり、精神的なものであったりする。身体的な害の例は、例えば自らの注射によって肝炎になる場合であり、精神的な害の例は、例えば大量飲酒後の二次的なうつ病性障害のエピソードである。

開した場合でも、飲酒頻度・量とも介入前に比べるとはるかに改善していました。

❸ 一般医療への応用

実は、一般医療現場を常時多数の臓器障害型や精神障害合併型プレアルコホリックが受診しています。もちろん、受診の動機はプレアルコホリズムの治療ではありません（そのように思っている家族は多いのでしょうが）。肝障害、膵炎、高血圧、糖尿病、痛風などの臓器障害、うつ病や不眠症といった精神障害、外傷などの背後にかなりの割合でプレアルコホリズムが潜んでいます。患者は飲みすぎを隠す傾向がありますから、問診ではまず間違いなく過少申告するので注意が必要です。飲酒が表（おもて）の疾病の原因または誘因として特定出来たなら、前述の原則にしたがって、飲酒の指導を実施してください。その時の大原則は、「単に酒の量を減らせ」と指導するのではなく、具体的な目標を提示することです。減酒より一定期間の断酒をさせた方が、患者の達成可能性は高く、効果がより明確に出てきます。久里浜病院のプログラムでは断酒期間が6ヵ月ですが、プレアルコホリズムの程度が軽ければ、もっと短期にすることも可能です。例えば、次回の外来診察まで（1～2週間）、γ-GTP値が正常域に復するまで、など。達成出来たら、さらに断酒期間を延長するなり、減酒の目標値を決めて再飲酒に同意すれば良いわけです。達成出来なければ患者を勇気付けて再度チャレンジさせます。重要なのは、表（おもて）の疾病のみならず、飲酒に関しても長期に医療者がフォローアップしていくことです。

3 ICD-10による有害使用[2]

前述のとおり、ICD-10は、依存症より程度の軽い障害に対して、「有害使用」というカテゴリーを作っています。その基準は**表4**に示してあります。ここで注意が必要なのは、有害使用は、「身体的ないしは精神的に健康に害を及ぼすアルコールの使用パターン」に限定され、

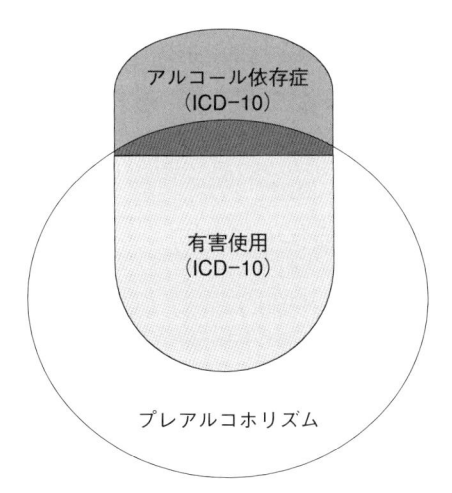

図1 アルコール依存症、有害使用、
プレアルコホリズムの関係

飲酒運転など「将来害が予測される」ような飲酒や「社会・文化的」に問題を起こしている飲酒を含まないことです。つまり、酒の飲みすぎで起きた肝臓障害やうつ状態については有害使用と診断しますが、家庭内暴力問題や経済的問題などについては、そのように診断しません。ICD-10によると、このような社会的・家族的問題については、アルコール依存症のレベルまでいかない限り、問題として扱われないことになります。

4 プレアルコホリズムと有害使用の関係

図1に、アルコール依存症（ICD-10）、有害使用（ICD-10）、プレアルコホリズムの関係を図式化しました。前述の通り、プレアルコホリズムはアルコール関連問題で依存症以外のすべてを含む非常に広い概念です。したがって、有害使用に入らない問題（例えば、飲酒による社会・家庭問題）もすべて含みます[1]。プレアルコホリズムに関する臨床研究によると、この概念はICD-10のアルコール依存症の一部をも含むようです。

文　献
1) 久冨暢子，水谷由美子，長島八寿子，ほか：プレアルコホリック教育プログラムとその教育効果．精神医学 39：415-422，1997．
2) World Health Organization：The ICD-10 Classification of Mental and Behavioural Disorders：Clinical Descriptions and Diagnostic Guidelines. World Health Organization, Geneva, 1992（融道男，中根允文，小見山実監訳：ICD-10 精神および行動の障害―臨床記述と診断ガイドライン―．pp.84-94，医学書院，東京，1993）．
3) 久冨暢子，樋口　進：プレアルコホリックとその治療．日本臨牀 55（特別号）：654-658，1997．
4) アルコール中毒診断会議．アルコール精神疾患の現状と基準．厚生問題研究会，東京，1979．

（樋口　進）

第XI部 アルコール有害使用の治療

Alcohol Dependence

Section 1 短期介入法（ブリーフ・インターベンション）による節酒指導

　英国では、harm reduction（害を減らす）という考え方に基づいた節酒指導の方法が開発されて来ました。節酒指導はおもに短期介入（brief intervention）と呼ばれる方法で行われます。短期介入の手法では、多量飲酒者・問題飲酒者に対して節酒目標を設定し、行動計画を立て、飲酒習慣を変化させるよう勧めます。その結果、飲酒量が減少し、アルコール関連問題が改善ないし解決されることを目標とします。この短期介入のプロセスでアルコール有害使用者の「害」を減少させて行きますが、同時にこのプロセスの中でアルコール依存症者が発見され効果的に専門医療機関に紹介されます[1]。

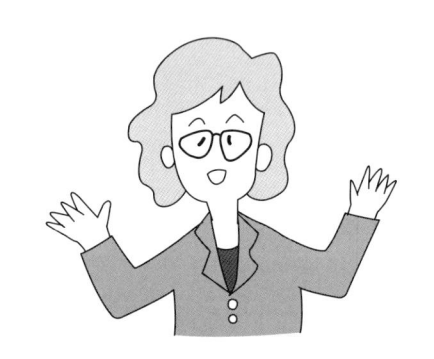

1 節酒指導をする前に─飲酒について聞くことの意味

❶ 飲酒について聞きましょう

　日常の診療や業務で飲酒について聞くことは、個人の趣味や主義について聞くようなものです。自由を侵すようで、憚られると思われるかもしれませんが、質問することと価値観を押し付けることは別の問題です。

　節酒や断酒を押し付ければ、患者は不愉快になって、嘘をつくかもしれません。押し付けのない中立的な態度で聞きましょう。患者の個人情報をフィードバックして、飲酒行動が合理的・現実的なものになるよう援助しましょう。

❷ 「依存症かそうでないか」という議論に深入りしないようにしましょう

　主治医が依存症であると診断することは、その後の治療に良い結果をもたらすという報告があります。しかし、「依存症かどうか」という議論は抵抗を生じるだけで、行動の変化につながらないことがあります。患者が依存症という病名にこだわって小さな違いを理由に反論

する場合は、説得しようとせずに、簡単に受けておきます。「あなたはそう思うのですね」、「あなたの考えは〜なのですね」などと、相手の考えを確認するにとどめましょう。

❸ 依存症でなくても断酒してから考えましょう

「依存症で無い」というと、「飲んでも良い」といわれたと誤解する人がいます。依存症で無くても、アルコール関連問題があれば一度は断酒したほうが良いでしょう。『断酒してから考える』という提案は応用が広く、診断にも役立ちます。断酒出来れば依存症の可能性は低くなります。依存症であれば断酒中に手がふるえたり、イライラしたり、不眠に悩んだりするかもしれません。幻聴や幻覚があれば重症の依存症です。

2 節酒指導はどのような人にするのでしょうか？

アルコール有害使用の人には節酒指導が可能です。また、アルコール依存症ではなく、健康上の問題もないためアルコール有害使用でもないけれど、問題の半分以上が酩酊中のものである問題飲酒者にも節酒指導が有効です。

ただし、節酒指導の前提条件は「断酒できること」です。断酒出来ない場合の節酒指導は充分な注意が必要です。

［節酒指導の実際：基礎編］

1 飲酒量と関連問題をチェックしましょう

❶ 飲酒量について確認し、情報を提供しましょう

飲酒の量はどのくらいか、頻度と量について聞きましょう。週5日以上または週末毎に飲むと答えた場合は、量についても聞きましょう。1日に2合以上毎日飲む人あるいは週末毎に一升以上飲む人は要注意です。飲酒量がわからないときは、購入に要する金額について聞いてください。〇〇円のビンを3本/日などでも結構です。アルコールの含有量と体積がわかれば計算できます。

女性の場合は1日に1.5合以上毎日飲酒する人は要注意です。若年者では週に2合以上飲む人は問題飲酒です。

聞きながら「節度ある適度な飲酒（第Ⅳ部第1項を参照）」の情報を提供します。要注意以上の飲酒量があって、酒量を減らしたいと思えば節酒指導の適応です。飲酒日記（図1）を使いましょう。

❷ アルコール関連問題について聞きましょう

飲酒によって身体的・精神的・社会的な問題が生じているかどうか聞きましょう。

肝機能障害、胃・十二指腸潰瘍、膵炎、糖尿病、高血圧、脳血管疾患などは関連疾患です。うつ状態と睡眠障害はしばしば生じる関連問題です。離脱症状はパニック発作に似ています。

	基準値など	( )年( )月( )日	( )年( )月( )日	( )年( )月( )日	( )年( )月( )日	( )年( )月( )日	( )年( )月( )日	( )年( )月( )日	( )年( )月( )日	( )年( )月( )日	( )年( )月( )日
飲食の状況、体調											
直前1週間の飲酒日数											
GOT											
GPT											
γ-GTP											
血糖											
総コレステロール											
中性脂肪											
血圧											
自分自身への評価											
家族、まわりの評価											

毎日の体調、飲酒の状態を続けて書き込んでみましょう。

図1 飲酒日記

大量飲酒は記銘力障害や判断力の低下を引き起こします。

　飲酒運転や就業中の事故、欠勤や失業も関連問題の可能性があります。ドメスティックバイオレンス（DV；夫や恋人による暴力）や虐待など家庭内の問題でも、飲酒時に起こるものや増悪するものは関連問題と考えます。飲酒が原因と見なされる経済的破綻・離婚・自殺企図もあります。

　問題が飲酒と関連している場合は、節酒や断酒によって改善する可能性があることをフィードバックしながら聞きましょう。本人の選択に従い、節酒または断酒指導をしてください。節酒で解決しなければ断酒が良いかもしれません。飲酒日記（**図1**）を使いましょう。

❸ 内科的な診察と検査

　関連疾患について調べましょう。診察と検査で疾患が確認されれば通院や入院の適応です。アルコール依存症であれば紹介が必要です。本人の自覚が無くてもアルコール関連疾患であ

ることを説明して、断酒の必要性を伝えます。疾患の改善を待って、断酒か節酒かどちらかを選ぶように指導しましょう。断酒出来なければ依存症ですので、節酒指導はお勧め出来ません。断酒に気持ちが傾くように動機付け面接法を用いましょう。

2 問題がなければここで終わりです

飲酒量が「節度のある適度な量」で、関連問題もなければ指導はここで終わりです。問題が生じたり、疑問を感じたりしたら来てくださいといって、終了します。

背後に問題がありそうだと感じても、周辺の情報がなく、本人の問題意識が希薄だと確定的な診断は下せません。問題がありそうなところに関連した情報を詳しく提供して、何かあったら相談に来てくださいと伝えると、考え直して後日現れることもあります。患者が前熟考期（第IX部第4項を参照）にあれば問題を理解するまでには長い時間が必要です。

3 もっと進んだ病状の調査のために

飲酒量が要注意以上の人、関連問題がある人にはもう少し詳しく聞きましょう。

① 飲酒歴について聞きましょう

初飲年齢が低いほど依存症になる危険は高くなります。何時、誰と、どこで、何を、どのくらい飲んだか、その時どういう気持ちだったか聞いてください。10歳代で、イッキに飲んだり、飲んだときにほっとしたと感じた人はハイリスク群です。

習慣飲酒の開始年齢も重要です。若年のうちから習慣的に飲酒すると身体的にも精神的にも強い影響を受けます。どのくらい何年間飲んだか聞きましょう。

断酒の期間があれば、何時頃、何故、どのくらいの期間、どうやって断酒していたか、再飲酒のきっかけについても聞くと良いでしょう。

依存症であるとわかったら断酒を勧めましょう。自助グループや専門医療機関を紹介しても良いでしょう。依存症でなければ節酒指導が可能です（第V部第4項参照）。

② 病歴と治療歴について聞きましょう

肝機能障害、急性および慢性膵炎、糖尿病などアルコール関連疾患と治療歴について聞きましょう。骨折や乾癬なども関連疾患です。年齢にそぐわない歯周病や歯の脱落も関連疾患と見なされます。入院を2回以上繰り返すようなら、問題飲酒と言えるでしょう。

中高年では高血圧や脳血管障害も要注意です。漫然と飲酒している例をよく見かけます。

精神科領域ではうつ状態と睡眠障害が多いでしょう。そのほかにパニック発作や躁うつ病・人格障害と診断されている例もあります。

このような疾患の治療歴は大量飲酒を示唆することがあります。いつ頃から、どのくらいの期間通院または入院して来たか聞いてください。飲酒の量が増えた時期と相関関係はあるのでしょうか。関係があれば病状の改善・克服に断酒を勧めてみましょう。断酒出来たら依存症でなければ節酒指導をしてください。

❸ 確認しましょう―関連問題のタイプと数は？
　身体的問題ばかりでなく精神的・社会的に問題を抱えていることもあります。問題の数が多ければ、節酒・断酒によって手に入る結果も大きいと言えます。問題の大きさと広がりを確認しておくことは本人の取り組みを真摯なものにするでしょう。患者さんの欠点や困ったところをあげつらう雰囲気にならないように、共感を持って聞いてください。

❹ アルコール依存症では？
　次の場合は重症の依存症です。幻聴・幻覚・意識障害・見当識障害・38度以上の発熱・全身に及ぶ痙攣発作がある場合は、ただちに専門医に紹介してください。アルコール依存症の治療を開始しなくてはなりません。軽度の依存症も診断基準（第Ⅴ部第5項）にそって、チェックして下さい。アルコール依存症は断酒指導です。

4 断酒指導と節酒指導

　アルコール依存症の有無にかかわらず問題が解決するまで断酒を提案しましょう。
　断酒を提案して受け入れられたら、2週間後・1ヵ月後に予約を入れましょう。アルコール依存症でなく、断酒継続出来たら「節度ある適度な飲酒」を提案します。
　断酒の決心は出来ないが、問題は解決したいという人には、節酒指導から取りかかりましょう。問題が解決されれば目標を達成したことになります。節酒するうちに問題の深さに気がついて断酒の決心が出来ることもあります。
　節酒が成功するのは断酒がある程度持続した後であると言われています。アルコール依存症でなければ2～3年の断酒後に節酒を試すほうが確実です。
　けれど、実際には断酒出来ないために節酒をしてみることもあるでしょう。こういう場合は「節酒出来なければ、断酒しなくてはならない」とあらかじめ説明しておきます。節酒より断酒のほうがうまくいくことが多いのです。

5 動機付け面接法とは

　動機付け面接法は問題を解決するために飲酒行動の変化を促す目的で行います。例えば、断酒や節酒を選ぶ「動機」を形成する面接法です。動機の形成に必要なことは現実の正確な認識です。飲酒のために健康を損なったり、仕事上で失敗していることを明確にしましょう。
　健康・職業上の成功・家庭の幸福など、人生の重要な目標の達成を飲酒行動が妨げていると理解し、患者さんが自分から進んで断酒や節酒を選ぶように援助します。本人の価値観や考え方を出来るだけ尊重し、多くの選択肢の中から自分で選んでもらいましょう。方法や目標を自由に選べるようにすることで、本人にとって一番良い決定を少ない労力で導き出すことが出来るのです（詳しくは第Ⅸ部第4項を参照）。

6 FRAMES

効果的な短期介入法に欠かせないのが次の6つの要素です。
①Feedback（フィードバック）、②Responsibility（責任）、③Advice（忠告）、④Menu（メニュー）、⑤Empathy（共感）、⑥Self-efficacy（自己効能感）。

正しい選択をするには正確な現状認識が必要です。情報は本人に返して、適切な決定が導き出せるようにしましょう。責任は本人にあることをはっきりさせましょう。助けてあげるなどと言わないように気を付けてください。助言は簡潔明瞭なものが効果的です。自由に選べるように幅広い選択肢を用意してください。共感を表明しながら聞きましょう。自信と達成感を育てることは成功の秘訣です。

7 節酒指導の禁忌

アルコール依存症の人は禁忌です。節酒指導に時間をかけるのは危険です。専門医療機関に紹介しましょう。

特に、依存症があり重度の身体疾患を合併している人はすぐに治療を開始しなくてはなりません。

家族に生命の危険がある場合も短期介入は不向きです。

飲酒以外に、身体的・精神的問題がある場合、飲酒は病状を悪化させるかもしれません。節酒指導より断酒指導の適応であると考えてください。

そのほか、複雑酩酊や病的酩酊がある場合や、服薬中の人など飲酒自体が危険である場合も断酒指導をしなくてはなりません。

［節酒指導の実際：応用編］

1 節酒指導をする人

①「節度ある適度な飲酒」の限度を超えている人、アルコール有害使用の人
飲酒量が増えている、止めようと思うのについ飲んでしまう、
誘われると断れずに飲んでしまう、仕事上必要でしかたなく飲んでいる、
酒代や居酒屋・飲み屋の支払いが多くなった、帰宅時間が遅くなった、など。

②アルコール関連問題に悩んでいる人
アルコール依存症では無いがアルコール関連の身体疾患にかかっている人。
その病気で入退院を繰り返す、通院しているのに良くならない、
飲酒量が減っていないようだと感じる、さまざまなアルコール関連疾患にかかってい

る、疾患が増えている、など。
アルコール依存症ではないがアルコール関連の精神的問題を抱えている人。
　　うつ状態・睡眠障害・パニック発作・物忘れ・無気力・否定的態度、
　　飲酒量が増えていることと問題に関係がありそうな場合、
　　酒量は増えていないが、飲酒の量が減れば問題が減る可能性がある場合、など。
アルコール関連の社会的問題を指摘されている人。
　　遅刻・欠勤・怠業・仕事上のトラブル・失敗・借金・嘘、
　　飲酒運転・事故・火災・万引き・窃盗・傷害、
　　暴力・DV（ドメスティックバイオレンス）、
　　飲酒量が減れば問題も減ると考えられる場合、
　　問題の半分以上が酩酊中のものあるいは飲酒に関連して起こっている場合、など。

2 節酒指導から除外すべき人

アルコール依存症の人。断酒出来ない人です。断酒出来なければ依存症と考え、専門医療機関に紹介するか、または自助グループを紹介すると良いでしょう。

3 ミニマル・インターベンション

自分から問題を感じて飲酒行動について相談に来た人や、飲酒について問題はない人の方が多いと考えられる集団に対しては、その人の飲酒量と関連問題の評価、および5分間程度のアドバイスを与え、参考資料をわたしましょう。
節酒を選んだ人にはアフターケア（6ヵ月後の面接）をしましょう。

4 主治医（家庭医）による短期介入

① 飲酒量の評価
1日に何をどのくらい飲むのでしょうか？
1週間に何をどのくらい飲むのでしょうか？
あるいは、いくら飲むのでしょうか（金額）？
節度ある適度な飲酒と比較して説明しましょう。健康に害がある量でしょうか？
リーフレットを用いて情報を強化しましょう。

② 飲酒関連問題の評価
身体的問題：消化器疾患・循環器疾患・筋肉および骨疾患・脳血管疾患・神経疾患
　　　　　　血液疾患・代謝性疾患・悪性腫瘍・感染症・自己免疫疾患など
精神的問題：睡眠障害・抑うつ気分・意欲や集中力の低下・パニック発作

　　　　　　飲酒のコントロールが出来ない（依存症）
　　　　　　不安・苛々・短気・せっかち・怒りっぽい（離脱症状）
　　　　　　記銘力障害・短期記憶障害・見当識障害・痴呆（脳機能障害）
社会的問題：遅刻・欠勤・仕事上の失敗・飲酒運転・事故・借金・自殺・火災
　　　　　　約束を忘れる・守れない・重要な場面に飲酒して出かけるなど

❸ 飲酒日記をつける

アルコール消費量とパターンを記入する
　　何時　どこで　誰と　何を　どのくらい　飲む前の気分　飲んだ後の気分
と血液検査のデータを記入する
　　γ-GTP、GOT、GPT、MCV、空腹時血糖、など
診察を受けた日は血圧や体調も記入しましょう

❹ 次回の面接の予約をいれましょう（2〜4週間後）

❺ 2回目の面接では、飲酒日記を分析し、その人のニーズを把握します

問題飲酒者に対する認知行動療法を使いましょう。
　　飲酒のメリットとデメリットを分析しましょう（表1）。
　　デメリットが大きければ断酒を提案します。
　　断酒できなければ依存症と考え、専門機関を紹介します。アルコール依存症の場合も断酒を提案します。
　　アルコール依存症でない場合、断酒できたら、節酒指導（短期介入）をしましょう。
目標を決める：1日にビールを350m*l*、ワインを1/2本など、具体的に。
行動計画を立てる：表2の中から患者に合った行動計画を立てましょう。

❻ 再燃予防：3〜5回の面接の予約を入れましょう

飲酒日記に従い節酒の状況を分析します。飲酒の目的や状態を調べましょう。
その人の独自の問題を分析、危険な状況・成功した対処行動を把握しましょう。

ストレスマネジメント
　　ストレス状況は飲酒につながりやすいので、ストレスをコントロールすることも大切です。入浴や運動で心も体もほぐしましょう。呼吸法などで自律神経のバランスを取る方法を身に付けるのも大切です。

アサーショントレーニング（さわやかな自己主張の練習）
　　言いたいことを言うのに飲酒を利用するタイプの人にはアサーションが有効です。飲酒によらずに、言いたいことを伝えましょう。言いたいことを言わずに我慢するだけでは、いずれは不満が爆発して、飲酒などの自己破壊的な行動につながります。しかし、言いたいことを上手に伝えるにはコツがあるのです。適切な方法を身に付けましょう。

認知行動療法
　　うつ状態を改善したり、気分の波を小さく抑えるのに役に立ちます。
　　うつ状態で飲酒欲求が高まることはよく認められる現象です。認知療法はうつ状態の改善を目的に考案された治療法です。うつ状態から飲酒する人の断酒や節酒に有効です。また、怒りの感情にとらわれて飲酒する人も多いものです。寂しさや孤独などの

表1 飲酒のメリットとデメリット

メリット	ストレスの解消、疲労回復、食欲増進、睡眠障害の解消、不安・緊張の軽減 気分が落ち着く、人間関係を円滑にする、本音が聞ける、親密になれる アイデアが湧く、創作意欲が湧く
デメリット	健康の喪失　病気になる　怪我をする 金銭的損失（飲酒と関連問題の両方で100〜1,000万円）、借金、ギャンブル 職業上の失敗・転職・失業 事故にあう（機械操作の失敗、器物破損、飲酒運転、失火、自損事故） 犯罪に巻き込まれる（窃盗・傷害・暴行・殺人など）、自殺企図 人間関係、嘘、誤魔化し、約束や義務を忘れる、短気になる、怒りっぽい 家族や友人の信用をなくす

表2 節酒の行動計画

家で飲む人の場合	帰宅したらすぐ食事をする、 買い置きをしない、 ゆっくり少しずつ飲む、 ほろ酔い程度に飲む、 時間を区切る（8時から9時までなど）など
外で飲む人の場合	飲む人と出かけない、飲める場所は避ける、 お金はたくさん持たない、酒席は避ける、 返杯は断る、お茶を持って回る、節酒中と宣言する、など
飲酒欲求のコントロール	空腹・疲労感・達成感・欲求不満などは飲酒欲求につながりやすい危険な状態。 怒りや孤独感も飲酒につながる危険な状態。これらに注意すること。
飲酒量・頻度を減らすためのアドバイス	食べながら飲む、食べてから飲む、スープなどの汁物を先に飲む、 ゆっくり飲む、グラスは小さくする、グラスの空き時間をつくる、など
危険な状況を発見し対処	飲酒パターンを分析し、大量飲酒につながりやすい場所・友人・時間・状態を避ける。
飲酒に代わる新しい行動を提案	リラックスするためなら、入浴・音楽鑑賞・園芸・スポーツ・アロマセラピー、など。 自己主張のためにはアサーショントレーニング（さわやかな自己主張の練習）やアクティヴリスニング（積極的傾聴法）など。

感情も飲酒につながります。感情の問題から飲酒のコントロールを失う人は試してみる価値がある治療法です。

5 総合病院での短期介入

総合病院では、患者の16〜20％が大量飲酒者であるかまたは関連疾患により入院していると言われています。患者さんの5〜6人に1人が飲酒行動を変化させる必要があるのです。自分で決心して断酒する人もいますが、努力しても断酒出来ない人もいます。入院中だけ我慢して、退院したら同じように飲む人も少なくありません。飲酒行動の変化を援助すること

第XI部　アルコール有害使用の治療

は予後の改善につながります。

　アルコール依存症でない人には、次のような具体的な提案が大切です。例えば、「血液のデータが正常値になるまで断酒しましょう」、「ギブスがとれるまで断酒してください」などです。

　目的は、関連疾患を改善し、問題を解決することです。場合によっては長期の断酒を目標とすることもあるでしょう。

　次回の面接を予約して、飲酒行動の変化を確認する機会を提供しましょう。

　血液検査の結果などを積極的にフィードバックしてください。自己効力感を育て、成功を持続させるのに役に立ちます。

　救急部門の受診時は大変効果的な介入の機会です。事故や怪我などが飲酒の結果であることを明確に把握しやすいからです。断酒や節酒の決心をするチャンスです。

　断酒の必要があっても断酒出来なければ、専門医療機関に紹介しましょう。自助グループの紹介も役に立ちます。

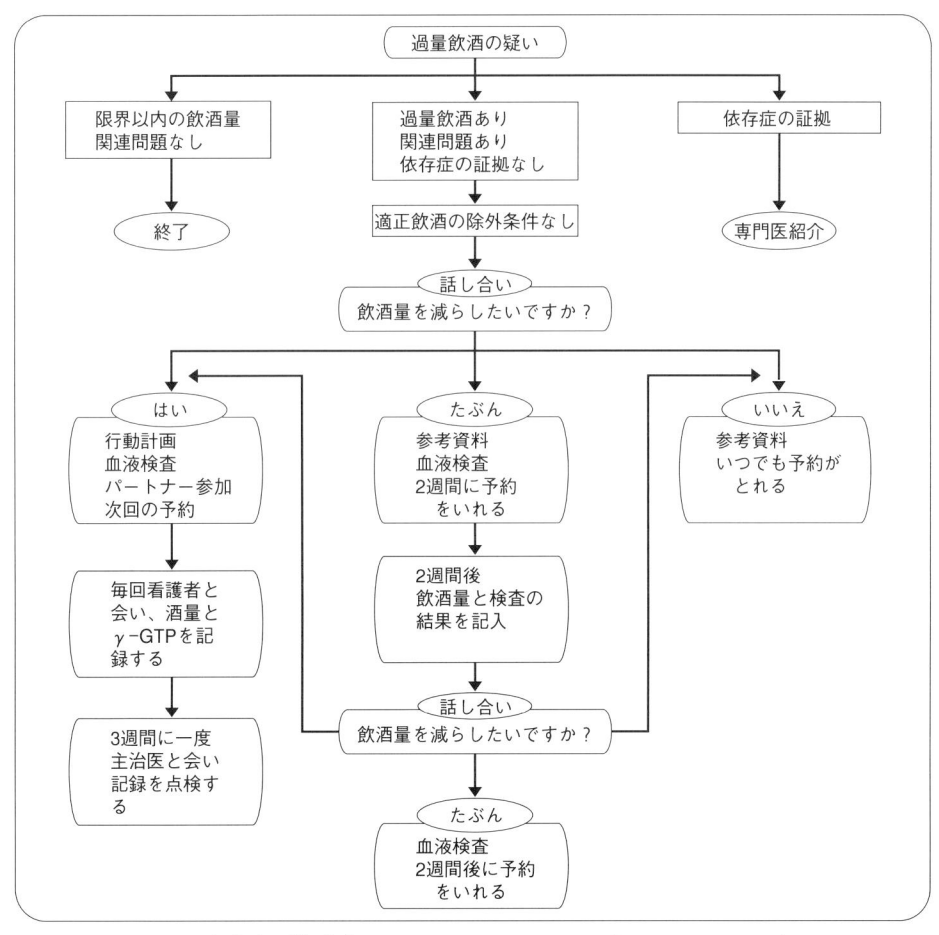

図2　短期介入法（ブリーフ・インターベンション）のフローチャート

6 短期介入法のフローチャート（図2）

短期介入法のフローチャートを図2に示します。

文　献
1) Alcohol Concern：Brief Interventions Guidelines. pp.1-8, Waterbridge House, London, 1997.

（後藤　恵）

Section 2 イッキ飲みによる急性アルコール中毒とその治療

1 急性アルコール中毒の実態とイッキ飲みの危険性

　アルコールを摂取したことによって、生体の精神的および身体的機能が一時的に障害された"酔い"の状態を医学的に急性アルコール中毒と呼んでいます。酩酊状態での歩行障害、嘔吐、呼吸促迫、泥酔状態での運動障害や意識混濁、昏睡状態での大小便失禁、呼吸麻痺や心停止による死亡などが含まれます。

　急性アルコール中毒の正確な実態は把握はされていませんが、東京消防庁の防災キャンペーンで公表される「東京消防庁管内における急性アルコール中毒搬送人員数の年次推移」（http：//www.tfd.metro.tokyo.jp）はわが国でのおおよその状況を示しています。それによると、急性アルコール中毒で病院に救急車で搬送される人の数は男女ともに年々増加していて、平成7年の8,898人から毎年増加し続け、平成12年には12,787人が救急車で病院に搬送されていて、5年間で搬送人員が1.4倍に増加しています。そして、平成12年に限ってみても、生命の危機的状態のものが87名もあったということです。

　年齢層別では、20歳代が総数の50％前後と際立って多く、未成年者も10％強を占めていて、若い世代の急性アルコール中毒が非常に多いのです。若年者は、アルコールの代謝能が未熟で、アルコールによって脳や肝臓、生殖器などが障害を受けやすく、早期にアルコール耐性を獲得して飲酒量が容易に増加し、依存症に進展しやすい[1]ので、未成年者の飲酒は法律で禁じられています。近年、飲酒開始年齢が若年化して来ていて、それを反映して若年層での急性アルコール中毒の発生が増加しています。その意味で、アルコールが心身におよぼす影響と病気に関する酒害教育は、中学・高校・大学といった学校教育のなかで早期に徹底して行われなければなりません。

　搬送される者の性別は、男女比はおおよそ2：1です。突出して搬送人員の多い20歳代では、女性の比率が40％と他の年齢層に比べて多めであり、女性飲酒者の増加に伴って、急性アルコール中毒が女性でも稀ではないことを示しています。女性は男性に比べてアルコールの代謝能が劣っていて、飲酒量が男性と体重当たりで同量であっても、アルコール血中濃度は女性の方が高く、したがって、女性は男性より少量のアルコール摂取で酔いやすく、酔いからさめるのも遅い[2]ことに注意すべきです。

　月別の搬送数では、例年12月が最も多く、次に4月と7月に多く発生しています。忘年会、お花見、新人歓迎会、納涼会などでの飲みすぎがその原因である場合が多いことを示しているのでしょう。

　急性アルコール中毒のうち、半数以上が若者と未成年者での発症であって、その要因の一つとして、一気に大量のアルコールを飲み干す飲酒パターン「イッキ飲み」が問題となって

表1　大学生の急性アルコール中毒による入院・死亡

	入院給付件数	平均入院日数	死亡件数
1987年度	119	2.2	1
1988年度	132	2.2	1
1989年度	142	2.1	0
1990年度	131	2.1	1
1991年度	123	1.9	1
1992年度	157	2.1	0
1993年度	116	2.1	1
1994年度	137	2.1	1
1995年度	102	2.0	1
1996年度	113	2.1	2
1997年度	103	2.0	2
1998年度	136	1.9	1
1999年度	98	2.0	2
2000年度	107	2.1	0
2001年度	100	1.8	0

（全国大学生活共同組合　学生総合共済　給付実績より）

います。命まで落とす「イッキ飲み」は急性アルコール中毒と同時にアルコール有害使用と言えます。「イッキ飲み防止連絡協議会」（代表：加來仁氏）の調査では、最近10年間で、少なくとも67名の若者が急性アルコール中毒で死亡していると報告されています。大学のクラブやサークルでの新入生歓迎コンパや合宿、学園祭の打ち上げ、社員寮での新入社員歓迎会などでイッキ飲みによる死亡事故が起こり、管理・監督責任のある大学や企業、事故関係者が傷害致死罪や保護責任者遺棄致死罪、傷害現場助勢罪などで告発されたり、損害賠償金を支払うことで和解が成立したという事件がいくつか報道されています。そして、このような不幸な事件として表面化したものは、イッキ飲みによる急性アルコール中毒発生の氷山の一角にすぎないと心配されているのです。

　近年、多くの大学が健康教育の一環として、アルコール関連問題の講義を行い、希望者にエタノール・パッチテストを実施して、その結果に基づく飲酒指導を行うなど、酒害発生防止のための教育に力を入れています。しかし、昨年度までの過去15年間の全国大学生活共同組合連合会の学生総合共済の給付実績（表1）をみる限り、大学生の急性アルコール中毒の発生状況にはあまり大きな変化はないようです。2日程度の入院で回復退院出来るものがほとんどですが、15年間で14名もの大学生が急性アルコール中毒で死亡しています。病院に入院する前に死亡が確認された死体検案例もありますので、実数はもっと多いということになります。急性アルコール中毒の発生を防ぐことが出来れば、死亡事故は無くなるわけですから、中学・高校生、大学生、社会人の一人ひとりが、アルコール飲料との正しい付き合い方と急性アルコール中毒発生時の対応法をよく理解し、実践することが大切です。

表2　飲酒量、血中アルコール濃度と酔い

飲酒量	血中アルコール濃度	酔い
日本酒1合以下 ビール中瓶1本以下 ウイスキーシングル2杯以下	20〜50 mg/dl	"爽快"気分 　陽気・多弁・多動、軽い興奮 　判断力・運動機能やや鈍化 　脳幹網様体皮質抑制系抑制・大脳皮質機能亢進
日本酒1〜2合 ビール中瓶1〜2本 ウイスキーシングル2〜5杯	50〜100 mg/dl	"ほろ酔い"気分 　理性の抑制がとれ、リラックス、体温上昇 　判断力・感覚・運動機能の鈍麻 　脳幹網様体皮質賦活系抑制・大脳皮質機能低下
日本酒2〜4合 ビール中瓶2〜4本 ウイスキーシングル5〜9杯	100〜200 mg/dl	"酩酊"：急性アルコール中毒の危険大！ 　気が大きくなり、大声・呂律が回らない 　千鳥足、呼吸促拍、吐気・嘔吐、記銘力下 　大脳皮質・大脳辺縁系・小脳まで麻痺
日本酒4〜6合 ビール中瓶4〜6本 ウイスキーシングル9〜13杯	200〜300 mg/dl	"泥酔"：窒息死・事故死の危険大！ 　起立困難、言語支離滅裂、嘔吐 　意識混濁、健忘症（ブラックアウト） 　脳幹・脊髄まで麻痺
日本酒6合以上 ビール中瓶6本以上 ウイスキーシングル13杯以上	300 mg/dl以上	"昏睡"：即死亡の危険大！ 　大小便失禁、意識喪失・昏睡 　呼吸停止、死亡 　脳全体・延髄まで麻痺

2 急性アルコール中毒と死亡事故はなぜ起こるか

　アルコールは胃・小腸などの上部消化管から速やかに吸収され、ただちに全身の体液中に分布するので、アルコール摂取量と血中アルコール濃度は相関［血中アルコール濃度（mg/dl）≒アルコール摂取量（mg）/体液量（l/kg）×体重（kg）×10］することが明らかにされています[3]。脳内のアルコール濃度は血中アルコール濃度を反映し、それに比例して中枢神経系の抑制症状は高度となります。この"酔い"の症状には、個人差があるものの、飲酒量、血中アルコール濃度との関係がよく知られています[4]（表2）。

　いわゆる"酩酊"状態では、半数以上の人が明らかな急性アルコール中毒の症状を呈してきます。さらに大量飲酒して"泥酔"状態になると、嘔吐物での窒息死や、事故死、溺死、凍死などの危険性が高くなります。したがって、必ず家まで送り届けるなどして放置せず、危険な徴候が少しでもあれば病院で急性アルコール中毒の治療を受けさせる必要があります。血中アルコール濃度が300 mg/dl以上となるような大量飲酒では"昏睡"に陥ってしまいます。大小便を失禁し、揺り動かしても、たたいても、つねっても反応がなく、さらに延髄の呼吸中枢が侵されると、呼吸停止をきたして死亡してしまいます。したがって、一刻も速い病院への移送と治療が必要です。急性アルコール中毒による死亡例の平均血中アルコール濃度は約400 mg/dlであり、このような大量の飲酒は、自ら行えば自殺行為であり、他人

に強要すれば殺人行為であるということが周知されなければなりません。

　アルコールを体内で無害な物質へと分解していく代謝速度は体重に比例し、体重1kg当たり0.1gのアルコールを処理するのに1時間を要すると言われています。50kgの体重の人が1時間で処理できるアルコールの量は5gであり、約20gのアルコールを含む日本酒1合（ビールでは中瓶1本、ウイスキーではシングル2杯）を摂取すると、アルコールの処理に4時間を要することになります。したがって、「イッキ飲み」で短時間に大量に飲酒すると、血中のアルコール濃度は急速に上昇し、ほろ酔いや酩酊の状態を一気に飛び越して、泥酔や昏睡の状態に急速に移行し、呼吸困難などの死の危険を伴う急性アルコール中毒に陥ってしまうのです。また、お酒を飲み続けると、アルコールの代謝速度は上昇しますが、最大限2倍程度までの上昇であって、少しくらい時間をかけても、大量に飲酒をすれば、急性アルコール中毒へ直行すると考えなければならないのです。急性アルコール中毒の重症度は、血中アルコール濃度の危険域に到達する速さとその濃度の持続時間などによって決まります。

3 急性アルコール中毒発生時の対応と治療

　泥酔状態では、転落・転倒事故や交通事故、溺死や凍死などの危険性が高いので、必ず自宅まで送りとどけるか病院へ連れていく必要があります。酔いつぶれて、嘔吐物で窒息死をすることも多いので、顔と体を横向きに寝かせ、衣類をゆるめ、毛布などで保温し、冷静な判断力のある人が必ず傍にいて、意識状態や体温、呼吸の異常などの変化を注意深く観察しなければなりません。つねっても反応せず、浅く速い呼吸・深くゆっくりした呼吸、体温低下など、昏睡期の危険な徴候が少しでもあれば、躊躇せずに救急車を手配し、一刻も速く病院で救命治療を受けられるようにしなければなりません。

　病院で治療が開始される時点では、飲酒後1時間以上経過していることが多く、摂取したアルコールはほとんどすべて吸収されているので、胃洗浄の実施は意味が無いと考えられています。意識障害のあることが多く、毛布などで保温をしながら輸液を行って、血圧と尿量を維持し、尿中へのアルコールの排泄を増加させ、血中のアルコール濃度を低下させて、意識が回復するのを待ちます。嘔吐が強い時には側臥位として誤嚥させない注意が必要であり、不穏状態に対して鎮静薬を投与する際には、呼吸抑制と血圧低下に注意が必要となります。

　＜処方例＞
　①輸液：ヴィーンF®注1,000～2,000 ml を200～300 ml/時で点滴静注
　②鎮静：セルシン®注1回5～10 mg 静注

　昏睡、舌根沈下などの見られる重症例では、まず気道確保・血管確保・尿道バルーン留置が行われなければなりません。気道を確保して呼吸を補助し、血管を確保して上記の輸液を行い、血圧と尿量を維持することが重要です。低血糖や電解質異常、脱水、代謝性アシドーシスなどの合併の有無にも注意が必要です。低血糖がみられる場合には、50％ブドウ糖液40～100 ml をチアミン（ビタミンB$_1$）と共に輸液に追加して点滴静注します。ブドウ糖の補給時にはウェルニッケ脳症の発生予防のため、チアミンを添加することを忘れてはなりません。血圧の低下には、まず輸液の負荷を行って反応をみますが、血圧の上昇が見られない場

合には、塩酸ドパミンの持続点滴が必要となります。また、電解質の異常は輸液で補正し、アシドーシスの補正には7％重曹水の静注を行います。

　　＜処方例＞
　①ブドウ糖補給：50％ブドウ糖液40～100 ml＋アリナミンF®注50～100 mgを輸液中に加えて点滴静注
　②昇圧・血圧維持：カタボン®3～5 μg/kg/分で持続点滴（血圧・脈拍・尿量により投与量を増減）
　③アシドーシス補正：メイロン®注を静注［BE（mEq）×体重（kg）×0.25（ml）の半量ずつをBE（base excess）再検しながら投与］

　これらの治療によって、多くの症例が半日から1日で順調に回復しますが、極めて重症の場合や、他の中毒性薬物使用の関与がある場合、重症の肝障害がある場合、上記処置を行っても意識レベルの改善が見られない場合などでは血液透析の施行も考慮されます。

文　献
1) 鈴木健二：未成年の飲酒実態．日本臨牀 55（特別号）：522-526, 1997.
2) 比嘉康宏，比嘉千賀：女性の飲酒行動．日本臨牀 55（特別号）：534-540, 1997.
3) 内藤裕史：アルコール．中毒百科―事例・病態・治療―，改訂第2版，内藤裕史著，pp.37-43, 南江堂，東京，2001.
4) 高須俊明：急性アルコール中毒．日本臨牀 55（特別号）：119-124, 1997.

〔渡邉省三〕

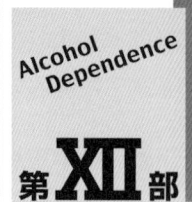

第XII部 アルコール依存症・有害使用に関する卒前・卒後教育、生涯教育の課題 ─過去、現在、未来─

Section 1 アルコール依存症・有害使用に関する医学教育

1 アルコール依存症・有害使用に対する現在までの医学教育

　医学生が主に利用する内科学の教科書[1]のなかで、アルコールに起因する臓器障害として、肝臓病、膵炎、心臓病、脳・神経疾患などについては比較的詳細に記載されています。例えば、消化器疾患の中で、アルコールに起因する肝臓病、膵臓病を取り上げ、アルコール多飲により、どのような病態が発生するかの理解に重きに置いた記述がなされています。

　神経疾患[2]、や循環器疾患などについても、どのように組織や臓器が障害され、どのような病態が出現するかについての記述に重きが置かれていて、このような教科書に準拠して医学生への教育が行われて来ました。

　しかし、これらのアルコールに起因する臓器障害のほとんどは、アルコール依存症・有害使用という精神医学的疾患を背景に持っていて、その治療無しには臓器障害の根本的な改善に至らないのですが、そのように関連付けた医学教育は行われて来ませんでした。

　卒業後の医学・医療教育においても、同様の傾向にあり、もっぱら、発生した臓器の病態の理解に多くの研修時間を費やして来ました。アルコール性臓器障害治療にアルコール依存症・有害使用の治療の重要性があり、介入、紹介など内精連携が必要であることを標準化された教育として行われて来ることはありませんでした。

　アルコール依存症・有害使用を背景にしたアルコール性臓器障害や関連した疾患が一般病院に多く入院したり受診しているにもかかわらず、内科教育のなかで、アルコール依存症・有害使用が背景因子としてあり、それへの臨床場面での介入法や治療的アプローチ法が教育されて来なかった大きな要因の一つには、いわゆる各講座による縦割りの医学教育があげられます。講座間の連携はなく、しかもその教育内容は各講座にゆだねられて来ました。医学部における医学研究や臨床が細分化され、そのことによって、先端的な医学・医療は発展して来たのでありますが、患者を全体的に包括的に治療していく医学・医療の展開が教育のなかでも軽視されて来た結果と言えましょう。

　このような医学教育の結果、内科臨床においてアルコール依存症・有害使用のあるアル

コール性臓器障害患者には、臓器障害の治療は行いますが、精神医学的な援助が必要であっても、そのための労力を費やすことは稀であり、医師個人の熱意と努力に委ねられています。

内科医や関連スタッフは、臓器障害と背景疾患との関連とそれへの対応を医学教育されていないので、飲酒した患者が暴力や暴言を吐いたり、約束を守らないと、臓器障害が生命予後に余り影響がないと判断されれば、何とか早くお引取り願うという対応をしています。

特に、アルコール依存症をめぐる内科とアルコール専門医との連携が円滑に行われていない地域や医療施設では、包括的なアルコール性臓器障害の治療は非常に困難であるのが実情であろうと考えます。

このような臨床現場の実情を変えていく医学教育を行っていくには、そのような視点をもった内科学教科書が標準となる必要があるとともに、それを活用できる教官が必要です。

しかし、前述したように、医学教育の中心的存在は大学病院であり、その大学病院は最先端の医学研究と医療の実践が求められ、そのための効率的な基礎医学研究、臨床医学研究を推進していくことが求められていますので、包括的アプローチを要するアルコール性臓器障害を正しく教育する教官の出現は困難かもしれませんが、現実的な要請は大きいので、このような教官の出現が非常に待ち望まれています。

2 今後のアルコール依存症・有害使用についての望まれる医学教育の方向

最近、医学教育は、改革の途にあります。今までの各講座の自主性に委ねられたいわゆる縦割りの教育から系統講義と称し、複数の講座が連携して各臓器別または疾患別に講義等を担当する方式に改めたり、受動的に一方的に講義を聞く学習からチュートリアル教育と称し、少人数のグループでチューターの指導のもとに自己学習に重きを置く学習形態が取り入れられ、臨床実習に入る前に模擬患者による患者への接し方を学習する医療面接試験や学生が医師と同様に治療に参加するクラークシップなど斬新な教育システムが、次々に導入されつつあります。このような変革する医学教育のなかでアルコール依存症・有害使用について、なかでも緊急課題としてアルコール依存症をどのように教育していくかは重要な課題であります。

チュートリアル教育による医学教育でアルコール依存症を効率的に学習しようとするならば、学習テーマにアルコール依存症を取り上げ、依存症の治療に必要な内科領域と精神科領域および心理学・社会学などの分野の知識を包括的に学習させる必要があります。チュートリアル教育では、学生が専門的な知識を得るリソース・パーソンや教科書から知識を得ることとなります。リソース・パーソンにアルコール依存症の診断および治療を専門とする教官を選べば、学生は幅広く専門分野の知識を得ることが出来ますが、各専門分野の教官を養成することがその前に重要であります。

クラークシップにおいても、担当する患者にアルコール依存症を選択し、アルコール依存症の診断・治療を経験する機会を持たせるべきです。

卒後研修においても大きくその形態は変わろうとしています。卒業後、ただちに特定の医局に所属（入局）するのではなく、幅広い医学知識を修得するための医学研修システムとし

て2004年よりスーパーローテート方式が導入されようとしています。卒業後2年間は、すべての医師が初期研修として複数科でカリキュラムにしたがって研修を行う義務が課せられています。その予定案[3]を見ると、医療の知識、技術の習得や倫理面の研鑽など、きめ細かなカリキュラムが用意されていますが、アルコール依存症への対応、治療についての研修は組み入れられていません。アルコール依存症が教育の場で、学習すべき必修科目としてカリキュラムに組み入れられることが重要であり、かつ、アルコール依存症の診療を指導出来る教官が早急に養成されなければならない等々の解決すべき多くの問題が山積しています。

日本アルコール関連問題学会でも卒後の臨床研修でカリキュラムにアルコール依存症を経験しておくべき必須の疾患に取り上げられていないことに強く危惧しており、アルコール依存症の患者を卒後研修の中で自ら受け持ち、自ら経験する必須項目に組み入れられるよう強く要望しています。

特にアルコール依存症は、内科領域と精神科領域の医師および看護師だけではなく、メディカル・ソーシャルワーカー（MSW）などのコメディカルスタッフとの連携を必要とする疾患であることをあらゆる時点の医学教育で取り上げることが、現在の緊急で大きな課題と考えます。

三重県においては、内科医、精神科医、看護師、MSWなどにより、定期的にアルコール依存症に対する研究会やセミナーが行われ、各分野のスタッフの知識の向上が計られています。医師のみならず看護師、MSWの参加を勧め、依存症に対し幅広い知識を習得する機会を設けています。今後は学生・研修医にも参加を働きかけることも専門スタッフを養成するために不可欠であると考えています。

さらに、慶應義塾大学、東京慈恵会医科大学、順天堂大学の内科学教授が中心になって「東京アルコール臨床懇話会」の取り組みが始まっています。この会は医学教育を大きく変えて行く可能性を秘めていると期待されます。

今後、全国各地で、大学病院や内科の臨床現場、産業保健の各レベルで医学教育を改善する努力が待ち望まれています。

文　献

1) 高瀬修二郎：アルコール性肝障害．内科学，第7版，杉本恒明，小俣政男編，p1025-1027，朝倉書店，東京，2000．
2) 辻　貞俊：アルコール中毒．内科学，第7版，杉本恒明，小俣政男編，p1914-1915，朝倉書店，東京，2000．
3) 津田　司，畑尾正彦，伊藤澄信，ほか：卒後臨床研修カリキュラムの提案．医学教育　32：201-230，2002．

（高瀬幸次郎）

和文索引

あ

アサーショントレーニング	186,196,229
アセトアルデヒド	17
アダルトチルドレン	39
アミノ酸製剤	167
アミノレバン	167
アメシストの集い	189,209
アルコール依存症の平均死亡年齢	99
アルコール関連問題	199
アルコール性肝炎	18
アルコール性肝硬変	18,166
アルコール性肝線維症	18
アルコール性脂肪肝	18
アルコール性心筋症	28,168
アルコール性膵炎	26
アルコール性臓器障害	159
アルコール性末梢神経障害	30,215
アルコール脱水素酵素	17,63
アルコールの大量長期摂取による慢性的な影響と病気	88
アルコールミーティング	202,203
アルコール離脱症状	170
アルコール離脱せん妄	159,173
アルダクトンA®	166
アルデヒド脱水素酵素	17,63
朝酒	82

い

イッキ飲み	86,233
イネイブリング	36,104,107,185
医療ソーシャルワーカー（MSW）	141,154,162,203
胃潰瘍	27
胃がん	27
異常な飲酒行動	80
異常な飲み方	82
維持期	183
飲酒日記	223,224
飲酒量、血中アルコール濃度と酔い	235

う

うつ病	44,47,52,156

え

エタノールパッチテスト	65
エンドトキシン血症	19

か

家族会	189
過量飲酒に感受性のある検査	75
買い物依存症	14,47,53
介入	97,136,217
外傷	32
隠れアルコール依存症	111
渇望	113
空の巣症候群	46
管理投薬	190

き

キッチンドリンカー	99
ギャンブル依存症	14,47,53
今日一日	206
虐待	40,114
——の連鎖	40
急性アルコール中毒	86,233
急性胃粘膜病変	27
急性膵炎	168
急性離脱症状	192
巨赤芽球性貧血	30
虚血性心疾患	28
共依存	104,108
強迫的飲酒欲求	80,104
境界性人格障害	45,53

く

クラークシップ	239
クリティカルパス	149,203
クレブシエラ菌	99

け

ケア・テイカー	41
下痢	27
痙攣発作	84
継続介入	127
血小板減少	30
血清BTR値	167
決断期	183
健康診断	71
健康日本21	59

こ

口腔・咽頭がん	28
行動のコントロール障害	116
抗酒剤	185,189
高血圧	28
高次脳機能障害	53
高トリグリセライド血症	29
高乳酸血症	29
高尿酸血症	29,215
高齢者	54
高齢発症	56
骨粗鬆症	31
昏睡	235

し

シアナマイド®	66,190
シングル	209
——の会	189
仕事依存症	197
市町村	201
死の四重奏	217
脂肪肝	29
自己効能感	180
自己中心性	33
自助グループ	162,185,188,201,202,205
児童虐待	46
実行期	183
社会資源	199
若年発症	56
十二指腸潰瘍	27
重症膵炎	99,168
出血性胃炎	167
熟考期	182
初回介入	127
初期介入	120,163
食道炎	27
食道がん	27
食道静脈瘤	19,27
職場巡視	10
心的防衛機制	104
心理教育治療	185
身体依存	84,113
神経症	52
振戦せん妄	85,170
診断的禁酒	117
人格障害	42,47,53

索 引

す
スーパーローテート方式	239
スクリーニング	97, 117
スクリーニングテスト	109
ストレス脆弱性	13
ストレスマネジメント	229
スポンサーシップ	208
睡眠障害	193

せ
正の強化効果	114
生活習慣病	1, 7, 59, 71, 183
生殖器障害	32
精神医学ソーシャルワーカー（PSW）	162, 199
精神依存	113
精神保健福祉センター	201
摂食障害	42, 47
節度ある適度な飲酒	61, 227
全日本断酒連盟	189
前熟考期	182
前頭葉機能	176

そ
双生児研究	115
臓器障害	92

た
多臓器障害	99
多量飲酒者	60, 214
大量飲酒	60
対処行動	107
対象関係	45
耐性	12, 80
胎児性アルコール症候群	44, 51
退院前インターベンション法	186, 197
大腿骨骨頭壊死	31
代償性肝硬変	166
台所症候群	99
単身者	125
短期介入	222, 228, 230, 232
断酒4原則	188
断酒会	125, 154, 155, 185
断酒宣言	190
断酒率	58

ち
チュートリアル教育	239
痔核	27

つ
注意欠陥障害	53
痛風	29

て
ディスルフィラム	206
低血糖	29
泥酔	235
鉄芽球性貧血	30

と
ドメスティックバイオレンス	37, 86, 224, 228
東京アルコール臨床懇話会	163
糖鎖欠損トランスフェリン	75
糖代謝異常	28
糖尿病	28
動機付け	178
動機付け面接法	178, 226
突然死	28
特発性細菌性腹膜炎	19, 100

な
内観療法	186
内視鏡的静脈瘤硬化療法	167

に
ニューロパチー	30, 215
認知行動療法	185, 205, 229

ね
ネグレクト	46
ネットワーク	143, 151, 163

の
ノックビン®	185, 189
脳機能障害	192

は
白血球減少	30
白血球増多	30

ひ
ピカードの技法	120
引きこもり	50
否認	95, 103, 119, 217
非代償性の肝硬変	166
非特異的変化	18
病的酩酊	34, 227

ふ
フィードバック	79
フラッシング	63
ブラックアウト	68, 103
ブリーフ・インターベンション	79, 163, 222
プレアルコホリズム	218
プレアルコホリック	218
プロトロンビン活性	167
不整脈	28
負の強化効果	114
部分的脾動脈塞栓術	167
複雑酩酊	34, 227

へ
ヘパプラスチンテスト	167
ペラグラ脳症	169
平安の祈り	206
平均赤血球容積	30, 75, 215
併診	152
変化の5段階	178

ほ
保健所	201
崩壊家庭	45
報酬系	113

ま
マロリー体	18
マロリー・ワイス症候群	27
慢性肝炎	18
慢性膵炎	168
慢性中毒状態	88
慢性離脱症状	192

み
ミオパチー	31
ミニマル・インターベンション	228
みせかけの動機	105
三重県	203

む
無名のアルコール依存症者の会	189

め
メンタルヘルス	9, 10
酩酊	235

索引

も
モチベーション　4

や
薬物依存症　14,47,53
山型飲酒サイクル　83

よ
予防教育　64
予防投薬　148

酔い　235
溶血性貧血　30

ら
ラクツロース　167
ラシックス®　166

り
リーバクト®　167
離脱症状　80,84,96,104
離脱せん妄　124

れ
恋愛依存症　47,53
連携医療　8
連携治療　92
連続飲酒　83,114,175
攣縮　84

ろ
労働安全衛生法　9,71

欧文索引

2型アルデヒド脱水素酵素（ALDH2）　64
γ-GTP　95,109,146,214,217
　——活性　74

A
A-H法　119
AA（Alcoholics Anonymous）　185,189,207
AAの12ステップ　207
AC　39
Acute on chronic　99,118
ADH　115
ALDH2　115
ALDH2遺伝子のheterozygote　17
ALDH2活性欠損者　17
ASTWA　108

C
C100-3抗体　17

CAGE　71,74,75,117,146
CDT　19
CIWA　148,172
Cloningerの分類　50
C型肝炎ウイルス　20

D
DIC（播種性血管内凝固症候群）　100

E
EAP　138

F
FRAMES　227

H
harm reduction　222

I
ICD-10　80,118,146

K
KAST　55,71,74,75,109,122,146

N
normal homozygote　17

P
PTSD（心的外傷後ストレス障害）　42,44,47,156

S
S状結腸がん　28

T
TPOの障害　82,147

W
Wernicke-Korsakoff脳症　169

内科医・産業医・関連スタッフのための
アルコール依存症とその予備軍
― どうする!? 問題解決へ向けての「処方箋」―

ISBN4-8159-1679-9 C3047

| 平成 15 年 12 月 10 日 | 第 1 版発　行 |
| 平成 17 年 11 月 1 日 | 第 1 版第 2 刷 |

編　集	──	猪　野　亜　朗
		高　瀬　幸次郎
		渡　邉　省　三
発行者	──	松　浦　三　男
印刷所	──	三　報　社　印　刷 株式会社
発行所	──	株式会社 永　井　書　店

〒553-0003　大阪市福島区福島 8 丁目 21 番 15 号
電話(06)6452-1881(代表)/Fax(06)6452-1882

東京店
〒101-0062　東京都千代田区神田駿河台 2-10-6(7F)
電話(03)3291-9717(代表)/Fax(03)3291-9710

Printed in Japan　　　ⓒINO Aro, TAKASE Kojiro, WATANABE Shozo, 2003

- ・本書の複製権・翻訳権・上映権・譲渡権・公衆送信権（送信可能化権を含む）は株式会社永井書店が保有します．
- ・**JCLS** <㈱日本著作出版権管理システム委託出版物>
  本書の無断複写は著作権法上での例外を除き禁じられています．複写される場合には，その都度事前に㈱日本著作出版権管理システム（電話 03-3817-5670, FAX 03-3815-8199）の許諾を得て下さい．